陈丽霞临证笔录

金艳　陈丽霞　主编

U0238951

山东大学出版社
SHANDONG UNIVERSITY PRESS
·济南·

图书在版编目(CIP)数据

陈丽霞临证笔录/金艳,陈丽霞主编.—济南:山东大学出版社,2022.7

ISBN 978-7-5607-7552-4

Ⅰ.①陈… Ⅱ.①金… ②陈… Ⅲ.①中医临床—经验—中国—现代 Ⅳ.①R249.7

中国版本图书馆 CIP 数据核字(2022)第 107005 号

策划编辑　毕文霞
责任编辑　毕文霞
封面设计　王秋忆

陈丽霞临证笔录
CHEN LIXIA LINZHENG BILU

出版发行	山东大学出版社
社　　址	山东省济南市山大南路 20 号
邮政编码	250100
发行热线	(0531)88363008
经　　销	新华书店
印　　刷	山东和平商务有限公司
规　　格	720 毫米×1000 毫米　1/16 15.75 印张　289 千字
版　　次	2022 年 7 月第 1 版
印　　次	2022 年 7 月第 1 次印刷
定　　价	78.00 元

前　言

　　中医学博大精深，是中华民族在数千年生产与生活实践中认识生命、维护健康、战胜疾病的宝贵经验总结，是中国传统文化的结晶。中医学的整体观念、脏腑经络、辨证论治等核心理论，无不渗透着朴素的哲理，不仅具有医学和自然科学属性，而且具有文化、哲学和人文社会科学属性。中医学是我国最具原创性的重要科技优势领域，人们可以从中医学的博大精深中深切感受到东方文化的丰富内涵。

　　纵观中国医学历史的发展，不论是古代还是现代，其探索和发展以及著名中医的成才之路都有一个共同的特点，那就是重视前人的经验与方药，重视医道的师承和发扬。

　　名老中医经验作为中医学宝库的重要组成部分，是经过多年临床实践和许多临床案例总结而成的，大多具有良好的临床实用性。丰富的社会阅历与临床经验、独特的个人悟性与探索方式，使得名老中医的经验丰富多彩，其与多样的生物个体、复杂的疾病表现相适应，是中医学的发展动力。因此，名老中医经验广受中医学者、各级中医工作者和中医爱好者的喜爱。

　　陈丽霞，1982年毕业于山东中医药大学；现为主任医师，山东中医药大学兼职教授，山东名中医药专家，山东省中医药管理局陈丽霞名老中医传承工作室指导老师，山东省五级师承教育项目第二、五批指导老师，济南市名中医"薪火传承231工程"指导老师，济南市重点专科肾病科学科带头人，济南市第七批专业技术青年学术带头人，济南市拔尖人才，山东省名医联盟常委，济南市中医药学会秘书长，济南市中医医疗质量控制中心主任委员，中华中医药学会肾病委员会委员，山东中医药学会肾病研究专业委员会副主任委员；擅长治疗慢性肾功能不全、糖尿病肾病、高血压肾损害、肾病综合征、原发性肾小球疾病、尿路感染、尿路结石等。

　　本书汇集了陈丽霞教授多年的临床经验，主要分为三部分：第一部分介绍陈丽霞教授学术精髓，系统分析了陈丽霞教授的学术思想渊源、学术思想探析、临证经验研究及诊疗特点。第二部分为陈丽霞教授的临床医案,分为肾系疾病部分、心系疾病部分和内科其他疾病部分。为了使其理论、见解、经验都落实到具体运用的实处,每一部分都精选了体现她匠心独运的临床医案,对其辨证用药所以然之理做了深入浅出的分析。第三部分展示了陈丽霞教授近些年的部分学术成果,包括论文、科研项目等。

由于笔者水平有限,书中如有不妥之处,恳望读者批评指正。

金 艳

2022 年 2 月

目　录

第一章　陈丽霞教授学术精粹

陈丽霞教授 1961 年出生于山东济南,祖籍滨州;1977 年考入山东中医学院中医系学习,1982 年毕业后分配到济南市中医医院,从事中医内科诊疗工作,期间熟读中医经典著作,精研临床各科,临证经验丰富。陈丽霞教授多年来致力于中医药防治肾病的临床、科研工作,在中医药治疗肾病综合征、慢性肾炎、糖尿病肾病等方面取得了卓著的成绩,形成了自己的理论体系。

第一节　陈丽霞教授学术思想渊源

一、源于《内经》,推崇仲景

陈丽霞教授学术思想渊源于《黄帝内经》(简称《内经》)。陈丽霞教授学识渊博,对经典著作非常熟悉,《黄帝内经》《伤寒论》《金匮要略》《温病条辨》《神农本草经》等为必读、精读书目,其中《黄帝内经》对陈丽霞教授学术思想的形成具有极大的影响。

陈丽霞教授认为,《黄帝内经》是中医学的基石。《黄帝内经》从藏象、疾病等方面不但论述了人体的生理、病理,而且提出了"审查病机""标本虚实"等治疗理念,是中医辨证论治、脏腑分治的理论之源。与现代医学相比,《黄帝内经》中"天人相应"的观念,将社会学、哲学以及自然科学理念均融入全部的医疗活动,形成了中医学独特的思维模式。《黄帝内经》强调了脾作为气血生化之源及气机转运枢纽的重要作用。《素问·太阴阳明论》云:"脾者土也,治中央……生万物而法天地。"《素问·灵兰秘典》曰:"脾胃者,仓廪之官,五味出焉。"《素问·太阴阳明论》亦曰:"四肢皆禀气于胃,而不得至经,必因于脾,乃得禀也。"在病理方面,《灵枢·本神》云"脾虚则四肢不用,五脏不安;实则腹胀,经溲不利",《素问·至真要大论》云"诸湿肿满,皆属于脾""暴注下迫,皆属于热",《素问·

阴阳应象大论》谓"湿盛则濡泻"等。有关肾的方面,《黄帝内经》提倡肾为五脏、阴阳之本的观点,认为肾的主要作用为主司封藏,蕴藏先天之精,是元阴元阳之所寄,对人的生命活动影响重大。在生理方面,肾精与人的先天禀赋密切相关。《素问·六节藏象论》云:"肾者主蛰,封藏之本,精之处也。"《素问·金匮真言论》谓:"夫精者,身之本也。"《素问·阴阳应象大论》云:"肾生骨髓。"《素问·六节藏象论》云:"肾者……其充在骨。"在病理方面,《内经》认为肾脏亏虚与先天禀赋密切相关,而过度耗伤、起居不节则是重要的后天因素,如《素问·上古天真论》中的"以妄为常""起居无节"。《灵枢·海论》云:"髓海不足,则脑转耳鸣,胫酸眩冒,目无所见,懈怠安卧。"《素问·痿论》中提出:"肾气热,则腰脊不举,骨枯而髓减,发为骨痿。"《黄帝内经》中这些关于脾、肾的理论对陈丽霞教授学术思想的形成以及指导日后临证和研究起到了非常重要的作用。

陈丽霞教授在治疗方面受影响最深的,莫过于张仲景。她认为,张仲景的《伤寒杂病论》自古至今都被视为临证医学之祖,它确立的六经辨证论治大法被奉为经典,一直指导着后世医家的临床实践。不认真研读仲景之书,不掌握其精髓,则临床治无法度。因此,陈丽霞教授强调,要认真学习、研读中医的经典著作,具备扎实的中医功底,才有可能在学术上得到较快的发展和提高。她认为《伤寒论》将伤寒病分为三阴与三阳,其六经辨证反映了人体正气之盛衰及病邪进退之规律;阐发《内经》所未发,其诊病思路和扶阳抑阴的学说至今在临床实践中有重要的指导意义。陈丽霞教授尤为推崇张仲景,在临证中验证并补充发展了脾肾相关学说。陈丽霞教授指出,《伤寒论》中脾肾相关学说的运用集中体现在太阴、少阴病的辨证论治中,明确指出肾阳虚是脾阳虚的进一步发展。在治疗上,张仲景提出的温脾为主兼以温肾,温肾为主兼以温脾的治疗方法,一直指导着她的临床实践。此外,《金匮要略》对杂病的治疗中,首重脾肾,扶正以调补脾肾为主,祛邪之中又时时顾护脾肾的思想亦奠定了陈丽霞教授脾肾双补的理论基础。

二、遵循东垣,重视景岳

陈丽霞教授在临证治疗慢性肾脏病方面,其以脾肾为本立论、以脏腑辨证为主的学术思想的形成,同时受李东垣"脾胃为后天之本"和张景岳"肾为先天之本"的观点影响至深。李东垣《脾胃论》中就曾有"脾胃之气既伤,而元气亦不能充,而诸病之所由生也"的记载;并认为水肿之病多属脾气亏虚,中阳不振,由此水湿不行,外泛为肿,内停作胀。李东垣在脾肾关系中,独重脾胃,在论述脾与肾的病理关系时,重在突出脾胃有病,内传于肾,而致各种病变。如提出饮食劳倦所伤后出现的热中证是由于"脾胃气虚,则下流于肾,阴火得以乘其土位"等理论。而张景岳在《景岳全书·肿胀述古》中云:"水肿本因脾虚不能制水,水渍妄行,当以参术补脾,使脾气得实,则自健运而水自行。"又云:"善补阳者,必于阴中求阳,则阳得阴助而生化无穷;善补阴者,必于阳中求阴,则阴得阳升而泉源不竭。""虚邪之至,害必归阴,五脏之伤,穷必及肾。""水病为喘者,以肾邪干肺也。"同时《景岳全书·传忠录》云:"虚实之治,大抵实能受寒,虚能受热,所以补必兼温。"张景岳在《类经》中云:"命门总主乎两肾,而两肾皆属于命门。故命门者为水火之府,为阴阳之宅,为精气之海,为死生之窦。若命门亏损,则五脏六腑皆失所恃,而阴阳病变,无所不至。"陈丽霞教授深受二人影响,故临床凡立法用药,务必重视脾肾,时时顾复脾肾之正气,是其治病的一大特点。

　　陈丽霞教授学术思想渊源于《灵枢》《素问》,效仿于张仲景,启发于金元四大家及明清温热派诸家。《内经》《伤寒论》《金匮要略》《温病条辨》《神农本草经》等经典书目,对其学术思想的形成具有极大的影响。以下对陈丽霞教授学术思想做一深入探析。

第二节　陈丽霞教授学术思想探析

一、立足整体,形神并重

　　天人合一,形神合一的整体观念是中医药学的宝贵精髓和优势,自《内经》以来,一直指导着中医药的实践和发展。现代医学近来由生物医学模式逐渐转向生物-社会-心理医学模式,趋于回归自然,更加人性,亦证明了中医整体观念的科学性和强大的生命力。陈丽霞教授将整体观念思想贯穿于辨证论治的全过程,显示了独特的辨治优势,概括起来主要有以下几点:

　　(一)重视内外环境的统一

　　人体是一个统一的整体,人与自然界之间有着非常密切的关系。正是由于人们生活于大自然之中,为了使周围的生存环境更适合人的生存,对其不断地进行改造,才使社会不断发展,生活质量不断提高。长期形成的自然环境,使人对其产生了较强的依附性,如果骤然改变生存环境,将会对人的机体、生活、精神等诸方面带来显著的影响。如果人的适应能力较差,则会引起人与外部环境的关系失衡,从而导致病变。

（二）强调脏腑之间的协调

陈丽霞教授历来强调，机体内部是一个协调的统一体，认为脏腑经络间存在生克乘侮、互根、同源、表里、络属等复杂的内在关系，从而构成了一个完整的有机体。疾病在发生、发展和转化的过程中，通过机体脏腑经脉间的复杂联系和传递，常常使病情复杂化，给诊治带来困难。在临床上，陈教授不仅通过四诊对主要症状进行综合分析，透过现象看本质，而且非常重视筛查病因，反复问诊，心细如发。

（三）重视机体形与神的统一

形神合一是中医整体观念的重要组成部分。陈丽霞教授认为，精、气、神谓人之三宝，神之基础为精、气。外在的神态、精神状况常常能反映患者内在的病情，正所谓"得神者昌，失神者亡"；同时，神的状态也影响着精、气的化生和输布。若脏腑气机逆乱，七情失调，如怒则气上，喜则气缓，恐则气下，悲则气消，忧则气郁，思则气结，惊则气乱等，则百病由生，对诸多疾病的发生、发展、转归、预后有很大影响。因此，治病必须重视调神。

二、理论指导，知常达变

陈丽霞教授谈及学习方法时说，她最为佩服的医家乃张仲景、叶天士、王清任以及张锡纯，师古不泥古，善于独立思考，不拘常法，实事求是，勇于创新，是他们的成功之处。对古人的经验既要对符合科学的论点进行学习并继承，也要通过实践检验加以鉴别，在汲取古人有效经验的基础上，灵活运用。陈丽霞教授认为常法不是永恒不变之法，要因人、因地、因时制宜。临证诊治，病象万千，尤其疑难顽症，使用常法不效者，多因医生拘泥于常法，疏于细致入微的诊察和辨证，缺乏独立思考的能力。学习的目的不是以方套病，决不能按图索骥，而是需要打好基础，取其精髓，举一反三，知常达变，因人治宜，才能有所作为。

（一）重视脾肾，燮理阴阳

陈丽霞教授认为："顾护阳气，当脾肾为先。"立足脾肾，根据脏腑学说，运用八纲辨证，调和阴阳，是陈丽霞教授学术思想的核心。陈丽霞教授重视脾胃的思想源于《内经》，对李东垣提出的"人以胃气为本""百病皆由脾胃衰而生"的学说颇为推崇。根据《内外伤辨惑论》中"内伤脾胃乃伤其气，外感风寒乃伤其形。伤外为有余，有余者泻之；伤内为不足，不足者补之""内伤不足之病……惟当以甘温之剂，补其中，升其阳，甘寒以泻其火则愈"之旨，陈丽霞教授在临床上对内伤劳损者，常用党参、黄芪、白术、莲子、山药、薏苡仁等温补脾胃以补其不足。

对胃阴不足者,陈丽霞教授尊李东垣"甘寒以泻其火"之义,结合叶桂所创"养胃阴"大法,常用太子参、沙参、麦冬、石斛、玄参之类药物养阴益胃,补其不足。

临床诊病,陈丽霞教授既重视脾胃正气,亦非常重视肾阴肾阳之盛衰,对《内经》中"阳气者,若天与日,失其所则折寿而不彰"的理论尤为推崇。其重视肾元,亦深受张景岳"肾为先天之本"思想的影响。张景岳在《类经》中云:"命门总主乎两肾,而两肾皆属于命门。故命门者为水火之府,为阴阳之宅,为精气之海,为死生之窍。若命门亏损,则五脏六腑皆失所恃,而阴阳病变,无所不至。"陈丽霞教授颇受此论启发,认为肾藏精,主水,内寓命门之火,二者互相依存,相互为用,为生化之源、生命之本。故在虚损证的治疗中非常重视调补肾阴肾阳,善用附子、鹿茸、肉桂、干姜、仙灵脾、巴戟天、肉苁蓉、桂枝、益智仁、补骨脂等温通脾肾之阳的药物,还用干姜、肉桂,认为干姜温里散寒,温运脾阳,肉桂温命门火。从现代医学研究看,肉桂可改善肾脏的血流量。温火助阳,脾肾阳旺,则诸阳均盛。陈丽霞教授对附子的临床使用也是得心应手,认为补阳、温阳最有力者,莫若附子,对面色苍白、四肢厥冷、脉沉等阳虚重症,大胆使用附子,附子理中丸、真武汤等都是陈丽霞教授常用之方。对于湿盛之证,亦多用干姜此类温阳之品,认为"湿非温不化"。这些治疗理念,都在临床疗效中得到了验证。此外,对阴虚火旺者,陈丽霞教授常用熟地、山萸肉、枸杞子、何首乌等滋补肾阴药益肾填精;在滋阴补肾的基础上,配伍知母、黄柏以清相火,调整脏腑阴阳平衡。

(二)善于祛邪,以通为贵

疾病是正气与邪气相互斗争的过程。邪正斗争的胜负,决定着疾病的进退和虚实。《素问·通评虚实论》说:"邪气盛则实。"清代程松龄根据历代医家的归类,总结出八法:汗、吐、下、和、温、清、补、消。究其渊源,"八法"源于《内经》,充实于伤寒论,具体则由程松龄在《医学心悟》中提出。其中,汗、吐、下、清、消等均属祛邪之方法。陈丽霞教授认为,邪气的祛除应给它一定的出路,才不至于在体内为患。《内经》中"开鬼门、洁净府"为祛邪治疗的初步思想,《伤寒杂病论》则体现了给邪以出路的具体思想。

陈丽霞教授善于祛邪、以通为贵的学术思想和方法是在长期临床实践中逐渐形成的,常言:"邪气加诸身,速攻之可也,邪去则正自复。畏攻养疾,是医之大忌。"认为祛邪扶正,重在突出一个"通"字,通过攻积导滞,理气解郁,和血通络,使脏腑气和志达,营卫通利,阴阳平衡。

1.理气开郁

《内经》云:"百病皆生于气。"陈丽霞教授认为,气是构成人体和维持人体正常活动的基本物质,在脏腑功能失调或低下的情况下,则容易产生气分病。常见的气分病有气逆、气滞、气虚等。气逆多见胃气或肺气上逆,气滞多见脾胃气滞或肝气郁结,总属气机阻滞。理气法是临床上常用的治法。同时,脾胃的升降有赖于肝气疏泄的功能正常,故理气不忘开郁。《内经》中有"肺苦气上逆,急食苦以泄之"。因此,陈教授常以砂仁、白蔻、麦芽、厚朴、枳壳、木香、陈皮、乌药等调理气机,和胃醒脾。还要注意调理肝木之气,临证对肝郁气滞者常以柴胡、郁金、香附、青皮、川楝子等疏肝理气,开郁散结;常用方剂包括逍遥散、四磨汤、瓜蒌薤白半夏汤、半夏厚朴汤等,以使气血条达,祛病养身。

2.活血化瘀

陈丽霞教授认为,瘀血的形成与血的运行不畅或脉道损伤有关,也与血的寒、热、虚、实有关,血寒则凝涩,血热则妄行,实则血瘀,虚则血滞。痛有定处者多瘀;形体肥胖及过食厚味者多瘀;顽病固疾,积久迁延者亦多瘀。故活血化瘀为其总的治疗原则。但陈丽霞教授常言:"心主血,肝藏血,脾统血,脏腑功能失调亦会导致血瘀。"血瘀证临床多见头痛、胸胁胀痛、小腹冷痛、皮肤瘀点瘀斑、痛如针刺固定不移,或妇女行经色紫暗带有血块,舌质暗紫,有瘀斑、瘀点,脉弦等。陈丽霞教授对瘀血证的治疗,常采用化瘀通络、破血逐瘀等法,临床常用失笑散、复元活血汤、血府逐瘀汤等方剂。同时,认为瘀久正气亏虚者,还需配伍补气药,以补气活血通络,如补阳还五汤。陈丽霞教授临床上往往能根据辨证,治疗有胆有识,方法独到。对出血性疾病,常法多以止血为主,但陈丽霞教授则认为离经之血宜去不宜留,大胆使用活血止血法。对于糖尿病肾病眼底出血者,大胆使用活血化瘀药,如丹参、川芎、三七制剂,化瘀止血,临床收效颇显。

3.消导攻下

消导攻下法是陈丽霞教授常用并擅用的治疗方法之一。陈丽霞教授认为,消导之法是驱逐体内病邪的便捷之法,具有去菀陈莝、推陈出新的效果。陈丽霞教授使用消导攻下法的指导思想如下:

(1)有是症,即用是药,有故无殒,当下直须下。陈丽霞教授认为,攻下之法是兵家斩将夺关之术,然非体质壮实者不可施。医贵变通,药在合宜,有是症,即当用是药,要有胆识。在临床中,既不因病患年迈而当下不敢下,也不因病患体弱而应攻下不即攻,这才是中医灵活之辨证论治。

(2)邪毒盛,易壅于里,虽无燥结,取下为解毒。消导攻下是通过荡涤肠胃,攻下积滞,以解除里实证的一类方法。有形实邪积聚体内,可导致腑气不通,大便秘结。

（3）病在上，常取之于下，釜底抽薪，通导以泻火。大凡病势及病位偏上者，医家常认为在禁下之列。然陈丽霞教授在临床上用攻下法，师古而不泥古，病在上者，常取之于下。

（4）湿、食、痰、火、气、血瘀内蕴，百病由生，故治疗应开郁导滞，化瘀通络。此时通导，意在治本。因此陈丽霞教授提出，凡是实邪阻滞，均效仿张从正的下法，分别选用消积导滞、清热泻火、理气化痰、活血化瘀等法以祛邪安正，其中使用大黄、三棱、莪术、草决明、焦山楂、丹参等频率很高，用之得心应手，收效颇佳。

第三节　陈丽霞教授临证经验研究

一、肾病综合征的辨治经验

（一）病因病机

肾病综合征是以大量蛋白尿、高脂血症、高度水肿、低蛋白血症为特征的一组临床综合征，是慢性肾脏病的一种特殊类型，属中医"水肿"范畴。陈丽霞教授认为，本病多以水肿为主要特征；从病因讲，有风邪外袭、疮毒浸淫、水湿浸渍、饮食劳倦、瘀血阻滞等；在临床上，有阳水和阴水之分；病机为全身气化功能障碍，导致脏腑功能失调，尤其肺失通调，脾失转输，肾失开阖，最终导致膀胱气化失司，三焦水道不畅，水液停聚而发病。本病多属正虚邪实证，正虚以脾肾虚损者居多，有阴虚、阳虚、气虚、血虚之分；邪实以湿、热、瘀、浊诸邪最为常见。

（二）治则治法

在临床实践中，陈丽霞教授将辨证和辨病相结合，急则治其标，缓则治其本，正确处理虚实的辨证关系，采用扶正固本，祛邪安正之法，改善临床症状，增强机体免疫力，消除或者减少蛋白尿，防止病情复发，有效提高了肾病综合征的诊治疗效。陈丽霞教授治疗肾病综合征的经验如下：

1.虚则补之，补虚之中佐以祛邪

肾病综合征虽有阴虚、阳虚、气虚、血虚之别，但陈丽霞教授认为脾肾虚损是导致水肿的主要病理环节，因此治疗肾病综合征的重点应放在补虚上。医生可根据脾、肺、肾诸脏的虚损不同，酌选益气、温阳、滋阴养血、气血双补、滋肾平肝等法以补虚,在此基础上佐以利水、化瘀、清化湿热等法以祛邪,正邪兼顾,大多可取得良好疗效。扶正补虚、健脾常用实脾饮、参苓白术散、防己黄芪汤等,温补肾阳常用真武汤、济生肾气丸、金匮肾气丸以及仙灵脾、巴戟天、肉苁蓉、鹿茸、肉桂等,滋补肾阴常用六味地黄汤、知柏地黄丸、杞菊地黄汤、二至丸等,滋阴平肝常用白芍、钩藤、龟甲、鳖甲、龙骨、牡蛎等。

2.实则泻之,泻实之中勿忘补虚

陈丽霞教授认为,肾病综合征之实证虽有气滞、湿热、寒湿、血瘀、食滞的不同,但多有虚证存在的征象。如水肿有气滞、气虚引起的差异,以气虚不能化气行水者多见。湿郁化久,可寒化或热化;阴气盛则阳气衰;湿热盛,则气郁滞;血能病水,水亦能病血等,均与脏腑虚损、气化失常密切相关。如长期服用激素所引起的湿热之证,陈教授认为也是在本虚的基础上产生的。所以,在泻实之中仍不忘补虚,处处注重顾复脾肾之正气。对于标实证,陈丽霞教授清肺热常喜用生石膏、连翘、金银花、桑白皮、薄荷、牛蒡子、黄芩等;清胃肠积热常用黄连、大黄、栀子、牵牛子、枳实、厚朴、生地等;清泄相火常用黄柏、知母等;化湿惯用豆蔻、砂仁、白扁豆、炒苍术、藿香、佩兰等;活血化瘀常用血府逐瘀汤,尤其喜用赤芍、牡丹皮、三棱、莪术、川芎、丹参等;利水常用茯苓、泽泻、冬瓜皮、猪苓、车前子、牵牛子等。

3.久病血瘀,治宜活血利水兼顾

叶天士曾提出:"初为气结在经,久则血伤入络。"陈丽霞教授认为,久病入络,导致瘀血阻滞,水行不畅,血不利则为水,导致水液停滞,是肾病综合征发病的原因之一。肾病综合征发病过程中有机体血液的"浓、黏、凝、聚"的特点,均属于"血瘀"范畴。该病临床多表现为腰痛,疼痛固定或刺痛,肌肤甲错,面色黧黑晦暗,脉细涩等。病机或由血脉失和,或气滞血瘀,或湿热伤阴,或病久缠绵,肾阳失运。同时认为,瘀血既是病理产物,又为致病因素。肾病综合征本由于低蛋白血症引起高凝,导致血瘀,而血瘀又可使肾病综合征病情加重,使蛋白尿不易控制。瘀血影响肾病综合征病情可以表现在病变的各个阶段,瘀血不去,新血不生,从而使脏腑经络进一步失养,故陈丽霞教授在诊治肾病综合征过程中,时时不忘活血化瘀,兼顾利水。

4.重视气化,注重气虚和气滞的辨证

陈丽霞教授认为,水液的代谢与人体的脏腑功能密切相关,气化功能正常,则水液代谢正常;气化不利,则气不化水而病水。同为水肿,病在气分,亦有气虚、气滞之别。气滞多实,气虚多虚。气滞宜行气利水,常用方药有五皮饮、五苓散、陈皮、厚朴、木香等;气虚则宜补脾益气,气得补则水自利,常用方药有党参、黄芪、黄精等。

5.善后治疗,重在补脾肾

陈丽霞教授认为,水肿消退后,肾病综合征以脾虚、肾虚、脾肾两虚、气阴两虚者为多见,善后治疗以补虚为主,重在脾肾。常用药有金匮肾气丸、济生肾气丸、贞芪地黄汤、参苓白术散、知柏地黄丸等。其中对使用激素且临床表现为阴虚火旺者,尤善用知柏地黄汤酌加仙灵脾、肉苁蓉、巴戟天之类药物。

通过大量的临床验证,陈丽霞教授还观察到,肾病综合征以往临床以脾肾阳虚证甚为多见,而目前,因西医使用激素治疗相当普遍,脾肾阳虚证已较少见,临床可见阴虚火旺者日益增多,患者往往有湿热的临床症状。中医学认为,肾为先天之本,内寓真阴真阳。肾病综合征多因肾气不足,精关不固,精微下泄所致。激素性味甘苦,辛热,入脾肾二经,久服阳气亢奋,则食欲亢进,易生湿热,引起库欣综合征,一旦矫枉过正,又出现新的不平衡。陈丽霞教授治疗肾病综合征因使用激素引起的库欣综合征,常辨证为阴虚火旺兼有湿热,多采用滋肾清热法治疗,方药用知柏地黄汤加仙灵脾、肉苁蓉、巴戟天之类,一来可减轻激素的不良反应,二则可防止肾上腺皮质萎缩,三能降低肾病综合征的复发率。该方法临床运用多年,疗效确切。

二、慢性肾炎的辨治经验

(一)病因病机

慢性肾炎发生的主要因素为患者禀赋不足,年老体弱,久病体虚或饮食不节,七情劳倦内伤,致肺脾肾功能受损,正气亏虚,在脏腑虚损的基础上,为外感六淫之邪、水湿、瘀血、湿热等邪所犯而发病。

1.脏腑虚损是本病的发病基础

祖国医学很早就认识到本病的发生与脏腑的虚损密切相关,尤其是肺脾肾功能失调。《内经》即有"其本在肾,其末在肺""诸湿肿满,皆属于脾"之说。《诸病源候论·水肿病诸候》曰:"水病无不由脾肾虚所为,脾肾虚则水妄行,盈溢皮肤而令身体肿满。"肺主一身之气,通调水道。风邪犯肺,肺气失宣,失于通调,风水相搏,发为水肿。脾主运化,布散水精。外感水湿,脾阳被困或饮食劳倦伤脾,造成脾失转输,水湿内停,乃成水肿。肾主水,水液的输布有赖于肾阳的蒸腾气化、开阖作用。禀赋不足,肾精亏虚;或久病劳欲,损伤肾元,则肾失蒸化,开阖不利,水液泛滥,而为水肿。故《景岳全书·肿胀》云:"凡水肿等证,乃肺、脾、肾三脏相干之病。盖水为至阴,故其本在肾;水化于气,故其标在肺;水惟畏土,故其制在脾。今肺虚则气不化精而化水,脾虚则土不制水而反克,肾虚则水无所主而妄行。"

另外,陈丽霞教授认为本病的发生除肺脾肾三脏外,还涉及肝。肝主疏泄,调畅气机,维持气机升降出入有序。水不自行,赖气以动。若肝主疏泄失常,气机郁结紊乱,津液输布失常,不循常道,停于内则为饮为痰,泛于外则为肿。故本病固然与肺的通调水道,脾的传输,肾的气化有关,也与肝的疏泄息息相关。

2.外邪侵袭是主要的诱发因素

慢性肾炎患者脏腑亏虚,正气不足,不能抵抗外邪,外感之邪乘虚而入,伤及脏腑,使病情在基本稳定的情况下加重或迁延反复。如外感风邪,侵袭肺卫,肺气失于宣畅,不能通调水道,或风水相搏,发为水肿。或外感水湿,湿邪内侵,困遏脾阳,脾失升清,水无所制,发为水肿。

3.水湿、瘀血、湿热是主要的病理产物

患者素体脏腑虚损,正气不足,外感水湿,或因肺失通调,脾失健运,肾失开阖导致湿从内生。脾肾亏虚,湿邪不化,阻滞日久,容易热化,而酿为湿热;或失治误治,发汗、下利太过,耗伤阴液,滋生内热;或过服温补,阳复太过,或用激素等药物,每易生热,热与水湿相合而成湿热。徐灵胎云:"有湿必有热,虽未必尽然,但湿邪每易化热。"本病日久,迁延不愈,"久病入络"则出现瘀血阻滞;或水湿日久,化热生浊,阻滞气机,气血运行不畅;或气虚体弱,血液运行乏力;或专事收涩止血;或过用温燥,津血损伤,均可致瘀。水湿、湿热、瘀血在本病的发生发展过程中,相互影响,彼此促进,加重病情。

本病常迁延日久,病机错综复杂,呈现表里夹杂、寒热错综、虚实并见的病机特点,但脏腑虚损是其病机关键之所在。

(二)治则治法

临证辨治慢性肾炎,陈丽霞教授立足本虚,重视脏腑,认为本病的发生与肺脾肾肝关系密切。辨证之时,首先辨明正虚的部位,是以一脏为主,还是多脏并病,同时亦要分清脏腑气血阴阳的亏损。其次,在正虚的基础上辨明是否有兼夹证,如外感、水湿、湿热、瘀血等。

在辨证治疗时将正虚与邪实相结合,以正虚为本,邪实为标,分清正虚邪实之轻重,辨别标本之缓急,即使病情变化多端,也可在辨证的基础上灵活随证加减变化。

（三）辨证分型

1.肺肾亏虚

症见乏力气短,胸闷,自汗,易感冒,面色无华,颜面水肿或不肿,腰酸,舌淡,苔薄白,脉沉细或细弱。治以补肺益肾。方用玉屏风散合六味地黄丸加减。

2.气阴两虚

症见面色无华,自汗出,少气懒言,口干咽燥,手足心热,腰膝酸软,舌红少苔,脉细弱或沉细。治以益气养阴。方用参芪地黄汤加减。

3.肝肾阴虚

症见头晕耳鸣,咽干口燥,腰膝酸软,五心烦热,目睛干涩或视物模糊,下肢水肿,大便干结,舌红,少苔,脉沉细或细数。治以滋补肝肾。方用一贯煎合六味地黄丸加减。

4.脾肾阳虚

症见面色㿠白,腰膝酸软,面浮肢肿,畏寒肢冷,神疲乏力,纳食一般,大便溏薄,舌淡有齿痕,苔薄白,脉沉细或沉迟无力。治以温补脾肾。方用济生肾气丸加减。

三、糖尿病肾病的辨治经验

（一）病因病机

糖尿病肾病的发生多是糖尿病日久累及肾脏而发病,其病因与以下几点因素有关:

1.禀赋不足,五脏虚弱

先天禀赋不足,素体虚弱,五脏失于濡养,糖尿病日久必正气虚耗,正虚邪入而发为本病。

2.嗜食肥甘,郁热津伤

长期嗜食肥甘厚味,积而化热,损伤脾胃,脾虚化精无权,濡养脏腑失司,津枯液燥,日久引发本病。

3.情志失调,郁久化火

情志不畅,郁怒伤肝,肝郁气滞,郁而化火,火热内燔,伤津伤阴而发为消渴。病情继续进展,火耗元阳,肾脏封藏失职,精微漏于下而发为本病。

4.劳逸失度,肾精亏耗

房事不节,耗气伤阴,元阴不足,虚火内生,火耗元阳,先天之本无以滋养后天,诸脏皆燥而消渴渐生,日久肾阳亏耗更甚,无以化气行水,蒸化津液,引发本病,以致约束无权,饮一溲一。

(二)治则治法

1.温补脾肾,恢复功能

糖尿病早期多为阴虚燥热,应以养阴清热润燥为治。而糖尿病肾病则由糖尿病日久不愈,或因糖尿病日久失治误治,阴损及阳,而致脾肾阳气虚弱。本病脾肾阳气虚弱的原因主要有二:一是因糖尿病日久,阴损及阳,伤及脾肾,伤及阳气;二是糖尿病早期迭进清滋寒凉药物,损伤脾肾阳气,以致主水、固摄、升降、温煦等功能失常,而致糖尿病肾病形成。从现代医学来看,糖尿病肾病是糖尿病全身性微血管病变之一,其特征表现为毛细血管基底膜增厚,这种微血管病变常与微循环异常同见,是合并多脏器发病的病理基础。糖尿病肾病临床表现与肾小球硬化程度关系紧密,往往随着肾小球硬化的加重而加剧,基本呈正相关。临床可见水肿、蛋白尿、肾病综合征(大量蛋白尿、低蛋白血症、水肿、高脂血症)、慢性肾衰竭(嗜睡、食欲缺乏、腹部不适、恶心呕吐、夜尿多或少尿、面色萎黄而晦暗、有贫血或出血倾向、内生肌酐清除率降低、血肌酐和血尿素氮升高)等表现。这些表现关系到中医水液代谢,脾的运化、统血,肾的主水、藏精、主骨生髓以及气机升清降浊等功能方面的变化。其病位主要在脾和肾。病性主要是阳气虚弱。脾肾阳气虚弱,化气行水功能失常,则水湿停留而发为水肿;脾肾气虚,固摄无权,精微外泄,则见蛋白尿、血尿;命门火衰,温煦无力,则形寒怕冷,腰背酸凉,夜尿增多;脾肾阳气虚弱,水湿浊毒内化,升降失司,则见腹胀、食欲缺乏、恶心呕吐、小便不利等症。总之,脾肾阳气虚弱是造成糖尿病肾病的主要因素。因此,温补脾肾是治疗糖尿病肾病的主法,也是延缓和阻止慢性肾衰竭进程的主法。在具体运用时要根据阳气虚弱的类型和兼证不同而随证治之。如气阴两虚者益气养阴,可选用参芪地黄汤加减;阳气虚弱者温阳益气,可选用保元汤或桂附理中汤加减;阴阳两虚者阴阳双补,可选用金匮肾气丸加减。同时,在论治过程中还应根据阴虚、气虚、阳虚、气阴两虚、阴阳两虚的动态变化区别主次用药。

2.活用经方,药简效宏

治疗糖尿病肾病水肿,常选用五苓散、真武汤、防己黄芪汤、防己茯苓汤、麻黄附子汤、桂枝茯苓丸等加减;治疗糖尿病肾病胸腔积液、心包积液常选用苓桂术甘汤、葶苈大枣泻肺汤、苓桂甘枣汤、苓甘五味姜辛汤等加减;治疗糖尿病肾病蛋白尿常选用肾气丸、薯蓣丸、黄芪建中汤等加减;治疗糖尿病肾病肾衰竭常选用大黄附子汤、小半夏加茯苓汤、大半夏汤等加减。临床上,经方虽不能统治所有糖尿病肾病,但只要糖尿病肾病的证候符合经方的方证,临床多有疗效快,效果显著的特点。

3.调畅气机,恢复升降

糖尿病肾病的发生、发展、变化与机体气机升降失常密切相关。在其病变过程中,阳气虚弱,脏腑功能失调,气机升降失常是产生水湿浊毒瘀等诸邪的重要因素;而水湿浊毒瘀内生后又反过来影响机体气机升降和脏腑功能。从糖尿病肾病的临床表现来看,肢体乏力、贫血、蛋白尿等均是清气不升的表现;而恶心呕吐、水肿、尿少或尿闭等则是浊邪不降的症状。所以,温补阳气,改善脏腑功能,恢复气机升降是治疗糖尿病肾病的主要法则。

4.通利六腑,巧除代谢产物

由于病情迁延日久,正气虚弱,脏腑功能失调,以致水湿、湿热、浊毒等病理产物内生。其产生后又反过来阻遏气机升降,影响脏腑功能。这些病理产物,产生于脏腑,影响脏腑,是导致病情发展变化、脏腑功能进一步衰败的重要因素。而其排出则主要靠六腑。六腑的生理功能是传化物,人体在病变过程中,六腑还有排泄病理产物的重要作用。六腑以降为顺,以通为用。因此,通利六腑是排出病理产物的主要方法。这虽然是治标之法,但邪去则正安,有利于正气恢复,有利于脏腑功能恢复,有利于气机升降有序。通利六腑的中医治法繁多,如内服中药通利、中药熏蒸发汗、中药灌肠疗法等。内服中药常用的治法有利水化湿、利水通淋、和胃化浊、苦辛通降、通腑排毒、通腑化瘀等。

四、辨症各论

(一)蛋白尿

蛋白尿是肾脏系统疾病的主要临床表现之一。蛋白质作为构成人体和维持生命活力的基本物质,与中医理论的"精气""精微"等相似。陈丽霞教授认为,蛋白尿的根本病机为脾肾亏虚,精微不摄。肾为先天之本,藏精而平调全身阴阳,脾为后天之本,统摄而生化一身气血,两者相辅相成,共同完成精微物质的生化与封藏。脾虚不能升清,谷气下流,精微下注,肾虚失于封藏,精气不固,下泄尿中而成蛋白尿。

1.治则治法

健脾补肾,收敛固摄。

2.方药用药

金樱子,芡实,生地,山药,山茱萸,茯苓,泽泻,黄芪。

本方以芡实为君,芡实味甘、涩、平,归脾肾二经,益肾健脾,收敛固摄。金樱子、山茱萸、生地、山药、黄芪为臣药,生地滋阴补肾,黄芪、山药益气健脾,三药合用助君药加强补肾健脾之效;金樱子、山茱萸收敛固摄,二药可加强固摄之功。茯苓、泽泻为佐药。肾脏为水脏,肾元亏虚每致水浊内停,故又以泽泻利湿泻浊;茯苓淡渗利湿,既助泽泻以泻肾浊,又助山药之健运以养后天之本。本方集补、涩、泻于一方,补因涩而固其脱,涩因泻而不留邪,泻因补而不伤正,共奏健脾补肾,收敛固摄之功效。

加减化裁:患者眼睑及颜面水肿较甚者,加姜皮、陈皮;下肢水肿较甚者,加益母草、怀牛膝;尿中泡沫多而反复出现者,加萆薢;咽喉肿痛者,加玄参、桔梗;感冒者,加金银花、连翘;腰痛者,加杜仲、川断;阴虚甚者,加女贞子、旱莲草;气虚甚者,加党参、白术;容易感冒者,加白术、防风;水肿明显,畏寒肢冷,纳呆或便溏,脉沉迟无力者,加仙灵脾、仙茅、补骨脂;身痒者,加地肤子、丹皮、赤芍、白蚤休;尿频、尿急、尿痛者,加瞿麦、萹蓄、蒲公英;舌苔根部黄腻者,加知母、黄柏;舌苔中部黄腻者,加黄柏、苍术、薏苡仁;尿常规见血尿者,加白茅根、茜草、地榆炭、槐角炭。

（二）血尿

血尿也是肾脏系统疾病的常见临床表现之一,属祖国医学"尿血"范畴。血尿之病机,基本上可分为血热妄行与气不摄血两类。血热应分清虚实,实者多为外感风热燥火或湿热内蕴等;虚者多为阴虚火旺,气不摄血,多为脾肾不足、固摄无权而精血下泄所致。

陈丽霞教授认为,湿热是肾病血尿的主要病理因素,又是病情加重且缠绵难愈的关键病理因素。在临证血尿之时,陈丽霞教授着眼于湿热,分清虚实。实者清热利湿止血,方用小蓟饮子加减;虚者滋阴清热凉血,方用知柏地黄汤加减。

1.治则治法

滋阴补肾,清热利湿,凉血止血。

2.方药用药

知柏地黄汤加减:知母,黄柏,生地,泽泻,茯苓,山药,枣皮,丹皮,白茅根,茜草。

加减化裁:患者眼睑和颜面水肿较甚者,加姜皮、陈皮;下肢水肿较甚者,加益母草、白术、猪苓;尿中泡沫多者,加萆薢;咽喉肿痛者,加玄参、桔梗、西青果;感冒者,加金银花、连翘;腰痛者,加杜仲、川断;阴虚甚者,加女贞子、旱莲草;脾胃虚弱甚者,加党参、白术;容易感冒者,加白术、防风;水肿明显,畏寒肢冷,纳呆或便溏,脉沉迟无力者,加仙灵脾、仙茅、淫羊藿、补骨脂;身痒者,加地肤子、丹皮、赤芍、白鲜休;尿频、尿急、尿痛,尿检见白细胞者,加瞿麦、萹蓄、蒲公英;舌苔中部黄腻者,加黄柏、苍术、薏苡仁;尿常规见蛋白尿者,加金樱子、芡实;湿热不显者,去知母、黄柏;血尿反复者,加小蓟、蒲黄、藕节。

血尿多为湿热所致,在治疗上要分清虚实,实者清热利湿止血,虚者滋阴凉血止血。多以知柏地黄丸滋阴降火,用地榆炭、白茅根、茜草等清热凉血止血。方中生地以炭为用,可加强止血之功,仙鹤草养阴收敛止血,共奏滋阴凉血止血之效。

总之,在辨证中要分清虚实,确立滋阴清热止血的大法。组方上,以滋阴补肾为本,并用凉血、收敛止血药,随证加减,灵活变通。若血尿反复,或湿热之邪较重,则用滋阴清热利湿法,加小蓟、藕节、蒲黄,每获良效。

(三)水肿

1.水肿非尽肺脾肾,临证审机勿忘肝

水肿病机,《内经》即有"其本在肾,其末在肺""诸湿肿满,皆属于脾"之说,可见在《内经》时代对水肿的发病已认识到与肺、脾、肾相关。宋代严用和提出"阴水",开补虚治水肿之先河,其治水肿,多从脾肾。至明代,李士材、张介宾二人强调水肿与肺、脾、肾相关。

陈丽霞教授认为,水肿之病机固然多与肺脾肾三脏功能失调相关,依法治之往往可获良效,但临证审机之时勿忘于肝。一者,水不自行,赖气以动,肝主疏泄,调畅气机,维持气机升降出入有序。若肝主疏泄失常,气机郁结,津液输布失常,不循常道,停于内则为饮为痰,泛于外则为肿。二者,血藏于肝,其运行赖肝之疏泄,气机通畅则血流达于全身。若肝气郁结,气滞而血瘀,瘀血阻络,气机不畅,津液不布而化为水。相反,水肿日久,水湿停积,一则久病入络,气机不利,血流不畅而致血瘀;二则阳气受损,血失温运而滞留。正如《血证论》所云:"病血者,未尝不病水,病水者,亦未尝不病血。"然其瘀者,当责之于肝也。三者,《灵枢·经脉》云"肾足少阴之脉……其直者,从肾上贯肝膈",指出了肝肾的关系。肝为乙木,肾为癸水,肾精肝血,一损俱损,一荣俱荣,休戚相关。在治疗上,陈丽霞教授注重调肝,采用疏肝法、泻肝法、滋肝法,方用加味逍遥散、龙胆泻肝汤、一贯煎、麦味地黄丸等,每获良效。同时,在辨证施药时酌用活血利水药,常用益母草、泽兰、怀牛膝、王不留行、丹参、赤芍、车前子、猪苓、泽泻等。

2.水肿温阳是常法,每从滋阴有奇功

水湿伤阳,阳虚病水,温阳利水,是为常法。陈丽霞教授认为,水肿病机复杂,切莫一见水肿,即责之于肺脾肾,未予以考虑,即定为脾阳虚、肾阳虚或脾肾阳虚,而不察阴虚之候。陈丽霞教授多年的临床经验总结出阴虚病水之由有以下几个方面:①体质差,先天禀赋不足,或后天失于调养,致机体处于偏阴虚的状态。②感受外邪,如外感水湿之邪,因体质差异,湿从寒化、热化。热化者,可为湿热之证,湿热伤阴,而成阴虚之证。③饮食内伤,损及脾肾,气血生化无源。④劳倦内伤。《丹溪心法》明确指出"房劳致虚,脾土之阴受伤,转输之官失职……遂成胀满"。⑤精微流失。肾病患者常见蛋白尿、血尿,精微物质流失过多,阴精亏虚。⑥情志失调。《内经》云"暴喜伤阳,暴怒伤阴",又云"恐惧不解而伤精……精时自下"。此外,过度思虑,既可耗伤心血,又能影响食欲,造成生化不足,皆可使精血亏虚。⑦失治及转化。阳虚病水,当与温药,以期邪去正复,如久用过用温燥之品则易伤阴。发汗、利小便、攻下逐水三法,若行之不当,祛邪过度,极易导致阴液损伤。再者,素体阳虚,阴无以生。

阴虚是水肿病理过程中的一个重要环节,陈丽霞教授在治疗上注重养阴,采用养阴利水、滋阴清热、滋补肝肾、滋养肾阴、滋肾固精、益气养阴等方法,常用六味地黄丸、知柏地黄丸、杞菊地黄丸、猪苓汤、金锁固精丸、参芪地黄丸等。养阴,非不补阳也。对于阴阳俱虚者,陈丽霞教授根据阳虚的轻重,其用药不同。轻者,每用黄芪、党参等益气之品;重者,用仙灵脾、巴戟天、补骨脂等辛温之品,慎用附子、肉桂等辛燥大热之药。

(四)高血压

西医学认为肾脏疾病伴发高血压的发病机制主要有两方面的因素:一者,水、钠潴留,血容量增加,引起容量依赖性高血压;二者,肾素分泌增多,肾实质缺血刺激肾素-血管紧张素分泌增加,引起肾素依赖性高血压。临床上两型高血压常混合存在,很难截然分开。

陈丽霞教授认为,容量依赖性高血压辨证当属水湿内停,这部分患者临床并无明显症状;而肾素依赖性高血压辨证当属肝肾阴虚,这部分患者多有头晕、眼花、耳鸣、头痛等症状。同样,两种证型常同时存在。

据此,陈丽霞教授临证时在整体辨证的基础上,常加怀牛膝、车前子两药。怀牛膝补肝肾,利水通淋,引血下行;车前子利尿通淋,清肝明目。两药相合,既能补肝肾之虚,又能清肝经之热,祛水湿之盛,下引上行之血,有降压之效。

第四节 陈丽霞教授诊疗特点

一、善用真武汤治疗肾阳虚水肿

陈丽霞教授对于肾阳虚衰的水肿尤其喜好应用真武汤加减治疗。《素问·水热穴论》云:"肾者,胃之关也,关门不利,故聚水而从其类也。上下溢于皮肤,故为胕肿。胕肿者,聚水而生病也。"《内经》病机十九条中亦有"诸病水液,澄澈清冷,皆属于寒"之说。因此,治疗肾阳虚水肿,陈丽霞教授喜用真武汤加减。

真武汤为《伤寒杂病论》名方,主治肾阳虚衰水肿,由茯苓、芍药、生姜各三两(切),白术二两,附子一枚(炮,去皮,破八片)组成。上五味,以水八升,煮取三升,去滓,温服七合,日三服。功效为温阳健脾利水。

方中附子温肾阳为君。历代许多典籍都提到附子温肾阳的功效,依《神农本草经》所言,风寒咳逆邪气,是寒邪逆于上焦;拘挛膝痛不能步行,是寒邪着于下焦筋骨;症坚积聚、血瘕,是寒气凝结,血滞于中焦。如此诸证皆除,则说明附子雄烈火热之性可通达内外上下,去皮内膜外的寒邪阴实。附子的首次记载见于《神农本草经》,其中记载"附子气味辛温,有大毒。主风寒,咳逆,邪气,温中,金疮,破症坚积聚,血瘕,寒湿,踒躄,拘挛,膝痛不能行步"。对于其中记载其"有大毒",历代医家认识不一。《素问·生气通天论》曰:"阴平阳秘,精神乃治;阴阳离决,精气乃绝。"其中对于人体健康的描述是"阴平阳秘",也就是说生成疾病的本质是"阴不平阳不秘",即阴阳失衡。既然疾病的成因如此,那么医家治疗疾病的目的就是将这种偏性纠正。古人认为用药治病就是以偏治偏,纠正这种偏性过程只有依靠古人所言药物之毒即药物之偏来完成了,因为所需要的正是药物的偏性,即毒性。药物偏性越强,其纠偏之力就越大,即毒性越大。如陈修园所言:"凡物性之偏处则毒,偏而至于无可加处则大毒。"所以《神农本草经》中此处言附子"有大毒"并不是现代医学认识的对人体危害性极大,而是说其具有很强的纠偏之性,即治病作用。作为现代中医,想要安全有效地应用附子,这个概念是要首先明确的。往往很多时候药物的毒性与其药性是紧密相关的,有毒中药有毒性的一面,但同时又有力专效宏、作用迅速等特点。正如《医法圆通》中曰:"病之当服,附子、大黄、砒霜皆是至宝;病之不当服,参、芪、鹿茸、枸杞都是砒霜。"我们已经知道此时之病机——阳气虚,水气阴邪泛溢。此时患者阳气虚偏性重,药力强的温阳药物附子才能力挽狂澜,急疗此疾。所以在《神农本草经》中所言"有大毒"的附子此时正是救治阳气虚衰患者的妙药。"附子气味辛温"之后的"有大毒",相当于一个后置定语,就是说附子性极温,极辛。如陈修园所言"因大毒二字,知附子之温为至极,辛为至极也"。在性味之后,药物归经也很重要。附子应用于此的一个重要方面是其可同入心肾,即入少阴经,真武汤之病机根本在少阴经,为少阴阳虚水邪泛溢,而附子一药,其性雄烈可直入少阴温里。准确而言,附子只能温阳不能补阳,现代中药书籍中是将其归入温里药一类,而不是补阳药。就脏腑而言,附子上可温心,心火足则阴邪不得上泛,则神明可居而心悸止;下可温肾阳,肾者五脏之本也,肾阳足则诸脏得以温煦,又可蒸腾气化水液,使水液得除则邪去正复而身得安。

肾为水脏,其主水,中土脾为治水之脏,克水之品为火但治水之品历来为土而非火,所以在这里同时还需健脾治水之品,由土而治。脾为后天之本,位居中焦,主中州而司运化,脾之运化功能正常,能够正常发挥"中焦如枢"之功效。所以,在《伤寒直指》中认为本方:"脾欲缓,甘以缓之,则土调,故以茯苓甘平为君,白术甘温为臣;《经》曰'湿淫所胜,佐以酸辛',故以芍药、生姜为佐;《经》曰'寒淫所胜,平以辛热',故以附子为使。"因此,要想彻底治水,还要从土入手。茯苓一药生于松树根之下,在土底作块。其生于松根之旁,抱根而生者为茯神。《神农本草经》记载其:"气味甘、平,无毒。主胸胁逆气,忧恚惊邪恐悸,心下结痛,寒热烦满,咳逆,口焦舌干,利小便。久服安魂养神,不饥延年。"其味甘入脾,自可健脾复其转输之功以运湿。其气平、色白可入肺,肺主宣发肃降,通调水道,肺功能正常则体内气机可宣可降,水道通达,水邪自可寻路而出。《神农本草经》记载白术:"气味甘、温,无毒。主风寒湿痹,死肌,痉,疸。止汗,除热,消食。作煎饵,久服轻身,延年,不饥。"味甘入脾。在很多方剂当中,白术是治疗水湿的一大主药。《素问·至真要大论》曰:"诸湿肿满,皆属于脾。"此时在水邪为患之时自然要加强恢复脾之运化输转之功。白术气味甘温,甘入脾,可补之,脾之本气得补,其输转本能自然可强。水邪为患自然要用药化之利之,温能燥湿,使已有之水邪得燥以化,还可治水邪阴寒之性。如此一味药则有开源节流之双重功效,脾之本气起则可利水湿,水湿燥则脾之本气得助。对水而设的药物,除了白术一味外,还有茯苓。治水之法,关键在肾、脾、肺三脏。其中生姜一味应用于此,"走而不守",气辛入肺,温可散寒,温表散寒之力较强,为太阳寒水药。真武汤证为太少两经同病,所以用生姜驱太阳膀胱经之寒。《神农本草经》记载生姜:"气味辛、微温,无毒。久服去臭气,通神明。"而干姜则"守而不走",其温里对太阴湿土之力更强,所以在太少两感之时,要两经同治,不能选用仅温不散之干姜。芍药这味药,《神农本草经》记载:"芍药气味苦、平,无毒。主邪气腹痛,除血痹，破坚积，寒热疝瘕，止痛，利小便，益气。"由以上文字可以看出其主要功效之一是入血，同时具有"除血痹，破坚积，寒热疝瘕"之效，这说明其破阴之功尤强。张隐庵曰："芍药春生红芽，禀厥阴木气而治肝。"水为阴邪，其性易凝，所以此处需要破阴之力强的芍药来起到"破坚积"之功。同时其气味苦，入心，心主血脉，故可入血而行血。真武汤证水邪为患，"血不利则为水"，故而阳虚为本、水邪为患的真武汤证还需直入厥阴，行血利水的白芍以起一箭双雕之效。同时阳气虚衰，水邪为患，水与血同属阴液，在治水的同时稍加入血、行血之品，水饮得出的同时血瘀得化，如此则虚得补，滞得通，方得良效。

王某某，女，56 岁，2018 年 3 月 25 日由门诊以"慢性肾衰竭"收入院。既往有高血压病史 10 余年，症见腰酸冷痛，双下肢凹陷性水肿，小便不利，便溏，水样便，手足冷，面色黧黑，少腹隐痛，喜温喜按，恶寒，胸闷、心慌可自行缓解。舌质淡，苔滑，脉沉。查血肌酐 518 μmol/L，血尿素氮 19.3 mmol/L。观其脉证，辨证论治，该患者先天禀赋薄弱，久病劳倦，正气渐弱，肾阳虚衰，属祖国医学"水肿"范畴。证属肾阳衰微，阳虚水泛。腰为肾之府，肾阳虚衰，失其温养腰膝之职；肾居下焦，为阳气之根，肾阳不足，失于温煦，则手足厥逆，恶寒，舌淡，苔滑，脉沉。肾阳不足，气化失司，津停为水，水性下趋，故下肢水肿，小便不利，浸渍肠胃则腹痛下利；水气上逆，凌心射肺，则胸闷、心慌。投以真武汤加减，药用：制附片 10 g，茯苓 20 g，白术 20 g，白芍 20 g，生姜 15 g，党参 10 g，熟地 8 g，泽泻 15 g，肉豆蔻 10 g，补骨脂 15 g。方中增泽泻以佐茯苓、白术渗湿利水，肉豆蔻、补骨脂固涩敛肠，熟地以增回阴保阴之力。水煎服，日 1 剂。治疗 1 周，患者尿量增加，水肿减轻，下利症状好转，仍恶寒，偶感心悸，加隔姜灸关元、气海各 15 壮，日 1 次协以温阳利水。治疗 30 天，患者症状好转，水肿减轻，尿量增加，每日约 1800 mL，血肌酐 402 μmol/L，血尿素氮 10.1 mmol/L，纳食好转，能进行轻微体力活动。

二、善用清热解毒法治疗肾炎

因肾病水肿，无论是外感风寒、风热或寒湿，终将郁阳化热，转化为湿热蕴结，甚则邪热深入营血，这是难治性肾病病因病机的重要一环。陈丽霞教授采用清热利湿法治疗肾炎。从病因而言，毒有内毒、外毒之分。外毒由外而来，侵袭机体，包括了外感六淫过甚、自然环境中的毒邪及疫疠之邪。外毒多具阳热之性。内毒则是由脏腑功能紊乱、阴阳气血失调而产生的病理产物蓄积而成，如湿毒、热毒、浊毒、痰毒、瘀毒等。内毒的致病特点主要为：①依附性。内毒致病常依附于体内的瘀血、湿浊、痰饮等病理产物。②致病广泛。毒邪为病，既可侵犯多脏腑、不同部位及经络,又可致耗气伤血,损阴伤阳。③从化性。毒邪为病所产生的证候类型取决于机体的正气及体质,阴虚体质易生阳热之毒,阳虚体质则易患阴寒之毒。④顽固性。体内痰浊瘀血等病理产物易相互胶结为患,致使疾病复杂,迁延难愈。

治疗肾炎采用清热利湿法是根据肾炎患者湿热的病机。湿热之邪可以由表入里,也可以发于中焦,日久耗伤气阴,形成本虚标实证。就其主要病机,可以概括为湿热伤表、阻遏肺气,湿热外袭、入肺乘脾,湿热蕴滞中焦,湿热疮毒,风热与水交并,脾肾不足、湿热未清,气阴不足、湿热留恋。分别根据以上病机进行讨论,表邪受病而言,主要与肺气不足有关,当肺卫功能失调,湿热之邪乘虚而入,阻遏肺气,则造成肺之通调水道功能障碍,以致发生水病。湿热之邪以脾胃受病者居多,从表卫侵袭者亦有之。章虚谷曰:"是湿随风寒而伤表,郁其阳而变热,如仲景条内之麻黄连翘赤小豆汤证是也。"薛生白有"湿热之邪,从表伤者,十之一二"的论述。麻黄连翘赤小豆汤宣开肺气,调理肺卫功能,于病机颇为合拍,故临床用于湿热伤表所致的急性肾炎每每获效。但湿热之邪伤表,郁而化热,只有少数人可引发肾炎,主要取决机体自身的虚损情况。外感湿邪入侵,阻于三焦,三焦气化受碍,又较前述者深入一层。湿热外袭,脾喜燥恶湿,湿热外侵损伤脾脏。另外,湿热入侵多由脾气先虚。章虚谷曰:"湿热之邪,始虽外受,终归脾胃也。"故受病之初,可有肺脾兼见征象,推其病因,多由脾胃气虚。叶子雨在注释热病提纲时谓"……盖脾本为胃行津液,若脾气健运,散布水精上输于肺,下输膀胱,纵有淫邪安能留着?惟是饥饿劳役先伤中气,或生冷煿炙,内贼太阴,以致健运失司,湿饮停积,客邪再至,遏伏气机……此皆先有内伤,再感外邪。"在肾炎临床表现中,对于眼睑水肿,胸闷腹胀,尿短混浊,舌红口渴,叶天士认为是"湿热之邪入肺乘脾,壅塞三焦"所致,认为病在上焦,累及中下,致使三焦气化功能受碍,治以宣通上焦,清肃肺气为主的"杏滑薏通栀豉汤"。此类病机由于肺脾同病,如再因调理不当感受湿热之邪,脾胃功能受碍,导致脾胃久虚,湿热不化,极易演变成慢性。脾胃功能失调,邪浊蕴经脾胃,气机壅滞,三焦不利,以致发病。慢性肾脏病临床表现为纳呆厌食,脘痞腹胀,肢体困重,小便短赤不利,舌苔厚腻,脉濡数或缓,东垣中满分消丸即为此类病证而设。中满分消丸中芩连、夏朴合四苓、枳实,少佐参草,共奏清湿热,通水道,和胃气之功效,与肾炎湿热中阻病机颇为相合。细究李氏主方之意,推断病机颇多启发。张璐曾详细分析中满分消丸:"东垣分消汤、丸,一主温中散滞,一主清热利水,原其主方之旨,总不出《内经》平治权衡,去菀陈莝,开鬼门,洁净府等法。……苟非风水肤胀,脉浮,证起于表者,孰敢轻用开鬼门之法,以鼓动其阴霍四塞乎？丸方主中满热胀，用黄芩之轻扬以降肺热，则用猪苓、泽泻以利导之。故专以洁净府为务，无事开鬼门、宣布五阳等法也。"张氏从中满分消汤和中满分消丸一主表一主里的不同治法，说明"风水肤胀"和"中满热胀"一在外一在里的不同病机。病机中亦可因食积中焦，积久蕴热，酿成湿热。如湿热壅盛，壅于肌肤经隧之间，则见遍身肿甚，腹满便秘，可用上下表里分消之法，使蓄积之水热，从两便而出，如疏凿饮子、己椒苈黄丸证，就病机而言，皆属此类。临床中详细询问患者病史，病发之前，多有皮肤脓疱，耳前湿疮，耳后浸淫，耵耳流脓，龋齿口疮等症，纠其病因，伤及肾气则湿疮浸淫，蕴脾化热，脾胃积热与内湿交困，或热毒夹湿，伤及脾胃，内湿不化，均可酿成湿热。湿热久蕴于下，肾气受伤，络脉不畅，遂成水病。临床所见，病发之后依法用清热利湿解毒消疹获效者，当属此类。肺失宣降，不能通调水道；脾失健运，不能升清泄浊；肾失开阖，不能化气行水，风热与水交并，酿成湿热水病。虽在病机上有一脏为病或肺脾肾三脏互相影响的不同，而水湿内停则相同。若复屡感风热之邪，风热与水湿交并，三焦气化受阻，蕴郁不解，使水湿互结，又可酿成湿热，治法与湿热外袭者互参。湿热之病，初起尚属实证，若湿热久蕴，前述几种病机演变而来的湿热之邪未清，盖势必导致脏气虚衰。或禀赋不足，素体肾虚，而后感湿热；或风热入水，均可演变成本虚标实的脾肾不足，湿热未清之慢性过程。若又日久不愈，湿热壅塞三焦，最终可导致决渎无权，正气不得升降而尿毒浊邪上逆，阴阳闭绝的危候。临床可见湿热互结之重症，多致不治。湿热留恋日久，由阳损及阴，或由湿热伤阴演变而来，加之脾虚，运化输布机能衰退，从而气化功能逐渐衰惫而出现气阴不足之证，可见身疲乏力，腰酸腿软，头晕耳鸣，心悸气短，口苦口干，手足心热，舌红苔黄，脉细数。如年久不愈，亦可演变成气阴两虚，湿热互结之重证，临床可见面色㿠白，神疲乏力，头晕耳鸣，舌苔黄腻，舌质红绛，脉细数，治宜益气阴、清湿热。

　　由于湿热是肾小球肾炎的主要病机，因此治疗时始终要把清热利湿放在第一位，即所谓"百变不离其宗"。虽然肾小球肾炎慢性期可见于正虚诸证，但治疗时仍需兼顾祛湿热。在肾炎病情发展期，湿热证候明显，临床上必须以清热解毒利湿药为主，常用雷公藤、白花蛇舌草、败酱草等；运脾化湿药如砂仁、陈皮，淡渗利湿药如茯苓、泽泻，祛风化湿药如木瓜、防己，芳香化湿药如藿香、佩兰、枳壳、徐长卿，祛风胜湿药如独活、防风等，临床上都可收到很好的疗效。

　　根据以上历代医家陈述肾炎发病中湿热产生的机制，陈丽霞教授采用清热解毒法治疗，每每收到良好效果。

三、风邪在慢性肾脏病的发病中扮演了重要角色

风为百病之长，因此，任何疾病的机理分析时首先必须分析风的特点。肾脏病新近发病，病情反复发作，久治不愈，为风邪伤肾特点。新近发病，病情加重，常有外风；病情顽固难愈或反复，常有内风、内外合风。陈丽霞教授对风邪致肾脏病进行了阐述。

"风善行数变""风胜则动"，风邪致病，由表传里，发展迅速，而致一系列反应。因此，风邪是慢性肾炎起病的一个重要诱因，也是慢性肾炎迁延不愈的重要因素。风邪致病的机理为外风侵袭人体，风邪为百病之长，太阳主表，内合膀胱，与肾相表里，风邪袭表，太阳气化不利，影响于肾；或风邪循经入里，直接伤肾，肾脏气化失司，水湿泛溢，外发水肿，精微不固，致血尿、蛋白尿。风邪循经犯肾而出现的临床症状，即面浮肢肿、脊背腰痛等，与临床上慢性肾炎的表现一致。风为阳邪，上先受之。风邪袭人，必先犯肺，肺合皮毛，为水之上源；肾主水，司二便之开阖。肺卫被伤，则卫外功能受损，肺失宣降，不能通调水道，下输膀胱，风遏水阻，水湿之邪泛溢肌肤而成水肿之患；肺属金，肾属水，金水相生，若不能及时施治或治疗不当，母病及子，风邪可内移于肾，或风邪直中少阴，损伤肾气，肾气损则开阖失司，水液泛溢，亦可见水肿。"肾者，主蛰，封藏之本，精之处也"，蛋白质就是人体的精微物质。因为风性开泄，加之肾失封藏，导致精微外泄，临证可见患者尿中泡沫多。反过来，精微物质外泄，会进一步加重肾元亏虚，导致风邪更易内侵。另外，寒、湿、热、毒等邪气常依附风邪损伤机体，导致肾脏疾病，具体因兼邪不同而有风寒侵袭，风寒夹湿，风热外袭，风热夹湿，风毒伤肾之差别，与患者感受邪气的差异、体质差异、所处环境和季节等因素相关。若脏腑功能虚损，则会引起内风。风邪入络，三焦气化不利，肺脾肾功能失调则水湿痰浊易生，湿浊内阻，气血痹阻，且肾虚为本，这就是内生风邪，其产生多与肝肾相关。水不涵木，肝风内动，肝藏血，为风木之脏，其性刚，主动主升，全赖肾水以涵之，血脉瘀滞，肝无所藏，阴血不足，肝失濡养则肝风易动，则会出现眩晕、震颤等症，"诸暴强直""诸风掉眩"即说明内风致病多具有震颤、抽搐、眩晕等表现。肾病中可见由于肝肾阴虚、阴不潜阳所致的肝阳化风证候，邪热内陷、燔灼肝经所致的热极生风证候，阴液亏虚所致的阴虚风动证候，血虚筋脉失养所表现的血虚风动证候等。风湿之邪，常郁久化热，湿热蕴蒸致肝肾阴虚，常出现阴虚风动和血虚风动的表现。若该病进一步发展到肾功能不全阶段，常有水肿、血压持续偏高等水不涵木，肝风内动表现，也常见肌肤瘙痒、四肢抽搐、痉厥等风彻表里及肝风内动之表现。

陈丽霞教授常采用祛风解表、祛风除湿、祛风活血等方法治疗肾脏疾病。祛风解表药经常用于慢性肾小球肾炎的急性发作期。慢性肾小球肾炎发病的内因为脾肾两虚,正气亏虚,易于感受风邪,频繁上呼吸道感染而呈急性发作,临床可见全身水肿加重,尿常规检查可见尿蛋白、隐血,镜检红细胞增多,治疗上常选用蝉衣、苏叶、防风、荆芥、羌活等。《内经》所述"风能胜湿",认为风药味多辛燥,走窜不守,可引诸药入肾络,且燥能胜湿,在治疗肾源性水肿时可以配合使用具有祛风除湿作用的羌活、独活等少阴经的引经药以助其效。传统中医理论认为久病多瘀,久病入络,若风邪由表入里,深居肾络,并且与痰湿、浊毒等胶结为害,邪居体内日久影响血液的运行可导致血瘀的发生。血脉失和,肾络瘀滞,风性开泄,精微失固,蛋白难消,以致慢性肾小球肾炎缠绵难愈。风药具有升发宣散、穿透窜动之性,可以推动血液运行,疏通经络瘀滞,达通利血络,活血化瘀之效。肾病始末不离风,祛风勿拘早晚。因此,陈丽霞教授在辨证的基础上,治疗慢性肾小球肾炎以祛风法为主。有些患者长期使用健脾益肾、除湿化瘀的药物后蛋白尿仍持续不消,经服用祛风通络方后,尿蛋白迅速减少甚至消退。水肿是肾脏疾病第一大症状,在治疗水肿时陈丽霞教授也常常采用风药。肺为水之上源,主气,通调水道,但易受风邪侵袭,致肺气宣肃功能失常,不能通调水道,以致风遏水阻,水湿泛溢肌肤而发为水肿。肾性水肿患者病久,正气愈虚,易感外邪,则水肿愈重,此时用风药当属正治,故常用风药以宣肺疏风行水。风药多辛味,辛则能散、能行,且风药质轻味薄,禀风之开泄、木之舒展升发之性,其气四达,向外透散作用尤为明显,故能宣散祛邪。湿性黏滞难去,为肾性水肿的常见病理因素,"诸风药,皆是风能胜湿也",临床中如正确运用风药则能发挥风、湿双解的功效。风药多味辛,性温而燥,轻清透散,温能宣通,可畅达肺气,宣畅气机,驱邪外出,且风药味辛有醒脾助运之力,鼓舞脾阳,振脾运化水湿,同时助肾化湿,鼓舞肾气,使水湿得以蒸腾温化,胜湿利水,祛除在表里之湿邪。难治的肾性水肿,常存在水瘀互结的因素,致使病机复杂,病症多变,久之水肿缠绵难愈。历代医家多有"治风先治血,血行风自灭"之说,而今人提出"治血先治风,风行血自通",指出血与风关系密切,所以祛风活血也是治疗肾病水肿的重要方法之一。风药多味辛性温而走窜善行,辛则能升散行窜,散外邪同时振奋人体气机,助气行血,气行则血行;温则能宣通经脉且鼓动阳气,活跃血行,则无阴血凝滞之弊,以疏通脏腑经络之气血,畅达气血运行。肾性水肿病程较长,患者往往表现为阳气不足,故补肾阳为治疗重点。补肾药物甘温厚重,有壅滞气机之弊,临床中于补肾药物中可适当加入一两味风药,其既具通阳之性,能通达阳气,振奋气化以胜湿,又可借其轻扬、升散之性,使补而不滞,使阳气当升则升,即借风药轻灵之性,助肾阳上蒸。肾病水肿常反复消长,病程长久,久之肾络瘀阻,致气血津液难以输布,水湿难消,从而加重水肿,故络脉瘀阻也是贯穿于肾性水肿病程的一个病理因素。风药主要通过虫类风药发挥通肾络的作用,用其以达搜风通络的目的。虫类药善通行走窜,疏逐搜剔,通达经络。风药味薄质轻,其性升浮发散,具有畅达一身气机、振奋人体气化的作用,领气流动,使气机通调,机体气血津液行而不滞,体现了风药的灵动特性。

陈丽霞教授博览众采,熟读经典,总结了治疗肾脏病的渊源。《素问·汤液醪醴论》指出:"平治于权衡,去菀陈莝……开鬼门,洁净府。"《金匮要略·水气病脉证并治》第十八条曰:"诸有水者,腰以下肿,当利小便;腰以上肿,当发汗乃愈。"第二十二条曰:"风水脉浮,身重,汗出恶风者,防己黄芪汤主之。"第二十三条曰:"风水恶风,一身悉肿……越婢汤主之。"第二十六条曰:"水之为病,其脉沉小,属少阴。浮者为风……发其汗即已,脉沉者宜麻黄附子汤,浮者宜杏子汤。"陈丽霞教授在治疗肾脏病时,若患者反复发作,治疗效果不明显,常加用疏风解表、养肝疏风、养血疏风等药物,效果甚好。

四、从湿毒瘀虚论治过敏性紫癜性肾炎

过敏性紫癜性肾炎属中医的"尿血""紫癜""肌衄"及"水肿"范畴,临床表现多以血尿为主。其病机主要以湿、毒(热)、瘀、虚为主,且与患者的体质密切相关。

湿毒致病,"湿性重浊""湿为阴邪,易阻遏气机"。"重"即沉重或重浊之意,湿邪侵犯人体,留滞于脏腑经络,最易阻遏气机,从而使气机升降失常,经络阻滞不畅。湿热下注于肾和膀胱,损伤血络出现血尿、蛋白尿。《素问·太阴阳明论》曰:"伤于湿者,下先受之。"《素问·六元正纪大论》曰:"湿胜则濡泄,甚则水闭胕肿。"水湿侵袭肌腠经络,水湿停聚,易聚于下肢,特别是膝、踝关节,发为水肿,体现了紫癜的临床表现与湿邪性质的一致性。又湿性黏滞,故湿邪为病多缠绵难愈,病程较长或反复发作。这也恰恰体现了本病易复发、迁延难愈的特点,成为治疗的难点。病变之前,湿热久蕴,阻碍脾胃,生化不行,或热邪耗损,而致阴伤。发病之时,血液外溢,或瘀血阻遏气机,新血不生,津血同源,血失津伤,津血同为人体之阴,故阴伤。再者,临证用药多为清热解毒、凉血化瘀之品,易致阴伤。在治疗中,陈丽霞教授认为紫癜肾炎属湿热体质者,应重视未病之前通过起居、饮食及运动等方面调理体质。起居方面,应作息规律,避免冒雨涉水,若久居湿地,当保持室内干燥;饮食方面,平素应慎食辛辣、油腻及刺激性食物,以减少湿热来源;运动方面,八段锦、五禽戏、太极拳可疏通经络,调和阴阳,常练则经络通畅，气血调达，诸邪难留。紫癜肾炎可有不同程度的蛋白尿、血尿、管型尿，严重者可导致肾小球肾炎，出现少尿、水肿、高血压，甚至肾衰竭。患者舌质淡红或红，苔薄白或黄腻，舌边多有齿痕，脉滑。治疗强调清热利湿，健脾益肾。消癜方基础上用补骨脂、鹿角霜及六味地黄丸加减补肾益精，重用黄芪、党参等补气固本之良药兼以扶正益气；血尿者，予白茅根、炒槐花、仙鹤草等凉血止血。

毒（热）致病，这里的"毒"包含内外两层含义，既指六淫之邪，又指内生之"毒"。《小儿卫生总微论方·血溢论》云："小儿诸溢血者，由热乘于血气也。"致病的毒热之邪，包括了外感风热之邪、湿热之邪，或恣食辛辣肥甘所产生的热毒之邪等实邪。感时令之邪，六气皆易从火化，由表入里，加之小儿体禀"纯阳"，阳常有余，阴常不足，更易耗气伤阴，出现阴虚火旺或气阴不足之证。内外合邪，扰动血络，可致热毒壅盛，血热内炽，迫血妄行，血液溢于脉外，而见较密集、鲜红或紫红色的皮肤紫癜，并伴便血、尿血等症。外感邪毒，毒热内侵，或药、食之毒化热，毒燔于血分，热与血搏，迫血妄行，血溢脉外，斑疹遍布全身。热毒或蓄积于胃，熏发肌肉；或侵及肾脏，损伤肾络，发为腹痛、血尿等症。清热解毒药有调整抗体免疫功能作用；活血化瘀药可抑制或减轻变态反应性损害，抑制结缔组织代谢。清热解毒药与活血化瘀药相辅相成，能阻止免疫复合物的形成，防止对肾脏的进一步损伤。患者症见皮肤大片紫斑，颜色以暗红色为主，多见便血、尿血、腹痛，或见关节肿痛，屈伸不利，口苦口臭，舌质红，苔黄厚，脉数。此乃热毒入血，迫血妄行，瘀阻经脉。治宜清热解毒，活血化瘀。基本方：水牛角、赤芍、丹皮、青黛、紫草、败酱草、丹参、鸡血藤、益母草。加减：高热口渴加生石膏、知母；紫癜密集色紫加丹参、三七粉（另吞）；腹痛便血加延胡索、地榆炭；关节肿痛加桑枝、忍冬藤、怀牛膝；尿血加大小蓟、仙鹤草、白茅根、蒲黄炭。

瘀毒致病，《血证论》云："凡物有根者，逢时必发，失血何根，瘀血即其根也，故凡复发者，其中多伏瘀血。"紫癜肾炎致瘀主要为因热（毒）致瘀，小儿外感风寒、风热、湿热或时行邪毒，或恣食辛辣肥甘腥发之品，加之小儿体禀"纯阳"，阳常有余，阴常不足，蕴而化热，热伏于血分，与血搏结，血分热盛，灼伤血络，迫血妄行，血不循常道，或热盛耗血，血液黏稠，瘀血内阻，外溢肌肤而成紫癜，内迫胃肠而腹痛、便血，损伤肾络膀胱而成血尿。故有"阳络伤则血外溢，血外溢则衄血；阴络伤则血内溢，血内溢则后血……肠胃之络伤则血溢于肠外"之说。血热内盛，灼烁津液，血稠而成瘀。可见病之初期多为热毒与瘀血互见。因湿致瘀，陈丽霞教授认为，湿热是肾病发生、发展、迁延反复的重要因素，其可因水湿内停、郁久化热而成湿热；或肾病日久，真阴亏虚，虚热内生，热与湿互结而成湿热；或因长期使用激素而助火生热，并易招致外邪热毒入侵，致邪热与水湿互结，难解难分。湿热壅滞气机，致使血行迟缓，血液运行不畅而成瘀。因虚致瘀，病程日久，反复发作，迁延不愈，耗血伤气，加之热毒偏盛极易耗伤人体正气，故表现为肺脾气虚。气虚运血无力而成瘀，正如周学海在《读医随笔》中所说："气虚不足以推血，则血必有瘀。"另外，气虚不能摄血归经，血液妄行，形成离经之血，离经之血则为瘀血。因瘀致瘀，瘀血形成之后，又可作为新的致病因素阻滞经络气机，瘀血不去，新血不生，无以营养脏腑、经络，则病情反复、缠绵难愈。加之病程中易反复受内外之邪相干而致气血失调，湿热、瘀血等相互兼夹为病，终致瘀血阻络、血溢脉外。故体内瘀血的存在成为出血的宿根。离经之血常易瘀阻于内，瘀血滞留，致血行障碍，血不归经，可使出血加重或反复出血。因此，瘀血是本病发病的一个重要环节，并贯穿于本病的始终，尤其是反复发作的患儿更为突出。中医有"久病入络""离经之血便是瘀"之说，陈丽霞教授认为本病存在"瘀血阻络"的病理变化，即指血液离经或血液运行缓慢，导致瘀血停滞于各脉络之中。例如，瘀血阻于肾，肾络受损，则出现尿血、舌有瘀点、脉弦涩等表现。过敏性紫癜性肾炎以血尿为主，其病机总由血不循经所致，而离经之血又成为新的致病因素，内阻经络，加重出血，因此活血化瘀通络贯穿始末。瘀血既是病理产物，又是疾病的致病因素，因此"祛瘀"贯穿疾病的始终。紫癜性肾炎在急性发作期时，针对风热火毒夹瘀之病机，祛瘀药宜选用清热凉血、活血化瘀之品，例如茜草、紫草、丹皮等，既可清热凉血，又可防大量凉药的应用阻碍血行。在疾病恢复期，针对气阴两虚夹瘀的病机及血尿持续不解的表现，宜选用蒲黄、茜草、侧柏叶、生地、赤芍等活血以止血，并配伍活血养血之类，如当归、白芍、鸡血藤等。临床治疗时若一味收涩止血，易闭门留寇，加重瘀血，而致血尿更甚。故不能因为出血而不用清热凉血、活血化瘀之品，应根据临床表现辨证使用此类药，"有斯证用斯药"。因此，陈丽霞教授强调治疗时应寓止血于活血中，切忌止血留瘀。《本草纲目》记载："治斑疹，痘毒，活血凉血。"治疗时还需注意既祛体外之毒邪，又安未受邪之地。伴有蛋白尿者，加芡实、老头草、山茱萸、山药、金樱子以补肾固涩；伴皮肤瘙痒者，加白鲜皮以祛风止痒。若病情较重、蛋白尿较重或血尿反复不消失，则配合雷公藤多苷片治疗，可明显改善病情。

紫癜性肾炎早期多以实证为主，治疗上须佐以清热解毒之品。常用白花蛇舌草、金银花、蒲公英、连翘、野菊花，其中白花蛇舌草解毒利湿，金银花清热解毒，疏散风热。对于金银花，《本草拾遗》曰："主热毒、血痢、水痢，浓煎服之。"连翘可透热转气，使营分之热透气而出。若热重于湿加黄芩、黄柏以清热利湿；湿重于热加小蓟、泽泻利湿清热;湿热并重加地锦草;湿热伤阴加白茅根,既清热利湿,又养阴生津。中期佐以滋阴凉血,药用生地黄以清热凉血,养阴生津;牡丹皮清热凉血,活血散瘀;女贞子滋补肝肾;玄参清热凉血,滋阴。病变后期病情迁延,临床多表现为脾肾气阴两虚证,属本虚标实证。治疗辅以益气摄血,惯用黄芪补气升阳,利水消肿;太子参补气生津;党参补中益气,健脾益肺;白术健脾益气;茯苓利水渗湿,健脾。《素问·评热病论》说:"邪之所凑,其气必虚。"《灵枢·百病始生》更进一步指出:"风雨寒热,不得虚,邪不能独伤人,卒然逢疾风暴雨而不病者,盖无虚,故邪不能独伤人。此必因虚邪之风,与其身形,两虚相得,乃客其形。"正所谓"正气存内,邪不可干"。陈丽霞教授论治疾病必求于本,认为先天不足、后天失养是本病发病的内在因素。小儿的体质特点是脏腑娇嫩,形气未充;生机蓬勃,发育迅速。临床患儿以偏气虚体质较多见,《灵枢·五变》说:"肉不坚,腠理疏,则善病风。"如肺脾气虚,藩篱疏漏,守护无权,则外邪乘虚而入,又小儿为纯阳之体,外邪入里,易趋热化,"血受寒则凝,受热则行",血热妄行,外溢肌肤,内迫胃肠,流注关节,甚则及肾而发为本病。同时认为,体质因素在一定程度上成为决定对致病邪气易感性的内在因素,同时决定了病变类型的倾向性,亦可影响疾病的传变与转归。注重诱因,既病防变,所谓"上工治未病"。对于本病的发展,认为防患于未然对改善过敏性紫癜性肾炎的预后及减少复发具有十分重要的意义。首先慎起居,防外感。保持居处清洁,空气流通,注意休息。其次,停用一切可疑的过敏药物及避免接触可疑的过敏原。再次,注意合理饮食。过敏性紫癜患儿大多因先天禀赋异常、后天生活饮食失调而出现机体免疫功能失调状态,在治疗本病时要重视调整机体的功能状态,使之恢复正常。在机体处于功能失常状态时,原来不易过敏的蔬菜、水果等食物,此时也有可能引起变态反应,所以合理的饮食调摄是治愈和预防疾病复发的重要措施。临床实践证明,积极有效地祛除诱因,能明显降低本病的复发率。

五、从肝论治慢性肾脏病

中医学把脏腑的功能称为脏腑之气,将其运动形式概括为升降出入。气机的升降出入是人体气化功能活动的基本形式,有维持机体新陈代谢和生命活动的基本作用。脏腑通过气机升降出入运动表达着各自的功能,通过气机升降出入运动过程,完成精、血、气、津液等的化生和输布,同时气机升降出入运动还体现在脏腑之间的相互作用及密切配合方面,是维持人体各脏腑之间阴阳平衡的重要因素。如肝升肺降,脾升胃降,心火下降济肾水,肾水上升济心火等,其相生相克的关系无不体现于气机的升降出入。脏腑之中,脾胃是气机升降的枢纽,而肝木对气机运动则有重要的调节作用。

肝主疏泄和藏血,其性喜舒畅条达,升发柔和,最恶抑郁,具有疏通调畅气机和情志,促进气机升降出入正常运动的作用。肝的疏泄功能直接关系着人体气机的流通条畅。肝居中焦,禀风木而寄相火,下连寒水为乙癸同源,上济心火成子母相应,为水火升降之枢纽。肝主疏泄,主藏血,调气机,畅血行。气属阳,血属阴,肝以阴血为体,以气为用,是气血阴阳的统一。肝疏泄正常,人体气血畅达,则脾能升清,胃能降浊,心血畅行,肺气宣肃,肾藏泄有度,"气血冲和,万病不生"。故肝亦是通连上下气机升降的枢纽,能协调脏腑功能,调节控制全身气血的运行,为人体气血调控中心。若肝疏泄失常,则气机紊乱,脏腑功能失调,诸病丛生。

肝的疏泄功能失常,一般可概括为疏泄太过和疏泄不及两个方面。肝疏泄太过是指肝用过强,亢进性的病理表现。与之相对的潜降与静藏则不及,从而使气血上行,阳气暴张,易出现肝阳上亢,肝风内动等证。肝阳上亢多见头痛、目胀、烦躁、易怒、耳鸣耳聋、面红目赤等证候。肝风内动,风邪窜扰,可见眩晕、震颤、抽搐、痉挛、脑卒中等病证。肝疏泄不及是指肝用不及,抑郁性的病理表现。此时肝气呈抑郁状态,升发不足,气的流通畅达受阻,从而形成气机不利、肝气郁滞的病理变化,可出现多种证候。郁于本经则见胸胁胀痛、乳房胀痛、少腹胀痛,在精神方面表现为急躁易怒、寐差多梦等。影响到脾胃则为木不疏土,出现脘胀纳呆、腹痛腹胀、呃逆呕恶、大便不调等脾胃症状。影响肾及三焦则水道失调,出现小便不利,或水肿,或多尿,或淋痛,或癃闭等。若肝气郁滞影响血液的运行致血瘀,则可表现为胁肋刺痛,舌质青紫或有瘀斑瘀点等。妇女可见月经不调、闭经、痛经等。气血瘀滞,日久不散,则可形成积聚痞块诸证。由此可见,人体脏腑气血的调和,精神情绪的舒畅,气血的运行循环,营卫的和谐,脾胃的运化,肾精的藏泄,表里上下的畅通等,无不与肝气的疏泄条达密切相关。

《素问·举痛论》云:"百病皆生于气。"慢性肾脏病病程长,缠绵难愈,患者难免情绪低沉,气机郁结,造成气郁、气滞,影响肝脏的疏泄功能和津液的输布代谢,形成水湿痰饮等病理产物。此外,肾病水湿进一步阻碍气机,"气不行则水停",进一步加重了水液潴留,两者形成恶性循环,相互影响。慢性肾脏病的主要病理产物或致病因素为水湿和瘀血,而气不仅可以导致水湿和瘀血的产生,而且会加重其产生,三者密不可分。气机的升降出入有赖于肝的疏泄调节功能,因此在治疗慢性肾脏病中,治肝更应先行一步,气利则水行,气行则血行,从而气血调和。

陈丽霞教授指出,从肝论治慢性肾脏病,实质就是把条畅气机作为主要治法贯穿于慢性肾脏病治疗的始终,以恢复肝脏对机体各系统稳态的平衡,稳定机体内环境,从而减轻慢性肾脏病的肾脏病理状态,利于肾脏功能的恢复。从肝论治慢性肾脏病有利于人体气机的畅达,保持水液正常代谢,气血正常运行。临证时主动运用"条畅气机"的治法,顺其"木郁达之"的特性,使气机条畅。机体的复杂证候、偏盛偏衰归于平和,则肾脏功能自复。该方法在消除水肿,减少蛋白尿、血尿,控制高血压,调整情绪,防止或延缓肾功能进行性恶化方面均具有良好的作用。

肝藏血,肾藏精,肝血与肾精相互滋生转化,即所谓"精血相生";肝阴与肾阴息息相通,称之为"肝肾同源"。临床上肝肾同病者亦屡见不鲜。肝主疏泄,调节肾之藏泄,实现精液的正常排泄。肝具有调节气机的生理功能是毋庸置疑的,而"调达"作为气机的生理特点,指的正是疏通、畅达、舒畅之运动状态。故"主疏泄"是肝脏调节气机最鲜明的生理功能。"肾主闭藏"是对肾生理功能的深度凝练,"闭藏"一词准确表达了肾脏的生理特性及功能。而肾的生理功能是靠肾气主蛰,即肾气具有封藏、闭藏、潜藏之生理特性来体现的,故肾气充沛,则肾封藏有度;肾气化失常,则封藏失司。根据肝主疏泄与肾主闭藏的生理特点,二者相互为用,相互制约,一阴一阳,一静一动,一藏一泄,构成一对矛盾统一体。肝胆之气可促进全身脏腑、十二经脉的气化,从而维持周身气机畅达而不郁滞。且肝肾同居下焦,肾中元气借肝气升发,肝气畅达,可使先天之精气敷布周身。肝气畅达充足,则肾气化有权,开阖有序。故肝气充足,肾开阖之门关闭正常;肝气不足,则肾开阖动力不足,开阖失常,即当开未开而壅滞,当关不关而溢泄。

若患者经常郁郁寡欢,喜叹息,易忧思恼怒,经常胸胁胀满疼痛,舌淡或红,脉弦,常选用柴胡疏肝散或逍遥散以疏肝理气,肝气条达则气机通畅,脏腑功能得以正常发挥。若患者经常胸口刺痛,月经色暗血块多,舌质暗红或有瘀斑,脉弦涩或结,则辨证为肝郁血瘀证型。《医宗金鉴》云:"血之凝结为瘀,必先由于气聚。"气为血之帅,血为气之母,若情志不遂,肝失疏泄,气机郁滞,则气滞血瘀,临床上常采取疏肝活血之法,通常选方金铃子散加桃仁、红花、川芎、丹参等活血化瘀药。若患者常头痛或头晕绵绵,视物模糊,手脚麻木,爪甲苍白,疲倦乏力,舌质暗淡,苔白腻或白厚,脉弦弱或弦细,此时辨证为肝血虚证,临证多采用补养肝血方法,予四物汤加减,肝肾同源,使肝血足则肝藏血功能得以保证,肾固摄精微而止下泄。肝为刚脏,主升主动,若患者肝郁日久,常化热化火,或平日嗜食肥甘厚腻,久而化热,火热蓄结肝经,则可出现急躁易怒、便秘溲赤、口苦心烦、舌红、苔黄、脉弦数等症状。临床上，陈丽霞教授多选用龙胆泻肝汤或丹栀逍遥散加减治之，以疏达肝气，清泻肝火。慢性肾炎发展到终末期肾衰竭时多存在皮肤瘙痒、四肢抽搐、惊厥等肝风内动的表现。对此，陈丽霞教授常使用平肝息风止痉类药，多选方天麻钩藤饮、镇肝息风汤等。肝为风木之脏，体阴而用阳，主疏泄，调畅气机和情志。肝脏在人体脏腑、气血、津液运行中起到枢纽的作用，一旦肝失疏泄，功能失调，则脏腑、气血、津液运行失其常道，聚成气、血、痰、食、湿、瘀等邪。《金匮要略心典》云："无形之邪，入结于脏，必有所据，水血痰食，皆邪薮也。"基于慢性肾炎久病入络的理论，病理因素痰、食、湿、瘀等邪入经络，治疗可从搜肝入手，临床多选用虫类药，如全蝎、地龙、僵蚕、蝉蜕等。临床中可见到部分慢性肾炎患者出现肝胃虚寒证型，症见心烦易怒，伴或不伴水肿，时干呕，喜吐涎沫，形寒肢冷，喜热饮，舌质淡，苔滑或白腻，脉沉细。肝寒致使血行凝滞无法温煦四肢，可出现形寒肢冷，喜吐涎沫。治疗选方吴茱萸汤、暖肝煎或当归四逆汤加减。

六、柴胡疏肝散与逍遥散分而论治

柴胡疏肝散与逍遥散都是治疗内科杂症的常用方剂。两者都可疏肝解郁，治疗肝郁证，但陈丽霞教授认为两者临证应用是有区别的。

柴胡疏肝散出自《医学统旨》，为疏肝理气之代表方剂。其药物组成：陈皮（醋炒）6 g，柴胡 6 g，川芎 4.5 g，香附 4.5 g，枳壳（麸炒）4.5 g，芍药 4.5 g，甘草（炙）1.5 g。功能为疏肝解郁，行气止痛。主治肝气郁滞证，症见胁肋疼痛，寒热往来，嗳气太息，脘腹胀满，脉弦等。肝喜条达，主疏泄而藏血，其经脉布胁肋，循少腹。患者因情志不遂，木失条达，肝失疏泄，而致肝气郁结。气为血帅，气行则血行，气郁则血行不畅，肝经不利，故见胁肋疼痛，往来寒热。《内经》曰："木郁达之。"治宜疏肝理气之法。方中用柴胡疏肝解郁为君药。香附理气疏肝，助柴胡以解肝郁；川芎行气活血而止痛，助柴胡以解开经之郁滞，二药相合，增其行气止痛之功，为臣药。陈皮、枳壳理气行滞；芍药、甘草养血柔肝，缓急止痛，为佐药。甘草兼调诸药，亦为使药之用。诸药相合，共奏疏肝行气，活血止痛之功，使肝气条达，血脉通畅，营卫自和，痛止而寒热亦除。本方是四逆散去枳实，加香附、陈皮、枳壳、川芎而成，虽由四逆散加味，但各药用量已变，尤其是减甘草用量，使其疏肝解郁，行气止痛之力大增。本方为疏肝解郁方剂，应以胁肋胀痛和脉弦为辨证要点。若痛甚者，酌加当归、郁金、乌药等以增强其行气活血之力；若肝郁化火者，可酌加山栀、川楝子以清热泻火。该方现代常用于肝炎、慢性胃炎、胆囊炎、肋间神经痛等属肝郁气滞的治疗。

逍遥丸出自《太平惠民和剂局方》,为血虚肝郁首选方。其药物组成:柴胡、当归、茯苓、白芍、白术各一两,甘草(炙)五钱,薄荷少许,烧生姜一块。功能为疏肝解郁,健脾养血。主治肝郁血虚脾弱证,症见两胁作痛,头痛目眩,口燥咽干,神疲食少,或月经不调,乳房胀痛,脉弦而虚者。逍遥散为肝郁血虚,脾失健运之证而设。肝为藏血之脏,性喜条达而主疏泄,体阴用阳。若七情郁结,肝失条达,或阴血暗耗,或生化之源不足,肝体失养,皆可使肝气横逆,胁痛、寒热、头痛、目眩等症随之而起。"神者,水谷之精气也。"(《灵枢·平人绝谷》)神疲食少,是脾虚运化无力之故。脾虚气弱则统血无权,肝郁血虚则疏泄不利,所以月经不调,乳房胀痛。此时疏肝解郁,固然是当务之急,而养血柔肝,亦是不可偏废之法。本方既有柴胡疏肝解郁,又有当归、白芍养血柔肝。尤其当归之芳香可以行气,味甘可以缓急,更是肝郁血虚之要药。白术、茯苓健脾去湿,使运化有权,气血有源。炙甘草益气补中,缓肝之急,为佐使之品。生姜烧过,温胃和中之力益专;薄荷少许,助柴胡疏散肝郁而生之热。如此配伍,既补肝体,又助肝用,气血兼顾,肝脾并治,立法全面,用药周到,故为调和肝脾之名方,亦为妇科调经之要方。本方名曰逍遥,乃指该方既可疏肝解郁,以顺肝调达之性,使之发挥正常作用,又能养血柔肝,补肝体而能和肝用,还能健脾益气,脾强则不受肝侮。诸药合用,肝脾同治,气血兼顾,实为疏肝扶脾的良方。陈丽霞教授认为,该方应用指征大致可归纳为:胃脘胀满,食欲缺乏,胸闷气促,两胁胀痛,善太息,咽部异物感,或往来寒热,头晕目眩,口咽干燥,或经前乳房胀痛,或痛经,舌质偏暗,苔薄白,脉弦或滑。其病种常见于消化、神经、内分泌、血液等系统疾病,以及五官科、妇科等疾病。

陈丽霞教授认为,柴胡疏肝散功效是疏肝行气,活血止痛,主要用于肝郁气滞的实证,行气力大。而逍遥散具有从三个环节调整脏腑功能的特点,既有肝郁,又有血虚,还有脾虚,在逍遥散的方证中,三者的关系是互相影响的。逍遥散既疏肝又健脾,用于肝郁血虚,脾失健运的虚实夹杂证。

七、水肿从肝论治

水肿是指以四肢、腹背甚至全身水肿为特征的一类病症。水肿的病机为肺失通调,脾失转输,肾失开阖。肺主治节,通调水道,下输膀胱,肺失宣降,不能通调水道,发为水肿;脾主运化,布散水精,脾阳被困或脾失转输,水湿内停,发为水肿;肾主水,水液的输化有赖于肾阳的蒸化、开阖作用,肾失蒸化,开阖不利,水液泛滥,发为水肿。水不自行,赖气以动,故水肿一证,是气化功能障碍的表现。气化运动以元气为动力。元气根源于肾,借三焦经脉而循行于全身,激发和推动脏腑组织的生理功能,实现津液的正常代谢活动。诚如《读医随笔》云:"肝者,贯阴阳……握升降之枢者也。"陈丽霞教授指出,由此可知,肝失疏泄在水肿的形成过程中起了至关重要的作用,进而提出水肿从肝论治的观点。肝与水肿的关系,还体现在肝的藏血与行血方面。肝主藏血,血之运行亦赖肝之疏泄,气行则血行,气滞则血瘀。《金匮要略》云:"血不利则为水,名曰血分。"此种水肿,非与肺脾肾相关,而为肝经瘀滞的结果。仲景亦提出治疗之法:"厥而皮水者,蒲灰散主之……小便不利,蒲灰散主之。"此以蒲黄调节肝经,活血化瘀,以治其本;滑石清热利尿,以治其标,良有深意。肝经瘀滞之水肿,实证为多,然亦有肝血不足者,仲景于此,多用阿胶。陈丽霞教授认为,特发性水肿常见肝失疏泄,气滞水停,日久则瘀血内阻,经脉闭阻,故致水液输布代谢失常。肝为刚脏,主升主动,是调畅全身气机、推动气血和津液运行的重要环节。肝脏的疏泄功能主要体现为调畅气机,保持人体气机的升降出入有序。若肝气郁结,则气机紊乱,津液输布失常,不循常道,化而为水,泛溢肌肤。肝脏主藏血与行血功能,血归肝脏,肝主疏泄推动与调控血液运行,使气机条达,升降出入有序,气行则血行,从而肝血旺盛,周流全身。若肝气郁结,气滞而血瘀。瘀血一生,又阻滞脉络,影响气机,使津液不布,化而为水。

肾性水肿在辨证论治基础上应注重运用以下五个方法。①疏肝解郁,利水消肿之法:使肝气条达,疏泄有常,气化有度,气畅则水行。以实脾饮或真武汤为主方,佐以柴胡、香附、郁金等疏肝解郁之品。②平肝潜阳,利水消肿之法:肾性水肿,久病阳损及阴,或水湿郁久化热伤阴,以致肝肾阴虚,方药中应佐以天麻、夏枯草、杜仲、生石决等平肝潜阳、疏肝利水之品。③疏肝宣肺,调气利水之法:肺主宣降,肝主升发,肝木条达,肺金宣降,水道得以通调,水肿得以自消。以桔梗、桑白皮宣发肺气,郁金、香附、枳实疏肝理气,葶苈子泻肺降气、利水消肿。④清肝利胆,解毒利水之法:清热燥湿,清利肝胆,肾之封藏得以恢复,水肿自消。以疏凿饮子为主方,佐以龙胆草、黄芩、栀子等清肝泻火之品。⑤行气活血,和络利水之法:气为血之帅,血为气之母,血不利则为水,故在辨证基础上可行气活血以利水,气行则血畅,经通络和,使水肿自消。以桃红四物汤为主方,酌加柴胡、泽泻、枳壳、地龙等行气利水之品。

陈丽霞教授认为,治疗水肿以疏肝化瘀为主要治法,还应兼顾患者的兼夹证,侧重选用药物治疗,强调应兼顾脾脏。脾主运化水液,脾为生痰之源,脾的功能失常则清气不升,浊阴不降,运化失司,日久聚水生痰。患者一般症见形体肥胖,月经量少或闭经,头目昏沉,为痰湿内生,与水相合。陈丽霞教授常用陈皮、半夏、苍术、炒薏苡仁等健脾祛湿之药;再配伍黄芪、党参、白术等补气健脾之药,健脾以助运。另外,陈丽霞教授发现,该病多发于围绝经期女性,此类群体常见天癸逐渐衰竭,肾阴阳平衡失调,症见经断前后月经紊乱、乍寒乍热、烘热汗出、腰膝酸痛等。治疗则宜在疏肝化瘀基础上兼顾调补肾阴与肾阳。陈丽霞教授治疗此病,常以浮小麦、大枣以敛汗安神,予加味二仙汤以阴阳双补。方中仙茅、淫羊藿、巴戟天入肾经,温肾壮阳;知母、黄柏滋阴清热;当归温润,养血而调冲任;生龙骨、生牡蛎滋阴潜阳,镇静安神。二仙汤平衡阴阳,使阴得阳助而泉源不竭,阳得阴助而生化无穷,终达阴阳调和之效,则诸症自除。

患者,女,42岁,主诉为全身水肿1年余,加重3个月。患者1年前无诱因出现全身水肿,于当地某医院行血常规、尿常规、肝功能、肾功能、甲状腺功能五项、性激素、心脏彩超、肝胆脾胰彩超、泌尿系彩超及心电图等检查,均未见明显异常,给予中药汤剂(具体不详)口服,疗效欠佳;3个月前自觉症状加重,先后服用利尿剂、右归丸、百令胶囊及中药汤剂(具体不详)等,症状均未明显改善。现症:全身水肿,近2周体质量增加7.2 kg,晨起颜面及双手肿胀,平素性情急躁易怒,月经正常,经期水肿甚,食欲缺乏,眠尚可,小便量少,大便质稍干(1次/天),舌质红,苔黄腻,脉沉细。患者无特殊既往史。西医诊断:特发性水肿。中医诊断:瘀胀病。辨证为肝郁气滞,瘀水阻络。治宜疏肝解郁,化瘀利水。给予自拟中药方,方药:柴胡10 g,黄芩12 g,石韦30 g,萆薢20 g,泽泻15 g,冬瓜皮30 g,玉米须30 g,大腹皮20 g,灯心草6 g,炒麦芽30 g,莪术15 g,当归20 g,巴戟天12 g,女贞子12 g,肉苁蓉10 g。3剂,每日1剂,水煎服,早、晚分服。同时嘱患者调畅情志。二诊:全身水肿较前减轻,大便正常,舌淡红,苔薄黄,脉沉细。上方去萆薢,肉苁蓉增至12 g,再服6剂。三诊:经至,水肿较前稍增加,饥饿感明显,大便正常(1~2次/天),舌淡红,苔薄黄,脉沉细。初诊方去玉米须、当归,加香附15 g,厚朴15 g,继服6剂。此后守方加减,继服3个月,全身水肿尽消。

八、痰瘀同源

痰和瘀是机体功能失调的病理产物,同时又是某些疑、难、怪证的发病因素,临证有许多病都可以涉及,如"痰为百病之母""怪病多痰""怪病多瘀"说。陈丽霞教授认为,痰和瘀虽为不同的病理产物,但有其同一性。临证时若掌握这一规律,就可采用"同病异治"和"异病同治"的治疗法则。陈丽霞教授认为,对痰瘀同源学说,应遵照津血同源、津血互化、痰瘀同源、痰瘀相关、痰瘀同病、痰瘀同治这一线索进行论述,进行临床辨证指导。

（一）津血同源

津血同源是痰瘀同源的生理基础。认识痰瘀同源，首先要理解津血同源。津血的生成共源于脾胃的水谷精微。《灵枢·痈疽》云："津液和调，变化而赤为血。"《灵枢·邪客》曰："营气者，泌其津液，注之于脉，化以为血。"故有津血同源之说。

（二）津血互化

津血同生于水谷，又自中焦脾胃"分流"于脉内、外之后，还始终进行着互相渗注。脉外之津在散布过程中要不断地渗注于脉内，成为血液的重要来源之一；运行于脉内的血也有一部分要不断地渗出脉外化为有濡润作用的津液，两者协同作用，保持着动态平衡。《灵枢·痈疽》曰："中焦出气如露，上注溪谷而渗孙脉，津液和调，变化而赤为血，血和则孙脉先满溢，乃注于络脉，皆盈，乃注于经脉。"简言之，在生理上，津与血不仅生成同源，在特定条件下还可以互相渗透，互相转化。津可入血，血可成津，二者一损俱损，一荣俱荣。古代医家根据津血同源的基本概念，在长期的临床实践中总结出"夺血者无汗，夺汗者无血""衄家不可发汗""亡血家不可发汗"等宝贵经验。

（三）痰瘀同源

痰分为有形之痰和无形之痰，多因脏腑气化功能失调、水液代谢障碍而导致体内津液停聚，形成稠浊而黏的病理产物；瘀即瘀血，是人体血液不能在体内正常循行而停滞于体内，失去了营养和滋润作用的一种病理产物，包括离经之血和阻滞于血脉及脏腑内的运行不畅的血液。痰来自津，瘀本乎血，两者均为阴邪，"阳微阴弦"之阴弦者。然而，朱丹溪早在《局方发挥》中提出了"自气成积，自积成痰。痰夹瘀血，遂成窠囊"，更在治法上体现出"治痰要活血，血活则痰化；治瘀要化痰，痰化则瘀消"的痰瘀的密不可分性。再有，唐容川《血证论》曰："血病而不离乎水……水病则累血……血积既久，亦能化为痰水。"清代叶桂指出"痰因气滞，气阻血瘀"等。诚然，痰瘀为一源二歧也。

（四）痰瘀相关

对痰瘀之间的内在联系，历代医家早有论述。如《灵枢·百病始生》曰："凝血蕴里而不散，津液涩渗，著而不去而积成矣。"《血证论》曰："血积既久，亦能化为痰水。"这些都指明了痰瘀之间的内在联系及其相互转化的关系。痰瘀相关即瘀血内阻，久必生痰。痰致之血瘀，痰瘀掺杂，互为因果，不能截然分开。实践证明，痰阻则血难行，血凝则痰难化。

（五）痰瘀同病

痰瘀的共同消长促进了疾病的转归，他们的消长过程，是病变的进退变化过程。痰滞则血瘀，血瘀则痰滞，形成恶性循环，胶结不解，最后形成各种病变。这里主要指痰湿和瘀血相互搏结，共同致病的病理状态。痰生于津，瘀凝于血，故痰瘀既可同源相生而互结，又可互为因果相兼而致病。若痰瘀同病，则内扰五脏六腑，外窜筋脉皮肉四肢百骸，无处不到，证见多端。痰之为病，随气流行，脏腑经络，巅顶四末，全身上下，无处不到。痰久入络，使经络不畅，积聚日久，痰水夹瘀，痰瘀互结为病，因此痰邪致病相当广泛。加之痰性黏滞，痰阻气机，极易阻碍血行，久则血瘀不畅，痰瘀互结，形成痰瘀同病。若瘀血内存，气机受阻，升降失调，必然影响津液输布排泄障碍，导致痰浊内生。痰瘀俱为阴邪，同气相求，互结为病。罗赤诚谓："如先因伤血，血逆则气滞，气滞则生痰，与血相聚，名曰瘀血挟痰。"瘀阻气机，影响津液敷布代谢，因瘀生痰，痰瘀同病。

（六）痰瘀同治

痰瘀同病反映了痰瘀之间的密切关系，揭示了某些病证的内在联系。二者常可相互影响，因痰可致瘀，因瘀可致痰，在病理上不可截然分开。鉴于痰瘀相关的这种病机，在选方用药上可痰瘀同治，治痰勿忘治瘀，治瘀常须顾痰。

综上所述，陈丽霞教授认为痰瘀为病具有黏滞、凝涩、脉道不利的特点。"痰瘀同源"既是疾病过程中的病理产物，又同属致病因素，二者关系密切，有着共同的来源，互为因果。在临床辨证基础上应区别其轻重，或祛瘀为主，辅以化痰；或化痰为主，佐以祛瘀；或化痰祛瘀并重。这才不失痰瘀同源、痰瘀同治之意，才能取得较好的临床疗效。

九、祛风除湿治疗免疫球蛋白 A（IgA）肾病

IgA 肾病是指肾小球系膜区以 IgA 沉积为主，伴或不伴有其他免疫球蛋白在肾小球系膜区沉积的一类肾小球疾病。有资料统计，IgA 肾病在亚洲占原发性肾小球疾病的1/3。IgA 肾病在诊断后 5～25 年内，有 15%～40% 的患者会发展为终末期肾病而接受肾脏替代治疗，严重危害人们的身心健康，并造成极大的社会负担。然而，有关 IgA 肾病的发病机制以及治疗方法的研究进展则很少，效果不佳，单纯使用西药虽然部分病例可得到控制，但总体疗效不够理想。近年来，中医药在防治 IgA 肾病方面已显出较大优势，目前不少学者认为 IgA 肾病与肾虚、血瘀、湿热、风湿关系密切，尤其对于风湿理论的研究已渐成为热点。陈丽霞教授认为，风湿扰肾与 IgA 肾病关系密切。

风湿扰肾是IgA肾病的重要病因病机。根据临床表现,陈丽霞教授通过大量的临床研究证实"风湿"是导致慢性肾病最常见、最重要的病因病机,还是导致病情活动和加速进展的独立危险因素。风为阳邪,其性开泄,客于肾络,肾失开阖,致尿血、蛋白尿;风邪袭表,肺通调水道失职,入里伤肾,导致肾主水功能失常,壅遏三焦,水液不行常道而致面目及身肿。故风邪侵袭人体,入里伤肾,可以形成肾风病。临床观察IgA肾病患者常在上呼吸道感染(如扁桃体炎、咽炎、喉炎)后发病或复发,因此外风是IgA肾病发病的诱因。IgA肾病病位在肾,日久耗伤肾精,肾水亏虚,水不涵木,肝阳因之浮动不潜,升而无制,形成风气内动。IgA肾病外风侵袭,失治误治,风邪循经阻于肾络,气血津液运行受阻,瘀血、痰湿等病理产物阻滞络脉,肾失开阖。风邪潜伏于肾络,易动难静,伏而后发,当人体正气亏虚,或在外风侵袭时极易引动而复发,导致IgA肾病病程迁延,缠绵难愈。

风邪是IgA肾病发病的主要外因,湿邪黏腻重浊是导致肾病迁延难愈的病理因素,二者常兼夹为患。IgA肾病患者除周身水肿外,还可以出现困倦乏力、肢体沉重、舌体胖大、舌苔白滑、脉滑等水湿内盛的症状表现。风药多味辛性温,轻清透散。温能宣通,畅达肺气,宣畅气机,祛邪外出;辛可醒脾助运,鼓舞脾阳,振脾运化水湿,同时助肾化湿,鼓舞肾气,使水湿得以蒸腾气化,胜湿利水,祛除在表里之湿邪,即所谓"诸风药,皆是风能胜湿也"。运用风药治疗IgA肾病能发挥风、湿双解之功。

陈丽霞教授通过将肾病理活动性表现引入慢性原发性肾小球疾病风湿扰肾证辨证依据,发现风湿扰肾证的本质和物质基础为免疫介导的肾脏急性炎性病变。IgA肾病患者,正气本虚,难以祛风于外,感邪日久,外风伏于肾络,逐渐形成内风,肾络不宁,精微外泄,故患者尿中反复出现潜血及蛋白。当患者再次外感风邪,外风则引动内风,内外合邪,从而加重病情进展。若伏于肾络之内风引动肝风,则出现眩晕、头痛等血压升高的临床表现。IgA肾病患者久病则导致肺脾肾三脏亏虚,脾虚则水湿不运,形成湿邪,湿邪重浊黏腻,趋于下焦,合并伏于肾络之内风,风湿合邪,故IgA肾病病情反复,病程迁延,甚至瘀阻肾络,久瘀致虚致痹,形成肾内症积,日久导致肾劳,肾体缩小,气化功能衰退,最终可导致肾衰。IgA肾病急性起病,以宣散外风为主。此期外感风邪,易于化热或合并火热之邪,搏结咽喉,当选用辛凉祛风清热解毒利咽之品,如金银花、连翘、甘草、桔梗、荆芥、防风、蝉衣等加减,血尿明显者可酌加白茅根、小蓟、仙鹤草、茜草、紫草等。IgA肾病慢性迁延期,以平息内风为主。此期内风伏于肾络,可选用虫类药物,如僵蚕、地龙、蜈蚣、全蝎等以搜风剔络。若外风引动内风,可选用蝉蜕以解在表之风,用僵蚕搜内风,此二药轻宣开泄,使内、外风皆除。久病肺脾肾三脏亏虚,湿邪内生,取风药胜湿、醒脾、升阳,可选用升麻、柴胡、羌活、独活等;并可选用藤类药物,如青风藤、海风藤、络石藤等。

雷公藤是中医风湿类药物的典型,功效就在于它的免疫调控作用。此类祛风除湿药物治疗 IgA 肾病有效,使 IgA 肾病风湿内扰证越来越受到重视。防己黄芪汤主要用于风水、风湿证的治疗。现代药理学研究表明,防己黄芪汤具有抑制肾病尿蛋白的作用,对肾脏具有良好的保护作用。陈丽霞教授临床治疗 IgA 肾病风湿内扰证患者,使用贝那普利联合祛风除湿中药能有效减少蛋白尿,同时防止尿蛋白反跳;有不依赖于降压和降尿蛋白的肾保护作用,从而延缓肾衰进展,提高临床总体疗效。

IgA 肾病是一类最常见而难治的肾小球疾病,预后不容乐观,中医药在其治疗及延缓病情发展中仍有很大的发展空间。通过临床和实验研究的文献回顾,结合实验研究的实际,陈丽霞教授认为风湿扰肾是 IgA 肾病的主要病因病机,并认为肾病理活动性表现以及特定的实验室检查结果可作为风湿扰肾型 IgA 肾病的辨证依据;以祛风除湿的方法治疗 IgA 肾病,取得了不错的临床疗效,从风湿论治也许是提高该疾病疗效的新途径。

十、补脾益气法治疗高血压

肾脏病患者多伴有高血压,因此,高血压治疗也是肾脏科医生需要面临的问题。陈丽霞教授不局限于传统的平肝潜阳方法治疗高血压,而是采用补脾益气法。在中医古典医籍中并无高血压病名,高血压应属中医"风眩",古代文献中记载的"中风""头痛""眩晕""肝风""肝阳""心悸"等病,与高血压病颇为相当。《素问·至真要大论》曰:"诸风掉眩,皆属于肝。"《丹溪心法》曰"无痰不作眩""多是湿土生痰,痰生热,热生风""血瘀致眩"。《临证指南医案·中风》中华岫云按:"今叶氏发明内风,乃身中阳气之变动。肝为风脏,因精血衰耗,水不涵木,木少滋荣,故肝阳偏亢,内风时起。治以滋液息风,濡养营络,补阴潜阳。"一般认为高血压的病机是肝肾阴虚、肝阳上亢,还可有肝火、肝风、血瘀、痰浊。治宜滋阴潜阳,泻火解郁,平肝息风。只有在高血压患者晚期阴损及阳,出现阴阳两虚证候时,才可在滋阴潜阳、平肝息风的基础上加用补气助阳药。这似乎是医家的共识。气候的变化,环境的恶化,快节奏的工作,不良的饮食习惯,不健康的生活方式,可使后天之本脾气受损。《素问·上古天真论》曰:"以酒为浆,以妄为常,醉以入房,以欲竭其精,以耗散其真,不知持满,不时御神,务快其心,逆于生乐,起居无节,故半百而衰也。"《素问·宣明五气》云:"久卧伤气,久坐伤肉……是谓五劳所伤。"脾主中气，主肌肉。不规律的生活、不合理的作息，会严重损伤人们的脾脏，渐至脾气亏虚。优胜劣汰的竞争氛围，使许多人一天到晚都处于高度的紧张之中，不少人都处于亚健康状态，长此下去当然也会引发脾气亏虚。经云："思伤脾。"《养生四要》曰："心常清静则神安，神安则七神皆安……心劳则神不安，神不安则精神皆危。"事实上，绝大多数亚健康状态都伴有脾气虚。现在许多人的饮食习惯与饮食结构也很不科学，蛋白质、脂肪摄入过多。经云"饮食劳倦即伤脾""饮食自倍，肠胃乃伤"，不科学的饮食更加剧了脾气的亏虚。正因为脾气虚的发病率越来越高，所以高血压的发病率也越来越高。

按照五运六气大司天理论，1924～1983 年为 78 甲子中元，1984～2043 年为 79 甲子下元，厥阴风木司天，少阳相火在泉，现在的气候与古人所在时代的气候有了很大的不同。《素问·气交变大论》曰："岁木太过，风气流行，脾土受邪。"少阳相火在泉时，"毒邪"泛滥也易伤"脾气""脾阳"，这个历史时期是脾土最易受损的时期。由于温室效应，恶劣的气候、极端的天气越来越多，经常出现应寒反暖、应暖反寒，忽冷忽热、大冷大热。气候条件不同，发病因素自然也大不相同。环境因素也有了很大的改变，汽车尾气大量排放，工厂排放的污水废气越来越多，使环境的污染越来越严重。我们被形形色色的"毒"层层包围。由于脾气受损，加上毒、瘀、痰共同肆疟为害，气机郁滞，脉管痰结，脉络瘀阻，营气闭塞，血脉壅滞，便逐渐引起了高血压。这个过程往往要十几年甚至几十年。早期病机比较简单，多为脾气虚；慢慢就引起了肝肾阴虚，肝阳上亢，肝风内动；后期常常本虚标实，下虚上实，表里同病，寒热夹杂，燥实共存，夹痰夹瘀。早中期高血压，脾气虚者较多，大都可以使用补脾益气药。陈丽霞教授在临床实践中认为：①高血压作为常见病、多发病，已被人们所认识和重视，由于人们健康意识的增强，许多高血压患者是在体检时被发现。这时他们可无任何症状，不少人舌脉变化极少，常常无证可辨。其中绝大多数人的病机是脾气虚，而不是肝阳上亢。患者服用补脾益气中药后，只需再服少量的西药降压药（有的可不服西药），便可阻遏高血压的发病进程，可大大延迟动脉硬化的出现。②服用中药的轻中度高血压患者，有相当多的人也在同时服用西药降压药。由于西药的截断、扭转作用，可推迟或阻断肝阳上亢的出现。中西药物的共同作用，使患者常常不表现为肝阳上亢，而只表现为脾气虚；或肝阳上亢症状极微，脾气虚症状却很明显。患者服用补脾益气中药后，可大大减少西药降压药的用量，也可减轻西药降压药的不良反应，不仅节省了患者大量的金钱，提高了服药的依从性，也明显减少了高血压的并发症，改善了患者的生活质量。③重度高血压患者，病机较为复杂,许多人也有脾气虚,甚至是脾肾阳虚,只要配伍恰当,即使是肝肾阴虚者也可适当应用补脾益气中药;特别是 70 岁以上的老人,基本上都有一定程度的脾气虚,适当使用补脾益气药,可以明显提高疗效,提升生存质量,延长寿命。④高血压的发病过程很长,早期病机主要是脾气虚,以后才慢慢发展为肝肾阴虚,肝阳上亢。对绝大多数高血压患者来说(特别是早中期高血压),使用平肝潜阳药物,虽可暂时缓解肝阳上亢的症状,但易药过病所,可败脾伤胃,还可损害肝肾阳气。因此,对绝大多数早中期高血压患者,使用平肝潜阳法利少弊多。陈丽霞教授归纳补脾益气法治疗高血压,适应证有 10 种(前提是无明显肝阳上亢症状):①体检时发现的无症状性高血压。②不稳定性高血压。③已服西药降压药的早中期高血压。④有舌淡苔薄、舌边齿印的 1~2 级高血压。⑤有明显脾气虚症状的 2~3 级高血压。⑥3 级高血压为革脉者。⑦服西药降压药效果不理想,如有的患者多吃一点降压药就头晕、血压低,少吃一点就头痛、血压高。⑧有的患者收缩压 180 mmHg 时不难受,降至 140 mmHg 就很难受。⑨70 岁以上老人,服西药降压药控制血压较好者。⑩有高血压家族史(三代都有高血压患者或一代中多人患高血压)的血压正常的成年人(有预防高血压的作用)。相对禁忌证有 4 种:有明显肝阳上亢症状者,继发性高血压,以舒张压高为主者,五官科疾病等引起的症状性高血压。12 种可用脉象:虚、缓、迟、散、微、细、弱、结代、芤、短、濡、革。10 种慎用脉象:弦、实、洪、大(有力)、数(有力)、滑(有力)、长、紧、伏、牢。8 种可用舌象:舌嫩、舌体薄(不红绛)、舌淡、苔薄、舌边齿印、舌润、剥苔、舌短缩。6 种慎用舌象:舌苍老、舌体胖大、舌红绛、舌边点刺、舌紫(青紫或深紫)、苔黄厚腻。古人受历史条件的限制,不能在无证可辨时便诊断出高血压。只有在高血压出现了肝肾阴虚,肝阳上亢,肝风、肝火时,才能按头痛、眩晕、肝风、心悸症状进行辨证。我们不能苛求于古人,但也不能泥古不化,而应顺应历史的潮流,与时俱进。对高血压的病因、病机、治法、方药的认识,应做出合理的改变。经云"中工治已病""上工治未病",《难经·二十一难》记载有的人"脉病""形不病",《素问·八正神明论》中有"观于冥冥者,言形气荣卫之不形于外,而工独知之",都说明中医十分重视"治未病"。补脾益气法不仅可以治疗高血压,而且可以预防高血压。深入研究补脾益气法防治高血压,将丰富"治未病"的内容,有可能为防治高血压做出有益的贡献。

十一、从肺脾肾论治便秘

肾脏病患者由于肺脾肾肝功能失调,透析脱水等原因,多存在便秘,无法从肠道排毒,从而加重病情。陈丽霞教授根据多年临床经验,擅长从肺脾肾论治便秘。

便秘临床上表现为便意淡漠或消失，三日或五日一行，排便困难久者可出现脘腹胀满不适、头痛头晕、困倦乏力、心悸失眠、烦躁易怒、全身酸痛。长期便秘可引起肛裂、痔疮。医者用大黄、芒硝导泻，或以开塞露灌肠，可导致胃肠功能紊乱。《丹溪心法·燥结》曰："燥结血少不能润泽，理宜养阴……肠胃受风，涸燥秘涩，此证以风气蓄而得之。"治疗上提出不可妄用攻下："如妄以峻利药逐之，则津液走，气血耗，虽暂通而即秘矣。"该病往往反复发作，病势缠绵难愈。《灵枢·本藏》曰："脾下则下加于大肠，下加于大肠则藏苦受邪。"《医学入门》曰："盖饱食则脾不能运，食积停聚大肠，脾土一虚，肺金失养，则肝木寡畏，风邪乘虚下流，轻则肠风下血，重则变为痔漏。"《素问·金匮真言论》有："北方黑色，入通于肾，开窍于二阴。"《诸病源候论》云："大便难者，由五脏不调，阴阳偏有虚实，谓三焦不和，则冷热并结故也。"又云："大便不通者，由三焦、五脏不和，冷热之气不调，热气偏入肠胃，津液竭燥，故令糟粕痞结，壅塞不通也。"可见便秘不仅与大肠有关，而且与肺脏、脾脏、肾脏都有密切的关系。

关于肺病致便秘的病因病机，《医经精义·脏腑之官》说："大肠之所以能传导者，以其为肺之腑。肺气下达故能传导。"肺与大肠互为表里关系，生理上相互为用，病理上相互影响，肺失肃降津液不能下达，可致大便艰涩。肺气不降可致气机郁滞，通降失常，传导失职，糟粕内停而致便秘不下。唐容川曰："小肠中物至此，精汁尽化，变为糟粕而出，其所以能出之故，则赖大肠为之传导，而大肠所以能传导者，以其为肺之腑，肺气下达，故能传导，是以理大便必须调肺气也。"故肺失宣降是导致便秘的主要因素之一。从而说明，便秘一证，虽责其肠胃，然与肺脏息息相关。盖肺主一身之气，肺气虚弱则无力抗邪，常易引起肺气宣肃无权，大肠传导失司，由肺及大肠导致便秘。肺为水之上源，通调水道，参与水液代谢，而大肠亦参与水液代谢，能吸收食物中之水分，使大便成形。《素问·经脉别论》曰："饮入于胃，游溢精气，上输于脾，脾气散精，上归于肺，通调水道，下输膀胱，水精四布，五经并行，合于四时五脏，阴阳揆度以为常也。"反之，素体阳虚，或饮酒过多，嗜食辛辣厚味，热毒内盛，热病之后肺胃燥热下移于大肠可致大肠积热，耗伤津液，以致肠道干涩燥结而成便秘。关于脾病致便秘的病因病机，《内经》称便秘为"后不利""大便难"，认为与脾受寒湿侵袭有关。脾为后天之本，属土，土乃万物之母也，万物生长于土中。脾主运化，吸收其精微之后，所剩糟粕入大肠。脾胃不足，湿自内生，湿阻中焦，健润失职，津液输布失常，则大肠失润，气机郁滞，上焦肺气肃降受阻，则大肠传导失职，糟粕内停，气滞湿阻而成便秘。或为久病，胃阴受损，或为热病后期，津液被耗，燥土不司其任,肠中失润致便秘。脾胃功能正常,百病都不易侵入人体,气血运行正常,大便通畅。脾的功能正常者多排泄正常,机体健康。脾胃在生理上相互关联,因而在病理上也是相互影响的。脾为湿困,运化失职,清气不升,可影响胃受纳与和降,从而出现脘腹胀满等症状。若饮食失节,食滞胃脘,胃失和降,亦可影响脾的升降与运化,可见便秘。《素问·阴阳应象大论》说:"清气在下,则生飧泄,浊气在上,则生䐜胀。"这是对脾胃升降失常所致病证的病理概括。关于肾病致便秘的病因病机,《兰室秘藏·大便结燥论》云:"金匮真言论云北方黑色,入通于肾,开窍于二阴,藏精于肾;又云肾主大便,大便难者,取足少阴。夫肾主五液,津液润则大便如常。"肾为先天之本,肾中精气是维持人体生命活动的基本物质和基本动力,也是人体正气的根本。人体生命力的强弱与肾有密切关系。肾为先天之本,脾胃为后天之本,先天之本是产生和转输精液的基地。老年人本身机体功能衰退,加之久病体虚,劳累过度,后天虚弱,吸收受阻,气血耗伤,津液亏虚,气虚则血更虚,运动无力,血虚津枯不能滋润大肠而致便秘。肾主水液,在体内水液的调节和排泄中占有重要地位。水液入胃肠,由脾上输于肺,肺将其清中之清输布于全身,清中之浊下输于肾,经肾阳蒸化,其清中之清再上输于肺,浊中之浊经膀胱排出体外,从而维持人体水液代谢的平衡,可保持大便的正常通畅而不秘结。故肾之阴阳为人体阴阳的根本,可促进大便的形成和排出。

从肺论治便秘,《灵枢·本藏》曰:"肺合大肠,大肠者,皮其应……皮厚者大肠厚,皮薄者大肠薄。皮缓腹里大者大肠大而长,皮急者大肠急而短,皮滑者大肠直,皮肉不相离者大肠结。"肺与大肠互为表里,生理上相辅相成,病理上相互影响,肺的功能失常则大肠失司导致大便秘结。《血证论》云:"大肠司燥金……与肺相表里,故病多以治肺之法治之。"风热之邪犯肺,肺气逆郁则大肠脏气滞结,便秘腹胀。临床上热毒炽盛引起咳喘、痰黄、大便秘结时,治疗常采取宣肺、清肺、肃肺的方法。肺不固,大肠虚也,应治肺脏,从肺论治才是根本。肺阴虚则肠道失去濡润致便秘,治必润肺以滑肠。肺热移于大肠更可致大便燥结,需采取清肺、润肺的方法治疗。肺失清肃,津液不能下达可见大便艰涩。肺气不降可见气机郁滞,通降失常,大肠传导失职而糟粕内停。有鉴于此,在治疗上必须着眼于清降和宣肃这两个环节,采用宣通气机、肃降肺气的方法,通过肺气的肃降促进大肠的传导而使便秘自通。从脾论治便秘,《素问·灵兰秘典论》说:"大肠者,传道之官,变化出焉。"脾胃与肠腑功能正常,则大便通畅。若饮食不当,思虑过度,以致燥热内结或气滞不行,气虚传送无力,脾失通降,气机郁滞,则大肠传导失司。又脾为后天之本,气血生化之源,脾胃居于中央,通连上下,为气机枢纽,灌溉四脏。健脾气亦为充元气,脾胃是元气之本,元气是健康之本,脾胃之气畅达则五脏六腑皆壮。脾居中焦,脾升胃降,升降有序。若脾胃受病,升降失常,则腹胀不通,便秘不下。应调理脾胃使脾胃升降自如,腐熟运化有力,后天之本固则病无处生。所以,治疗便秘从脾脏入手是根本。肾为先天之本,主藏精,肾中精气是维持人体生命活动的基本物质和基本动力,是人体正气的根本。肾精旺盛能促进人体的生长发育及生殖机能的成熟。肾气是以肾精为物质基础的,故肾精充足则肾气旺盛。反之,肾精不足则肾气衰微,人体生长发育迟缓,或营养不良,或身体衰弱多病。《兰室秘藏·大便结燥论》曰:"金匮真言论云……年老气虚,津液不足而结燥者,治法云肾恶燥急食辛以润之,结者散之……大抵治病必究其源,不可一概用巴豆、牵牛之类下之,损其津液,燥结愈甚。"其论非常重视肾阴亏损因素,注重肾中精气的调养。肾主骨生髓,髓和脑的生长、发育与充实与否,取决于肾气的盛衰。肾又主藏五脏六腑之精气,肾气的盛衰,直接关系到机体精力的充沛与否和意识思维活动的强弱。肾为水火之脏,人体五脏六腑和各组织器官都要依靠肾阴滋养,所以说是人体阴液的根本。人体各脏腑均有赖于肾阳的温养才能发挥其正常的功能活动,《杂病源流犀烛·大便秘结源流》则强调"大便秘结,肾病也"。肾主五液,开窍二阴,通过肾气温煦推动脾胃运化,参与饮食代谢的维持和调节,故亦与粪便的排泄有关。肾之阴阳是人体阴阳之本,直接作用于大便的形成和排泄,即二便之开闭,皆肾脏之所主。肾阳不足可出现"冷秘"及"五更泄";肾阴不足,津液亏损,则出现大便秘结。故治以温肾健脾,润肠通便。治疗便秘时必须滋肾阴,温肾阳以调肾脏阴阳平衡,才能使便秘得通。肾衰患者二便俱闭,危在旦夕,但见腹胀痛拒按一症可知肠胃壅滞,脉症合参,病属湿热蕴结肠胃,三焦气化不和所致。治当行气化滞,泻热通便。

便秘一病是由多种因素引起的。陈丽霞教授认为便秘总不外乎肺热移于大肠,肺气虚弱,肺胃湿热,脾虚气陷运化失司,肾精不足精液亏损。各因素既同时存在,又相互联系,相互影响,互为因果,形成恶性循环,逐渐导致病情加重。病机总归虚、实两端。肺脾肾三脏虚弱为本,湿热壅盛为标的病机贯穿本病始终。本病久则多虚证,但又多虚中夹实。治疗大体上宜先攻后补,推陈致新,先以温下之法,以荡涤肠胃寒凝积滞,湿热内停,邪去则正安,气机调畅,正气渐复。温下之后又必须益气养阴,润肠通便,通过补脾胃之气以达到补肺肾之元气的目的,从而使气血通顺,大便调畅。治便秘一病又必须抓主病机,取温肾通阳,补益脾肾之法,使阳气得化,水津四布,大肠得濡,则大便自通。

十二、辨证治疗肾性骨病

肾性骨病是慢性肾衰竭患者主要的并发症,可伴有钙、磷代谢失调及血管钙化等。骨的功能强弱与"肾精"盛衰关系密切,肾中精气充盈,则骨髓生化有源,骨才能得到髓的滋养而强健有力。因此,不论是生理状态下机体逐渐衰老导致的肾精亏虚,还是病理状态下出现的异常肾精亏虚,都会导致骨髓化源不足,不能营养骨骼,髓空则骨无所养,软弱无力,从而导致骨病的发生。罹患慢性肾脏病时,下焦气血运行不畅,除了会引起代谢产物在体内蓄积,还会导致代表"正气"的相关物质(如各种电解质)在体内蓄积、不能正常排泄出体外,从而造成"正气有余",有余之正气作用于人体便可进一步产生火邪。火邪盛极则生风,出现全身皮肤瘙痒;火邪犯骨,损耗骨中阴阳,可导致破骨加剧,骨量减少,日久则出现肾性骨病之若干症状。陈丽霞教授辨证治疗肾性骨病,主要以肾论治,辨证调节肝、脾,效果显著。

"肾主骨"理论的中医认识:《黄帝内经》构筑了"肾主骨"的基本理论框架,此后医家多是在《黄帝内经》的认知基础上对"肾主骨"理论进行阐发。其中孙思邈在《备急千金要方·骨极》中以"骨极者,主肾也,肾应骨,骨与肾合……若肾病则骨极,牙齿苦痛,手足痠疼,不能久立,屈伸不利,身痹,脑髓痠"补充了"肾主骨"理论的适应证,《圣济总录》则以"补肝肾以壮骨"提出补肾当为"肾主骨"理论的临床治疗方法,而唐宗海在《中西汇通医经精义》更是以"肾藏精,精生髓,髓养骨,故骨者,肾之合也……盖髓者,肾精所生,精足则髓足,髓在骨内,髓足则骨强"详述精、髓、骨的来源及彼此间互生互用的关系,与现代中医基础理论对"肾主骨"的阐释最为相近。总体而言,"肾主骨"作为中医藏象理论的一部分,强调"肾"与"骨"的生理功能存在紧密的联系,具有显著的性别及年龄差异性,且任何诱导肾脏产生病理性改变的因素均可导致人体骨骼系统发生异常改变,由此推导出"骨病"可从"肾"论治的辨治思路。肾与骨的关系密切,肾主骨生髓,骨骼的强壮与否和肾气的盛衰密切相关。若肾之精气充足,则骨髓化生有源,骨骼依赖肾精肾气充养,则筋强骨坚;若肾精亏虚,肾气衰微,则骨髓化生乏源,骨骼无以滋养,则筋不坚,容易出现骨病。然而,骨病不单指骨骼,也包括关节及其周围的筋肉组织,且人体是一个以五脏为中心的有机整体,五脏之间密切相关,肝主筋、藏血,脾主肌肉、四肢,故肾性骨病的发病也与肝脾密切相关。

肾性骨病的核心病机是肾虚骨枯,益肾健骨法是其主要治疗大法。老年肾性骨病患者本身处于"肾脏衰,形体皆极""任脉虚,太冲脉衰少,天癸竭,地道不通,故形坏而无子也"的特殊生理状态,再加上肾脏病变产生的病理性消耗,导致先天肾精枯竭,损及后天脾胃,健运失司,蕴生浊毒,结聚于内,髓竭血亏,足蹙羸弱。辨证多为肾虚骨枯、浊毒内蕴证,治当健脾益肾,壮骨通腑。补益脾肾、扶正固本是治疗肾性骨病的重点,其中补益肾精最为关键。陈丽霞教授根据多年临床经验拟出肾性骨病经验方:菟丝子、桑寄生、威灵仙、炒白芍各 20 g,枸杞子、淫羊藿、补骨脂、骨碎补、巴戟天、炒杜仲、当归各 15 g,川芎 10 g。方用菟丝子、枸杞子补肾填精为君药。桑寄生、威灵仙、炒杜仲为臣药,协助君药补肝肾,强筋骨,祛风通络。淫羊藿、补骨脂、骨碎补、巴戟天、炒白芍、当归、川芎共为佐药,以补肾健骨,活血止痛。其中淫羊藿、骨碎补、巴戟天补肾阳,壮腰膝,强筋健骨;炒白芍、当归、川芎补血活血,缓急止痛。诸药配伍,共奏补肾填精,强筋健骨,活血止痛之功。若脾肾气虚者,多加人参、白术、山药、薏苡仁以健脾益肾;脾肾阳虚者可配伍黄芪、肉桂以温补脾肾;脾肾气阴两虚者,则可加生地黄、黄芪以平补脾肾。

成年男性肾性骨病患者肾精虽有病理性外泄,但因本身处于"筋骨隆盛,肌肉满壮"的骨骼强盛状态,不易表现出明显的骨折、骨痛及羸弱症状。《医林改错》云:"元气既虚,必不能达于血管,血管无气,必停留而为瘀。"肾精亏虚日久,元气化生不足,无力鼓动气血运行,形成瘀血,阻滞肾络,开阖失司,则腰脊刺痛,髓虚骨痿。辨证多为肾虚血瘀证,治当益肾固精,活血化瘀,方以五子衍宗丸加减化裁,酌加丹参、红花、桃仁等活血化瘀之品以疏通肾络。若腰脊刺痛持续不减,可改用补肾活血汤(《伤科大成》)补肾壮骨,活血止痛,必要时可酌加水蛭、土鳖虫等虫类活血药以通络止痛。叶天士云"女子以肝为先天",肾藏精,肝藏血,肾阴滋养肝阴,肝肾同源。成年女性肾性骨病患者本身处于"筋骨坚,发长极,身体盛壮"的蓬勃生理状态,但其肾精还需应用于周期性月经的产生及孕育胎儿,濡养骨髓的肾精相形见绌。在慢性肾衰竭对肾精的病理性消耗下,此类人群肾精亏虚,损及肝阴,藏泄失司,精血化生不足,阴阳制约失衡,筋骨痿软,骨乏无力。辨证多为肝肾阴虚证,治当滋补肝肾,方以虎潜丸(《删补颐生微论》)加减化裁,酌加木香、香附、川楝子等理气药以疏肝行气,以防气滞血瘀壅阻肾络。

肾性骨病其本在肾,又与肝脾相关。肾性骨病与一般性骨病不同,是在长期慢性肾脏病基础上形成的骨病。肾病日久,必然导致肾精损伤,故肾性骨病尽管临床表现复杂,但无不以肾精损伤为基础。从五脏相关角度来看,中医学认为肝与肾、脾与肾之间均存在着密切的联系。肝与肾相互滋生,同盛同衰,筋骨相连,密不可分。筋骨生理相互为用,病理相互影响,与肝、肾相应,骨关节病治疗应整体调摄，重在肝脾肾。肝藏血主筋，肾藏精主骨生髓，肝肾同源，精血互生，肝血不足与肾精亏损多相互影响。肝血虚则筋脉失养，肢体屈伸不利，筋骨运动失常，从而诱发骨痿。肾为先天之本，藏先天之精气；脾为后天之本，运化水谷精微。脾肾之气相互资助，人体精气充足，则能充养骨髓，故而骨骼强健。《素问·五藏生成》言"肾之合骨也，其荣发也，其主脾也"，二者联系紧密。如肾脏受损日久，肾精亏耗，殃及肝脾，可导致气血不充，骨枯髓减，形成骨病。由此可见，肾性骨病病位在骨，其本在肾，是由脏腑内伤导致的骨病，在发病机制上与一般性骨病有所不同。因肾性骨病与肝脾关系密切，故在治疗上不应局限于补肾填精，还应注意调补肝肾以强筋骨，同时助脾气运化，以后天充养先天，方能针对肾性骨病进行有效的医治。陈丽霞教授治疗肾性骨病的辨治思路为肾藏精，精生髓，髓滋养骨骼，故肾与骨以精、髓相关联。其指出，肾性骨病患者骨量与骨功能皆有损害，其骨之阴阳皆有不足，且罹患此病之人临床多呈肾阴阳两虚的病理状态，故在补肾之时应阴阳双补，以达到益肾壮骨之目的。临床常用补肾中药包括淫羊藿、补骨脂、女贞子、墨旱莲、蛇床子、菟丝子、熟地黄、桑寄生、牛膝、巴戟天、川续断等。经典方剂以左归丸、右归丸为代表，并在此基础上衍生出各种加减方。虽然肾性骨病的基本病机为肾精不足，骨髓不充，骨失所养，但单以补益肾精法治疗却难以取效。因肾性骨病的形成经历了较长的发展过程，患者常兼有肝脾的损伤，并且水湿、瘀血、浊毒等病理因素夹杂其中。如过分强调补肾填精容易滋腻恋邪，导致水湿、瘀血、浊毒等不易祛除。痰浊、瘀血阻滞经络，留滞关节，可导致骨痛，关节变形，屈伸不利。在临床上，肾性骨病因肾精损伤，精血亏虚，肝肾同源，故常形成肝肾同病的状态，呈现肝肾阴虚的表现。因阴伤精血不足，故脉道涩滞，易兼夹瘀血。患者可见形体消瘦，关节变形，筋骨挛缩，兼有视物昏花，肢体麻木，皮肤干燥、瘙痒，舌红少苔，脉弦。此外，慢性肾脏病患者久病伤气，脾肾虚损为本者，多呈脾肾阳虚表现，可见畏寒肢冷，关节痹痛，神疲倦怠，小便不利，下肢水肿，舌体胖大，脉沉。二者均可兼夹水湿、瘀血、浊毒等病理因素。该病临床表现复杂，陈丽霞教授在辨证施治时常先辨本虚二证，肝肾阴虚者予以补益肝肾、滋阴养血，脾肾阳虚者给予温肾助阳、健脾益气；再辨水湿、瘀血、浊毒等兼证的多少，分别辅以利水渗湿、活血化瘀、排毒泻浊等治法，以达到标本兼治的目的。

第二章　陈丽霞教授医案集

第一节　肾系疾病

一、肾炎

医案 1：

患者高某某，男，13 岁，感冒半月，水肿、发热及尿少 4 天。现症见：发热，体温 38 ℃，面部及下肢水肿，尿少黄赤，口渴纳呆，咽部充血，舌边尖红，舌苔薄白腻，脉浮数。

辅助检查：尿常规示蛋白（2＋），白细胞（1＋），红细胞（2＋），颗粒管型 1～2 个/HP。

西医诊断：急性肾小球肾炎。

中医诊断：水肿（风水相搏证）。

治法：疏风清热，解毒利水消肿，佐以凉血止血。

方药：紫草 30 g，白茅根 30 g，益母草 15 g，赤小豆 15 g，蝉蜕 6 g，金银花 10 g，连翘 9 g，大小蓟各 9 g，桔梗 9 g，炒白术 12 g，车前子 15 g。5 剂，水煎服，日一剂。

5 剂后患者热退，尿量增多，水肿明显减轻，上方继服 2 周而愈。

临床心得：急性肾小球肾炎初期多湿郁化热，伤及血络，故见血尿。《诸病源候论》指出："肿之生也，皆由风邪，寒热毒气，客于经络，使血涩不通，壅结皆成肿也。"上方疏风清热解毒，利水消肿，凉血止血，取得了较为满意的疗效。血尿是本病较为常见的症状，可反复出现，影响治疗效果。用紫草清热解毒、凉血止血，可使血尿较快消失，从而缩短病程，提高疗效。

医案 2:

患者余某某,男,10 岁,周身水肿 2 周,伴少尿、头昏 5 天。现症见:水肿开始在眼睑,后蔓延至全身,尿少短赤,伴头昏乏力,食少纳呆,舌淡红苔白腻,脉滑。

辅助检查:尿常规示蛋白(2+),红细胞(1+),白细胞(2+),有颗粒管型和透明管型。

西医诊断:急性肾小球肾炎。

中医诊断:水肿(湿热内蕴证)。

治法:益气利水活血。

方药:生黄芪 30 g,猪苓 15 g,茯苓 15 g,连翘 15 g,川芎 10 g,泽泻 10 g,桂枝 10 g,生白术 10 g,益母草 10 g,白茅根 20 g,滑石 10 g,大小蓟各 10 g,槐角炭 10 g,藕节炭 10 g,鸡内金 10 g,焦三仙各 15 g。7 剂,水煎服,日一剂。

患者服药 7 剂后,症状明显减轻,继服 14 剂后痊愈,随访 2 年,未再复发。

临床心得:急性肾小球肾炎多以水肿、少尿、血尿、蛋白尿和高血压为临床表现。根据"小儿脾常不足",运化功能尚未健全,方中黄芪、白术健脾益气利水,促进脾的运化功能;猪苓、茯苓、泽泻甘淡利湿,通利小便;桂枝辛温,内助膀胱气化以洁净府,外达肌肤开鬼门以疏散未解之邪;连翘、益母草、白茅根清热活血利尿;川芎行气活血。全方共奏益气健脾利水,清热活血消肿之功效。临床治疗中,随着水肿的消退,血尿、蛋白尿亦转阴。从现代医学研究看,急性肾小球肾炎的发生与机体免疫反应失调有密切关系。本法中,益气能提高机体免疫功能,减轻免疫反应过程中对肾组织的损害;活血可提高肾血流量,改善肾微循环,增强纤维蛋白溶解性,减少血小板凝聚,促进增生的肾小球和纤维化组织的转化和吸收;利尿能加速免疫复合物和免疫反应中肾组织代谢产物的排泄。全方融益气、利水、活血于一体,对急性肾小球肾炎的治疗和患者康复有促进作用。

医案 3:

患者王某,男,38 岁,2 个月前因突然尿少、水肿、恶心、头痛在某医院肾内科住院,诊断为肾炎、尿毒症。住院 1 个月余,患者病情迅速恶化,水肿日益加剧,伴高血压、肾功能急剧恶化,贫血迅速发展,血红蛋白从 115 g/L 降至 43 g/L。现症见:体温(T)36 ℃,脉搏(P)116 次/分,血压(BP)162/98 mmHg,呼吸(R)24 次/分,面色苍白,全身水肿,心率 116 次/分,偶闻期前收缩,主动脉瓣及二尖瓣区可闻及收缩期杂音,并可闻及心包摩擦音,双肺呼吸音清,未闻及啰音,腹胀、腹水明显,移动性浊音阳性,肝脾触诊不满意,双下肢凹陷性水肿。

辅助检查:血常规示白细胞 9.0×10^9/L,红细胞 1.25×10^{12}/L,血红蛋白 43 g/L,中性粒细胞百分比为 75%。肾功能示尿素氮 79.3 mmol/L,血肌酐 687 μmol/L,白蛋白 29 g/L,球蛋白 25 g/L,二氧化碳结合力 2.10 mmol/L。彩色多普勒超声示双肾符合肾炎表现,中量腹水,心包积液,左心室肥厚,主动脉瓣及二尖瓣返流。尿常规示蛋白(1+),潜血(1+),红细胞(2+)。

西医诊断:急进性肾小球肾炎、急性肾衰竭、贫血、尿毒症性心包炎。

中医诊断:水肿(脾肾阳虚、水瘀互结证)。

治法:温阳利水,益气补肾,活血祛瘀。

方药:黄芪 30 g,白术 30 g,白芍 15 g,熟附子 15 g,五加皮 30 g,大腹皮 30 g,益母草 10 g,红花 10 g,血竭 5 g,川断 15 g,杜仲 15 g,菟丝子 20 g。7 剂,水煎服,日一剂。

二诊:服药 7 剂后,患者尿量增多,水肿部分消退。上方去益母草,加泽泻 15 g,川芎 15 g,三七 5 g,水蛭 5 g,继服 7 剂。

三诊:上方继服 7 剂后,患者水肿明显消退,腹胀减轻,纳食好转,气喘消失,精神可。上方效可,嘱患者继服 7 剂。

四诊:患者精神好,疲乏减轻,纳可,大便少许,能眠,水肿大部分消退,改以补肾健脾益气法为主,药用黄芪、党参、白术、茯苓、杜仲、山萸肉、川断、菟丝子、枸杞子、川芎、当归、水蛭、三七等。1 个月后,患者症状基本消失。复查血常规示红细胞 2.00×10^{12}/L,血红蛋白 61 g/L;肾功能示尿素氮 38.1 mmol/L,血肌酐 437 μmol/L。患者要求出院,嘱其出院后照上方服药。半年后患者复查血常规:红细胞 3.20×10^{12}/L,血红蛋白 110 g/L;患者肾功能正常,能参加体力劳动。

临床心得:本病目前缺乏有效治疗方法,预后不良,大多数患者于半年至一年内死亡。本例患者已在综合性医院肾病科住院 1 个月余,病情迅速恶化。陈丽霞教授应用温补脾肾、利水消肿之中药,使患者脾肾阳气得以恢复,阴邪渐散,水肿渐消,血瘀、尿毒得以排出,脾得肾之温煦,健运恢复,后天水谷精微得以传送五脏六腑,故疾病得愈。

医案 4:

患者常某某,男,53 岁,患慢性肾小球肾炎 2 年,当地医院予泼尼松、环磷酰胺、雷公藤等药物治疗,效果不理想。现症见:咽痛,身重如裹,烦热口渴,腰膝酸软,下肢高度水肿,按之如泥,小便灼热,大便不爽,舌质暗,有瘀点,苔黄腻,脉弦滑。

辅助检查:尿常规示蛋白(3+),红细胞(＋－);肾功能示白蛋白 20 g/L,尿素氮 8.9 mmol/L,血肌酐 169 μmol/L。

西医诊断:慢性肾炎。

中医诊断:水肿(湿热壅盛证)。

治法:清利湿热,活血化瘀。

方药:丹参、薏苡仁各 30 g,苍术、牛膝、益母草、川芎、桃仁、山茱萸、女贞子、旱莲草各 12 g,泽泻、车前子、黄柏各 10 g。20 剂,水煎服,日一剂。

二诊:患者水肿消退,尿蛋白转阴,血肌酐降至 120 μmol/L。为防复发,守方继服 30 剂。随访 1 年,患者未复发。

临床心得:慢性肾小球肾炎根本病理变化多为正虚邪实。正虚可有肺脾气虚、脾肾阳虚、肝肾阴虚、气阴两虚之不同,但作为邪实的湿热和瘀血则贯穿于本病的各证型和疾病的各阶段中。湿热深蕴于肾,与肾脏病变的活动性、肾功能的损害密切相关。血瘀的存在可使血液处于高凝状态,是病变持续发展和进行性恶化的重要原因。因此,清除湿热和瘀血是治疗本病,阻断病情发展的关键所在。本方是由四妙散加活血药物组成。四妙散具有清热利湿之功效,能够防止本病的发展和恶化,控制感染,对抗自由基对肾脏的损害;活血药能降低血液黏稠度,增加肾小球滤过率,改善肾功能。故以本方为主,随证加减治疗,可收到满意疗效。

医案 5:

患者段某某,女,45 岁。患者自 2007 年起,反复感冒,下肢水肿,大便溏泄,见肉眼血尿,尿常规示蛋白(2+),曾被当地医院诊断为 IgA 肾病。肾组织病理检查见肾系膜中重度增生。患者服用雷公藤片 1 年,不良反应明显。10 余年间,患者求医无数,均未见疗效。患者平素易感冒,畏冷,下肢水肿,腰膝酸软,近期急躁,出现脱发,盗汗,咽痛,面色晦暗;大便稀,每日 2～3 次,入少量冷食即腹泻;舌淡苔白,脉沉弱。

西医诊断:IgA 肾病。

中医诊断:水肿(脾肾阳虚证)。

治法:温补脾肾,活血通络。

方药:黄芪 60 g,麻黄 10 g,防己 10 g,防风 10 g,肉桂 10 g,玄参 30 g,水蛭 10 g,土鳖虫 10 g,熟地黄 30 g,生麦芽 10 g,川楝子 10 g,益母草 30 g。14 剂,水煎服,日一剂。

二诊:患者月经来潮,水肿消失,仍胃肠不适,食冷即腹泻。辨为脾肾阳虚证。方以黄芪 60 g,炒白术 15 g,熟地黄 30 g,当归 15 g,陈皮 10 g,砂仁 5 g,水蛭5 g,土鳖虫 10 g,益母草 30 g,仙鹤草 30 g,姜枣同服,7 剂,水煎服,日一剂。此方以白术、当归、陈皮、砂仁温中健脾,化湿止泻;熟地黄、当归补肾养血;益母草、仙鹤草活血止血。

三诊:患者咽部发白,便溏,尿蛋白消失,舌淡苔白,脉沉细。上方加附子、肉桂、山药、党参以温中固涩。

临床心得:从八纲辨证分析,患者畏冷,反复感冒,水肿,腹泻,面晦暗,舌淡苔白,脉沉弱属于阳虚。从脏腑辨证考虑,患者属于肺脾肾阳虚。因此治疗上,采用温补肺脾肾的方法。因患者有表虚不固、风水之症,方用防己黄芪汤加减。此外,加熟地黄、肉桂、玄参温补肾阳,引火归元;加川楝子、生麦芽疏肝解郁;加水蛭、土鳖虫、益母草活血化瘀,调经通络。三诊时,患者咽部发白,咽部为肾经络脉所过之处,如咽部色白是肾阳虚,故加附子、肉桂温补肾阳。后期患者五次化验尿常规,显示蛋白和潜血消失。患者服药半年,感冒次数明显减少,水肿、腰膝酸软消失,面色红润,大便成形,每日一次。

医案 6:

患者张某某,女,28 岁,有慢性肾炎病史 7 年。现症见:颜面水肿,色黄无光泽,周身皮肤刺痒,较为剧烈,抓挠则起红色丘疹,舌红苔白滑,右脉滑,左脉略浮。

西医诊断:慢性肾炎。

中医诊断:水肿(风水相搏证)。

治法:疏风清热,利水消肿。

方药:麻黄 3 g,连翘 6 g,赤小豆 15 g,杏仁 6 g,桑白皮 6 g,桔梗 3 g,苦参 6 g,生姜 12 g,大枣 5 枚,炙甘草 3 g。2 剂,水煎服,日一剂。

患者服药一剂,汗出而痒除。

临床心得:此证为小便不利,湿邪内蓄,水毒不化而渗透于肌肤,郁遏阳气不得宣泄而致。麻黄连翘赤小豆汤在《伤寒论》中用来治疗"伤寒瘀热在里,身必发黄"。本方有麻黄、杏仁、连翘、生姜以宣散在表之邪,赤小豆、桑白皮以清在里之湿毒。外能解表散热,内能利湿化毒,此乃开鬼门、洁净府两法兼备。此方治疗慢性肾炎小便不利续发的皮肤瘙痒有特效。

医案 7:

患者范某某,男,64 岁。患者于 4 年前出现反复感冒,水肿乏力,肉眼血尿,在省级医院诊断为 IgA 肾病。后经中医西医治疗,用药无数,均未见明显疗效。患者平素倦怠乏力,腰膝酸软,时有耳鸣、盗汗。现症见双下肢肿胀,眼睑肿,手足心热,心悸气短,胸闷,舌红苔薄白,脉沉细。

辅助检查:尿常规示潜血(2＋),蛋白(2＋),有颗粒管型。

西医诊断:IgA 肾病。

中医诊断:水肿(脾肾亏虚证)。

治法:滋阴补肾,活血通络。

方药:黄芪 60 g,太子参 10 g,五味子 10 g,麦冬 15 g,雷公藤 10 g,水蛭 10 g,益母草 30 g,川萆薢 15 g,威灵仙 15 g,仙鹤草 30 g,茜草 15 g,生地黄 30 g,地骨皮 30 g。15 剂,水煎服,日一剂。

二诊时,患者心悸气短和胸闷明显改善,水肿消失,乏力、手足心热、腰膝酸软症状好转,效不更方。服药 1 个月后,患者复查尿常规示蛋白(1＋)、潜血消失,颗粒管型消失。服药 8 个月后,患者查尿蛋白、潜血消失,颗粒管型消失,余症好转,获得治愈。

临床心得:此患者辨证为脾肾亏虚,肾络瘀阻,心肾不交,方以生脉饮加减。用太子参、五味子、麦冬滋补心阴,加黄芪为阴中求阳之意,心阳得济则下济肾水使肾水不寒,肾水上行则心火不亢。雷公藤味苦辛,性凉,有祛风除湿、杀虫解毒的功效,研究表明其具有免疫抑制作用。本品可引起消化道反应及中枢损害,因此陈丽霞教授用药谨慎,不连续用药。生地黄、地骨皮合用以滋阴凉血清热;仙鹤草、茜草活血止血;水蛭、益母草活血化瘀,利水退肿;川萆薢、威灵仙祛风通络,分清别浊。陈丽霞教授认为本病病位在肾,病理特点为肾小球系膜细胞增生和系膜外基质增多,肾组织以免疫球蛋白沉积为特征,部分患者肾活检显示已发展为肾小球硬化。因此,本病以扶正祛邪为治疗原则。扶正为本,祛邪为标,标本同治。扶正则免疫复合物生成减少;祛邪即活血通络,将沉积的免疫复合物清除,恢复肾小球的滤过功能。治疗上根据气血阴阳辨证论治配以活血化瘀通络的药物。从八纲辨证看,患者手足心热,腰膝酸软,舌红,脉沉细,属于阴虚。从脏腑辨证看,患者属于心肾阴虚,心肾不交。因此治疗上,采用滋阴降火的方法,以生脉饮及六味地黄丸加减。同时用川萆薢、威灵仙、水蛭及益母草活血化瘀、分清别浊的作用改善肾的血流量,改善肾小球的滤过作用,也是治疗本病的关键所在。由于辨证清晰,思路明确,临床疗效肯定,患者服药 8 个月得以治愈。

医案 8:

患者张某某,男,28 岁,3 年前因受寒出现呼吸道感染引起急性肾炎,半年后转为慢性,曾数次住院治疗。患者曾用过环磷酰胺,并长期服用泼尼松,病情迁延,未得痊愈,尿蛋白维持在(1＋)～(2＋)。现症见:头昏眼花,四肢无力,饮食不佳,小便频数但量甚少,大便稀薄。查体见慢性病容,面色暗黑,双下肢高度水肿,腹部略膨隆,目光无神,双唇紫暗,舌质淡紫,苔薄黄,脉细弦而数。触诊:腹部胀满,无明显压痛,下肢凹陷性水肿,双肾无压痛,有轻度叩击痛。辅助检查:尿常规示蛋白(3+),红细胞少许。

西医诊断:慢性肾炎。

中医诊断:水肿(脾肾亏虚、水湿浸渍证)。

治法:固肾健脾,利水解毒活血。

方药:莲须、薏苡仁、土茯苓各 30 g,黄芪、菟丝子、山药、白茅根各 15 g,制何首乌、紫花地丁、益母草、泽泻、山茱萸各 12 g,丹参、苍术、白术各 10 g,砂仁、蝉蜕各 6 g。15 剂,水煎服,日一剂。

二诊:患者水肿基本消退,面色较前红润,精神好转,食量稍增,大便成形,腹胀明显减轻。血压:160/97 mmHg。尿常规示蛋白(2+),红细胞(一)。上方继服 30 剂。

三诊:患者尿常规示蛋白(一),遂告临床治愈,嘱上方继服 15 剂以巩固疗效。嘱患者 15 天后以补中益气丸和六味地黄丸早晚各服 1 粒,连服 30 天调理脾胃。追访 1 年余,患者未复发。

临床心得:本方以固肾补虚药莲须、黄芪、菟丝子、薏苡仁、制何首乌、山茱萸等增强机体的免疫力,促进肾功能恢复;以清热解毒药土茯苓、白茅根、紫花地丁、蝉蜕、泽泻等为辅,排除湿浊;配合活血祛瘀药益母草、丹参改善血液循环,调和气血。诸药共用,平衡肾阴肾阳,使慢性肾炎痊愈。

医案 9:

患者佘某某,女性,61 岁。患者 1 年前无明显诱因出现双下肢水肿,尿中泡沫增多,伴腰膝酸痛,未经诊治;3 个月前双下肢水肿加重,曾先后于多家医院就诊。尿常规示蛋白(3+),24 h 尿蛋白定量 3.73~4.42 g,血浆总蛋白 54.3~57.8 g/L,白蛋白 27.1~32.5 g/L;肾功能示尿素氮 4.9~5.3 mmol/L,血肌酐 62~67 μmol/L,血清尿酸 315~357 μmol/L;行肾活检示Ⅰ期膜性肾病。患者拒绝应用激素及免疫抑制剂治疗,以培哚普利片、百令胶囊口服等对症治疗。患者服药后临床症状无改善,遂来诊。现症见:眼睑水肿,双下肢水肿,尿中泡沫多,腰膝酸痛,畏寒怕冷,易自汗出,气短乏力,纳寐尚可,舌暗红,苔白腻,脉沉细。

辅助检查:双肾彩超无异常;生化示总蛋白 52.1 g/L,白蛋白 25.4 g/L,尿素氮 4.45 mmol/L,血肌酐 49.0 μmol/L,尿酸(UA)276.3 μmol/L,血糖 5.54 mmol/L,总胆固醇(TC)6.51 mmol/L,三酰甘油(TG)2.22 mmol/L,低密度脂蛋白胆固醇(LDL-C)3.65 mmol/L;24 h 尿蛋白定量(24 h-UTP)为

3.91 g;尿常规示蛋白(3＋),潜血(一);血常规无异常。查体:体温 36.6 ℃,脉搏 81 次/分,呼吸 17 次/分,血压 123/87 mmHg;眼睑水肿;双肺呼吸音清,未闻及干、湿性啰音;心律齐,各瓣膜听诊区未闻及杂音;腹软,平坦,肝脾未触及;双下肢中度水肿。

西医诊断:膜性肾病。

中医诊断:水肿(脾肾阳虚证)。

治法:益气健脾,利水消肿。

方药:黄芪 90 g,桂枝 10 g,仙茅 10 g,仙灵脾10 g,巴戟天 10 g,当归 15 g,川芎 12 g,地龙 15 g,红花 10 g,丹参 15 g,水蛭 6 g,藿香 10 g(后下),佩兰 10 g(后下),陈皮 15 g,白豆蔻 10 g(后下),鬼箭羽 15 g,积雪草 30 g,炙甘草 3 g。7 剂,水煎服,日一剂。

二诊:患者双下肢水肿、畏寒怕冷均较前减轻,尿中泡沫较前减少,神疲乏力,腰痛,微恶寒,无发热,无汗,头晕,偶有反酸,大便每两日一行,舌暗红苔白,脉浮细。辅助检查:24 h 尿蛋白定量为 1.34 g;尿常规示蛋白(1＋),潜血(一);血浆蛋白示总蛋白61.9 g/L,白蛋白 37.5 g/L;血常规、肾功能无异常。方药调整如下:黄芪 60 g,桂枝 10 g,仙茅 10 g,藿香 15 g(后下),陈皮 15 g,白豆蔻 10 g(后下),党参 15 g,炒白术 15 g,当归 15 g,川芎 12 g,红花 10 g,地龙15 g,水蛭 6 g,鬼箭羽 15 g,积雪草 30 g,荆芥 10 g,防风 10 g(后下),香薷 10 g(后下),羌活 10 g,炙甘草 3 g。14 剂,水煎服,日一剂。

三诊:患者双下肢无水肿,尿中少许泡沫,腰痛明显减轻,无畏寒怕冷,手足稍凉,纳寐可,大便每日一行,小便正常,舌淡红,苔薄白,脉细。辅助检查:24 h尿蛋白定量为 0.04 g;尿常规示蛋白(一),潜血(一);血常规、血浆蛋白、肾功能无异常。嘱患者上方继服 30 剂,水煎服,日一剂。

此后患者定期复诊,方药据初诊方调整,目前已无腰痛、畏寒怕冷、手足发凉等症状,肢体无水肿,多次复查 24 h 尿蛋白定量波动于 0.02～0.10 g,血浆蛋白正常,病情稳定。

临床心得:此患者以脾肾气阳两虚、水湿瘀血内停为主体病机,以双下肢水肿、蛋白尿、低白蛋白血症、高脂血症和伴随症状为临床表现,诊断明确。初诊予以益气温阳、化湿利水、活血通络中药口服,病情改善。二诊时患者外感风寒,出现了客体病机,可见微恶寒、无发热、无汗、舌暗红苔白、脉浮细等症状,故予荆芥、防风、香薷、羌活疏风散寒。三诊时患者症状明显好转,肢体无水肿,腰痛明显减轻,无畏寒怕冷,手足稍凉,小便正常,舌淡红,苔薄白,脉细。继续予以益气温阳、化湿利水、活血通络中药治疗。经治疗后,患者病情明显改善,达到临床治愈;目前继续随诊,病情无反复。陈丽霞教授认为,该病主体病机为脾肾气阳两虚、水湿瘀血内停,治宜益气温阳、化湿利水、活血通络。由于各种因素的影响,在主体病机的基础上常出现不同的客体病机,若感受风寒或风热之邪,应分别治以疏风散寒或疏风清热;若应用激素,须根据激素应用的不同阶段进行辨证论治,知常达变,随证加减,方能取得较好的疗效。

医案10:

患者赵某某,女,67岁。患者3个月前劳累后出现双下肢水肿,未予重视,之后症状加重,渐次全身各处均水肿。现症见:全身重度水肿,小便频数,尿量少,面色㿠白,腰膝酸软,胸闷气短,大便溏泄,舌淡胖,苔白,脉细滑。辅助检查:尿常规示蛋白(3+)。

西医诊断:慢性肾炎。

中医诊断:水肿(水湿浸渍证)。

治法:益肾健脾,化湿消肿。

方药:黄芪12 g,党参、炒白术、炒山药各9 g,甘草4 g,茯苓、泽泻、石韦、山楂、丹参、山萸肉各9 g。7剂,水煎服,日一剂。

二诊:患者症状略有好转,水肿略减轻,面色㿠白,腰膝酸软,大便成形,舌淡胖,苔白,脉细滑。辅助检查:尿常规示蛋白(2+)。上方加仙茅、仙灵脾各12 g,淡附片3 g。15剂,水煎服,日一剂。

三诊:患者症状明显好转,水肿明显减轻,舌淡红,苔薄白,脉滑。上方继服30剂。

临床心得:本病为肾气亏虚不能行水,水湿泛滥,脾运失调而导致遍身水肿,乃正虚邪实之候。方中重用黄芪益气利水,助脾恢复其运化功能,水制而肿消矣;党参、白术、甘草补脾益气,与黄芪同为扶正固本要药;泽泻、石韦协助利水化湿以通络脉;丹参补血行瘀,因水能伤血,肾病若伴贫血,常致迁延而不易痊愈;山萸肉益肾利水而不伤阴;炒山药与山楂能协助恢复脾之运化功能,促进病体早日康复。二诊时加仙茅、仙灵脾、淡附片以温肾补阳。本方标本并用,其效颇佳。

医案11:

患者夏某某,男,15岁,因"周身水肿3周"就诊。患者3周前感冒后出现水肿,当地医院行肾穿刺示IgA肾病。现症见:周身水肿,尿少黄赤,咽喉肿痛,恶寒发热,头痛,咳嗽气喘,舌尖赤,苔薄白,脉滑数。

辅助检查:尿常规示蛋白(2+),红细胞165 U/L,潜血(2+)。

西医诊断:IgA肾病。

中医诊断:水肿(风水相搏证)。

治法:解表化湿,调理脾胃。

方药:薄荷、荆芥穗各 10 g,连翘 15 g,金银花 30 g,嫩苏梗 9 g,制厚朴 10 g,广陈皮 6 g,知母、茯苓各 9 g,葫芦 10 g,炒枳壳、麦冬、猪苓、泽泻各 9 g,甘草 6 g。7 剂,水煎服,日一剂。

二诊:患者症状明显缓解,已无恶寒、发热、咳嗽,已无头痛、咽痛,舌边尖红,苔薄白,脉滑。上方去薄荷、荆芥穗、连翘、金银花,加白术 15 g,共 15 剂,水煎服,日一剂。

三诊:患者水肿明显减轻,尿量较前增加,尿色略黄,舌红苔薄白,脉滑。复查尿常规示蛋白、潜血均为阴性。上方继服 15 剂以巩固疗效。

临床心得:临床每见水肿,治之大要不外燥、渗、利三法,而健脾为治本之举。《黄帝内经》明训“开鬼门”“洁净府”“去菀陈莝”诚为治水肿之宗旨。后世治水肿之法,多参古训化裁而成,故其源一也。开鬼门即发其汗。方中薄荷、荆芥穗、连翘、金银花解表疏风,苏梗开腠疏表以发其汗,远比麻黄、桂枝辛温过燥为安。洁净府即利其便。方中葫芦、猪苓、泽泻皆有甘淡利湿之功,又较栀子、木通苦燥伤阴为佳。去菀陈莝即疏涤肠胃之郁滞,使脾胃得以维其正常的容纳腐熟,使漫渍之水可以归经。方中制厚朴、广陈皮、白术、炒枳壳借其辛香苦燥,以调达脾胃之升降枢机;加知母、麦冬者,一则可制白术之燥,二则又可顾胃之阴。陈丽霞教授常以此方随证化裁,每多奏效。

医案 12:

患者程某,女,47 岁,患慢性肾小球肾炎 20 余年,平素易感冒,感冒即水肿。现症见:腰部酸困,劳累后加剧,下肢凹陷性水肿,头昏耳鸣,脘腹痞闷,舌红,苔黄腻,脉沉细略数。

辅助检查:尿常规示蛋白(2+),上皮细胞少许。肾功能示尿素氮 7.5 mmol/L,二氧化碳结合力 20.43 mmol/L。

西医诊断:慢性肾小球肾炎。

中医诊断:水肿(肾阴虚证)。

治法:滋补肾阴,清热利湿。

方药:怀牛膝、旱莲草、女贞子、猪苓、茯苓、桑寄生各 12 g,山茱萸、牡丹皮各 9 g,泽泻 15 g,益母草 25 g,生地黄、石韦、白茅根各 10 g,白芍 12 g,柴胡、枳实各 10 g,金钱草 10 g。20 剂,水煎服,日一剂。

二诊:患者尿蛋白转阴。因患者感冒,改服解表清热之剂急则治其标,感冒愈后继服上方 15 剂。

三诊:患者尿常规为阴性,继服 15 剂以巩固疗效。随访 1 年,患者未复发。

临床心得:慢性肾小球肾炎在发生发展过程中,多数患者表现为肾阴虚,因此,治疗时应注意滋补肾阴。肾阴亏虚,则肾主水失去物质基础,功能障碍,使水液潴留,加重水肿。水肿日久,气机不畅,又可引起血瘀,"血不利则为水",又加重积水,故在肾阴虚基础上,水、瘀之标实亦很重要。鉴于此,治疗应滋阴益肾,利湿化瘀。上方用怀牛膝、山茱萸、旱莲草、生地黄等滋补肾阴,以治其本;以猪苓、泽泻渗利水湿。上药相伍,滋阴而不留湿,利湿而不伤阴,相辅相成。牡丹皮、益母草活血化瘀,通络利关,与猪苓、泽泻相合,活血水自利,以消除余水;石韦、白茅根通利三焦膀胱,以防邪热伤阴。诸药合用,共奏滋阴益肾、活血利水之效,适用于肾阴亏虚所致之慢性肾小球肾炎。

医案 13:

患者邱某某,男,44 岁,因"发现尿蛋白阳性 7 年"来诊。患者 7 年前体检发现尿蛋白阳性,查 24 h 尿蛋白定量为 3.44 g,偶有乏力,无其他自觉不适,于当地医院行肾穿刺活检,诊断为特发性膜性肾病Ⅲ期,经住院治疗后好转出院(治疗方案不详)。后病情复发,先后两次于某医院住院治疗,医生予缬沙坦降尿蛋白、双嘧达莫预防血栓及其他对症治疗,未见明显好转,出院后 24 h 尿蛋白定量波动于 1.7~3.67 g,血白蛋白偏低。患者拒绝使用激素及免疫抑制剂,为求中医治疗来诊。现症见:偶有午后乏力感,自觉无其他明显不适,无水肿,纳眠可,尿量可,尿中可见泡沫,大便调,舌尖红,苔薄白,脉沉弦滑。

辅助检查:24 h 尿蛋白定量 2.42 g(尿量不详),血肌酐 50 μmol/L。

西医诊断:膜性肾病。

中医诊断:尿浊(湿热内蕴证)。

治法:扶正祛风,清热活血。

方药:生黄芪 60 g,桑寄生 20 g,怀牛膝 20 g,生地黄 10 g,青风藤 30 g,穿山龙 30 g,豨莶草 30 g,鸡血藤 30 g,芦根 10 g,黄芩 6 g,黄连 6 g,黄柏 6 g,山茱萸 6 g,五倍子 2 g,佛手 6 g。14 剂,配方颗粒,冲服,日一剂。

二诊:患者服药后乏力稍减,无其他明显不适,舌红,苔薄白干,脉弦滑有力。治法同前,上方改生黄芪 120 g,青风藤 60 g;加徐长卿 20 g,何首乌 20 g,白蒺藜 20 g,鱼腥草 20 g,知母 10 g,板蓝根 6 g。28 剂,配方颗粒,冲服,日一剂。

患者每月复诊,遵上法加减用药。期间患者尚有偶尔乏力,但较治疗前有好转,舌象转为淡红舌,薄白苔,脉转沉。期间每月复查 24 h 尿蛋白定量及血生化,24 h 尿蛋白定量由 2 g 逐渐减少并降至 0.12~0.29 g,血白蛋白逐渐上升并稳定于 44 g/L 左右,余指标无明显异常。治法不变,中药组成均由上方为基础随证加减。四诊时 24 h 尿蛋白定量降至 0.13 g/d(尿量1.73 L),嘱患者开始减少服药频次,隔日服药。后每 3 个月复诊一次,随访至今,患者自觉无明显不适,24 h 尿蛋白定量一直保持在 0.15 g 以下,血白蛋白>45 g/L。

临床心得:该患者以"尿浊"来诊,肾活检明确诊断为膜性肾病,但各项指标尚未达到"肾病综合征"的诊断标准。且患者自觉症状缺如,仅表现为乏力、尿中有泡沫,水肿不显。入手时应首先辨病论治,结合膜性肾病可出现的典型症状抓主要病机,确立治疗大法。根据多年临床经验,陈丽霞教授认为本病属本虚标实,本虚指脾肾亏虚,标实包括风、湿、痰、瘀、热等,并尤重风邪贯穿始终的病机特点。故此案基本治法立为扶正祛风。疾病发展的不同时期,其主要矛盾不同。此案患者舌尖红,脉滑,体现热的病机,故兼用清热活血法。选药方面,由于本案中本虚指脾肾亏虚,且以肾虚为主,故予生黄芪、桑寄生、怀牛膝、山茱萸、生地黄补气健脾益肾。张元素曰:"黄芪补诸虚不足,益元气,壮脾胃。"此外,选用桑寄生、怀牛膝平补肝肾,兼祛风湿;加入山茱萸、生地黄滋养肾阴,加强扶正补肾力度。风邪为标实之首,祛除肾中之风,引肾中之风外出,他邪不再难祛,故本病祛风药种类多且剂量大,先后用到青风藤、穿山龙、豨莶草、徐长卿、何首乌、白蒺藜等。其中青风藤、穿山龙、豨莶草三味药为本病祛风之首选。另外,《神农本草经》载生黄芪"主大风",兼有祛风之用,准确地对应了本病的基本病机。为避免过补生热,且患者初诊时舌脉均显热象,考虑存在内热病机,故始终佐以清热之品,如知母、鱼腥草、板蓝根、芦根、黄芩、黄连、黄柏等,并根据内热病位及症状转换及时调整用药。结合"治风先治血,血行风自灭"及"久病络瘀"的理论,风邪痹阻,气滞络瘀,该患者诊治及时,瘀阻不甚,故配鸡血藤理血祛风,病久亦可加用丹参养血活血。若病情缠绵难愈,瘀血内结,蛋白尿久治不愈,出现肾小球硬化,血肌酐、尿素氮升高,可选用破血通络消癥之品,如水蛭、全蝎等。鉴于患者初诊时蛋白尿定量水平较高且持续不降,予小量酸敛之五倍子加强固涩之功,以减少尿蛋白而治其标。诊疗时注意到此患者心思细腻,心理负担较重,故予佛手理气开郁,还可健脾和中,固护中焦。难点:扶正时,陈丽霞教授首选大剂量生黄芪,认为其补益作用不仅限于脾肾,对于卫表、肺气、元气也有扶正之义。基于肾脏病微观辨证,足细胞的足突间形成裂孔隔膜,是肾脏滤过膜的重要组成部分,这与卫外之皮毛有异曲同工之妙。而"肺主身之皮毛",故肾病可考虑从肺来论治,而黄芪也有补肺卫外固表之功,此案中板蓝根的预防性应用亦与此有关。研究表明,黄芪具有双向免疫调节的作用,可保护肾小球滤过屏障,扩张血管,促进基底膜修复,从而减轻肾小球损伤。该案初诊即予生黄芪 60 g,取效且无明显不良反应后渐加至 180 g。张锡纯认为"山萸肉,味酸性温,大能收敛元气,振作精神,固涩滑脱",《神农本草经》记载其"逐寒湿痹",认为其有祛风之用,且味酸性敛可减少蛋白尿,于此处可谓"一石三鸟"。青风藤是一味祛风除湿止痹痛的常用药,对于膜性肾病之深入留滞之邪风有效,非平常风药能及,但其具有致敏及肝损害的不良反应,始量予 30 g,未见不良反应后加至 60 g;穿山龙能减轻肾脏系膜细胞增生,具有免疫抑制作用;豨莶草有较好的抗炎作用,对细胞免疫、体液免疫及非特异性免疫有抑制作用。总结此案,可见辨治缺少临床症状的膜性肾病时,将逻辑推理、辨"人、病、证"、微观辨证融会贯通,抓准病机,长期治疗,疗效甚佳。

医案 14:

患者许某某,男,44 岁,颜面部、眼睑水肿 1 年余,加重伴双下肢水肿 3 个月。患者 1 年前出现颜面部及眼睑水肿,未予重视,3 个月前加重,伴双下肢水肿,于当地医院就诊,诊断为慢性肾小球肾炎,予中西药物治疗(具体不详),效果不佳。现症见:面色萎黄,精神欠佳,食纳不思,颜面部及双下肢水肿,舌苔薄白,脉细。

辅助检查:尿常规示蛋白(3+),红细胞(1+),白细胞 0~2 个/HP,颗粒管型 0~2 个/HP。血脂示总胆固醇 15.2 mmol/L。

西医诊断:慢性肾炎。

中医诊断:水肿(脾肾亏虚证)。

治法:健脾益肾,补气固本,利湿祛瘀。

方药:黄芪、丹参各 30 g,白花蛇舌草 20 g,太子参、白术、山药、生地黄、菟丝子、续断、车前草、泽泻、小蓟各 15 g。7 剂,水煎服,日一剂。

二诊:患者精神转佳,颜面部及下肢水肿消退,纳谷亦增。复查尿常规示蛋白(2+),红细胞 0~2 个/HP。上方继服 20 剂。

三诊:患者水肿消退,面色红润,饮食正常。复查尿常规示蛋白(1+)。上方续服 2 个月,患者尿常规正常,随访半年未复发。

临床心得:慢性肾小球肾炎发病多与肺、脾、肾三脏水液代谢以及脾肾统摄固藏功能失常有关。慢性肾炎病久脾肾气虚,行水乏权,致水湿内停。水停则气阻,气滞则血瘀,气虚血脉不利,从而形成虚实夹杂的病症。本病例以扶正祛邪为主,诸药合用,补而不滞,补中有通,通中有养,清浊而不伤正,从而达到补脾肾而固护正气,祛湿瘀而导邪外出之效。现代药理研究表明,黄芪、太子参、菟丝子、续断等能调节免疫功能,改善肾功能,防止尿毒症发生;白花蛇舌草、车前草能抑制变态反应,减少对肾脏的损害,有利于肾功能的恢复;丹参可改善微循环,减少血小板聚集,促进免疫复合物的排泄,有利于病变组织的修复。

医案 15:

患者王某某,男,48 岁,3 年前曾患急性肾炎,住院治疗好转后出院,后多次复发迁延至今。现症见:面色苍白,形寒肢冷,精神疲惫,面目及下肢重度水肿,气短懒言,四肢无力,食少纳呆,腹胀便溏,舌淡苔白,脉沉弱。

辅助检查:尿常规示蛋白(3+),红细胞(3+),管型少量。血生化示总蛋白 56 g/L,白蛋白 24 g/L,球蛋白 32 g/L,胆固醇 41 mmol/L。

西医诊断:慢性肾炎。

中医诊断:水肿(肾阳虚证)。

治法:温肾补阳,利水消肿。

方药:黄芪、茯苓、白术、大腹皮、防己、椒目、玉米须各 30 g,白芍、桂枝、益母草、路路通各 10 g,熟附子、泽泻、桑白皮、生姜皮、白茅根各 20 g,生姜 3 片,大枣 5 枚。7 剂,水煎服,日一剂。

二诊:患者尿量增多,水肿稍减。复查尿常规示蛋白(2+),红细胞(1+),管型(一)。原方继服 15 剂。

三诊:患者水肿基本消退,面色红润,纳食增加,舌淡红,苔薄白,脉细。复查尿常规示蛋白(1+),红细胞(1+);血生化示总蛋白 74 g/L,白蛋白 30 g/L,球蛋白 44 g/L,胆固醇 16.3 mmol/L。原方加太子参 30 g,仙茅、山茱萸各 10 g,30 剂,水煎服,日一剂。后患者门诊跟服中药数月,直至尿蛋白完全转阴,血白蛋白恢复正常。随访 1 年,患者未复发。

临床心得:本患者病程较长,属阴水久治不愈,肾阳衰微、肾阴不足累及脾阳,导致脾阳不振,脾失健运。水湿内阻,脾肾阳虚,运化无力,浊阴壅滞,阴水泛滥形成重度水肿。故采用温肾补阳方法,应用温肾阳健脾利水药物,收到满意疗效。

医案 16:

患者周某,男,55 岁,因"周身肿胀半年"就诊。现症见:患者周身肿胀,尤以腰以下为甚。患者小便短少不利,屡治不效;病初时,因咳嗽而后出现肿胀,现目睑肿如卧蚕,面色黧黑而亮,腹胀大,下肢肿,按之凹陷成坑,大便干;舌苔黄白相杂而腻,脉弦滑。

西医诊断:慢性肾炎。

中医诊断:水肿(水湿浸渍证)。

治法:清热利湿,利尿消肿。

方药:杏仁 10 g,白蔻仁 6 g,薏米 12 g,牡蛎 12 g,泽泻 12 g,天花粉 10 g,海

藻 10 g,厚朴 10 g,滑石 12 g,海金沙 10 g。5 剂,水煎服,日一剂。

服药一剂后,患者意欲大便,但所下不多,却突然遍身汗出,顿觉周身轻松,如释重负。第二日,患者肿胀开始消减,服 5 剂药后,其病竟霍然而愈。

临床心得:此病肺先受邪,治节无权而三焦不利,水道不得畅通,故而肿胀。若按"开鬼门""洁净府"之法治疗,宜上以疏通水道,则病当早愈。但前医犯"实实"之戒,反用温补脾肾之法,使邪气胶固。当今之计,仍须宣肺利气,行水消肿,使三焦得通,小便得利则可。《伤寒论》说:"大病瘥后,腰以下有水气者,牡蛎泽泻散主之。"说明了本方是专为腰以下水肿而设。但本方药力峻猛,若非邪气盛实者,应当慎用。张仲景在方后注说"小便利,止后服",说明此方不宜久服。本案所治水气之邪较重,而有洁净府之功,不料药后反而见汗出。这是因为始病在肺,治节不行,三焦不利,水道不通则为肿胀。牡蛎泽泻散疏通三焦以利水行,加杏仁、白蔻仁、薏米利肺气,以行治节。药后肺气得利,下合于大肠则内窍开,故欲大便;三焦通畅,外合于皮毛腠理则外窍开,所以水气之邪得以从汗而解。气布津行,肿胀必消。

医案 17:

患者陈某某,女,52 岁,因"下肢轻度水肿、小便短少不利 3 个月"就诊。现症见:面部虚浮,目下色青,头晕,心悸,胸中满闷。患者每到夜晚则气上冲胸,诸症随上冲之势而加剧,口虽渴但不欲饮水,强饮则胃中痞闷。问其大便反而秘结不通,五六日一次,坚如羊屎。舌质淡胖,苔滑,脉沉滑无力。

辅助检查:尿常规示蛋白(2+)。

西医诊断:慢性肾炎。

中医诊断:水肿(脾虚湿滞证)。

治法:健脾温阳利水。

方药:茯苓 30 g,桂枝 10 g,白术 10 g,炙甘草 6 g。5 剂,水煎服,日一剂。

二诊:患者服药后,气上冲胸及头晕、心悸等症状得以控制。上方加肉桂 3 g,泽泻 10 g,助阳消阴,利水行津,又服 7 剂。

三诊:患者口渴止,小便利而大便下。最后采用脾肾双温之法,合用真武汤使阳回阴消,精神振奋。方药:茯苓 30 g,桂枝 10 g,白术 10 g,炙甘草 6 g,肉桂 3 g,泽泻 10 g,芍药 9 g,附子 9 g,生姜 3 片,大枣 5 枚。7 剂,水煎服,日一剂。

临床心得:此证为心脾阳气两虚。脾阳不运,则水气内停;心阳不振,则水气上乘。水气上冲,阴来搏阳,所以头晕、心悸、胸闷;水气不化津液不能布行,则小便不利而大便反秘;水气外溢皮肤则为水肿。治疗当以温通心阳,气化津液,降冲伐水为主。治疗水气病,主要应采用温阳化饮,利水降冲的方法;选用以茯苓、桂枝为主的一类方剂,而苓桂术甘汤则是苓桂剂的代表方。茯苓在本方中有四方面的治疗作用:一是甘淡利水以消阴,二是宁心安神以定悸,三是行肺治节之令而通利三焦,四是补土以防水气上冲。桂枝的治疗作用有三方面:一是补心阳以制水,二是通阳以消阴,三是下气以降冲。茯苓、桂枝相须相使,缺一不可。如果有茯苓而无桂枝,则不能化气以行津液;如果有桂枝而无茯苓,则不能利水以伐阴邪。白术协茯苓补脾崇土以制水,炙甘草助桂枝扶心阳以降冲。

医案 18:

患者李某,女,76 岁。患者 5 年前因双下肢水肿至当地医院就诊,发现蛋白尿、潜血阳性,被诊断为慢性肾炎,口服中药及中成药后好转(具体不详);3 天前因天气变化剧烈受凉后出现双下肢水肿加重,伴头晕目眩。现症见:双下肢轻度水肿,尿中有少量泡沫,乏力,头晕,头昏沉,时有眼前发黑,胸闷、气短,时有心慌,口干、口渴,反酸,纳食可,眠差,大便调,舌质红,舌苔薄黄,脉弦滑。体格检查:患者老年女性,神志清,精神可;双肺呼吸音清,未闻及干、湿啰音;心率 93 次/分,律齐,心音有力,各瓣膜未闻及病理性杂音;左侧拇指缺如,双下肢轻度水肿。

辅助检查:血生化示白蛋白 31 g/L,总胆红素 27.96 μmol/L,直接胆红素 8.49 μmol/L,间接胆红素 19.5 μmol/L,尿酸 406.2 μmol/L,超敏 C 反应蛋白 5.79 mg/L,低密度脂蛋白胆固醇 1.32 mmol/L;尿常规示蛋白(3+)。

西医诊断:慢性肾炎。

中医诊断:水肿(肝肾阴虚证)。

治法:滋补肝肾,利湿行水。

方药:黄芪 30 g,丹参 30 g,葛根 30 g,桑寄生 15 g,赤芍 15 g,川芎 15 g,酸枣仁 30 g,白花蛇舌草 20 g,蒲黄 15 g,五灵脂 15 g,僵蚕 15 g,天麻 15 g,决明子 15 g,钩藤 15 g,泽泻 15 g,白术 10 g。7 剂,水煎服,日一剂。

二诊:患者头晕、头昏沉未再发作,双下肢水肿变化不明显,睡眠改善,汗出较多。上方加地骨皮 15 g,继服 14 剂。

临床心得:慢性肾炎是多种原因所致的表现为多种病理类型的一组肾小球疾病,临床表现以缓慢进展的肾功能减退以及伴有蛋白尿、血尿和高血压为特征。绝大多数慢性肾炎的确切病因尚不清楚,起病即呈慢性,仅有少数慢性肾炎是由急性肾炎发展所致。慢性肾炎是临床常见病、多发病,目前仍是我国终末期肾病的最主要病因。

医案 19：

患者兰某，女，56 岁。患者 10 余年前查体时发现尿蛋白阳性，于某医院就诊。医生诊为慢性肾小球肾炎，并予缬沙坦降压降尿蛋白治疗。10 天前，患者于我院门诊查尿常规示尿蛋白（3＋），为求系统中西医结合治疗，于我科门诊就诊。现患者尿中泡沫较多，伴有小便灼热感，腰痛，无尿急尿痛，时有耳鸣，左耳明显，时有胃脘部胀满不适，天气变化时关节疼痛不适，纳眠可，大便调，舌质暗红，舌苔少，脉沉。

辅助检查：尿常规示蛋白（3＋）。胸部计算机断层扫描（CT）示双肺纹理增粗；右侧甲状腺增大，伴结节状略低密度。甲状腺彩超示甲状腺左右多发结节。尿液检查示尿微量白蛋白 96.2 mg/L。血生化示 β 谷氨酰基转移酶 45.5 U/L，尿酸 404.8 μmol/L，二氧化碳结合力 20.11 mmol/L，高密度脂蛋白胆固醇 1.12 mmol/L，肌酸激酶同工酶 32.6 U/L，钙 2.08 mmol/L，磷 0.72 mmol/L，降钙素原 0.53 ng/mL，脂蛋白（a）606.1 mg/L。

西医诊断：慢性肾炎。

中医诊断：尿浊（脾肾亏虚证）。

治法：健脾补肾，疏肝活血。

方药：黄芪 30 g，党参 15 g，炒白术 15 g，茯苓 15 g，防风 10 g，鸡血藤 30 g，熟地黄 15 g，当归 10 g，川芎 10 g，白芍 15 g，瓦楞子 30 g，莪术 15 g，夏枯草 10 g，蔓荆子 10 g，僵蚕 15 g，蝉蜕 10 g，生薏苡仁 30 g，生龙骨 30 g，生牡蛎 30 g，片姜黄 10 g，柴胡 10 g，青皮 10 g，陈皮 10 g。7 剂，水煎服，日一剂。

二诊：患者尿中泡沫仍较多，耳鸣明显，胃脘部不适稍缓解，仍有小便灼热感，舌质暗红，苔薄白，脉沉。中药方调整为防风 10 g，赤芍 15 g，穿山龙 30 g，土茯苓 30 g，萆薢 30 g，炒僵蚕 15 g，蝉蜕 10 g，川牛膝 30 g，生薏苡仁 30 g，牡蛎 30 g，夏枯草 15 g，醋莪术 15 g，浙贝母 15 g，瓦楞子 30 g，醋青皮 10 g，陈皮 10 g，土鳖虫 15 g，鸡血藤 30 g，磁石 30 g，石菖蒲 10 g，益智仁 15 g，五味子 9 g，骨碎补 12 g，黄芪 30 g。15 剂，水煎服，日一剂。

三诊：患者尿中泡沫减少，耳鸣症状明显缓解，胃脘部不适好转，小便可，舌质红，苔薄白，脉沉细。中药上方继服 15 剂。

四诊：患者尿中泡沫明显减少，未再出现耳鸣，胃脘部不适好转。患者自觉服药后效果好，上方继服 15 剂。

临床心得：慢性肾炎由于起病缓慢，迁延难愈，病程较长，临床上往往出现肺肾气虚、脾肾阳虚、肝肾阴虚、气阴两虚等病理变化，说明慢性肾炎除本脏自病外，尚可累及肺、脾、肝等脏器，出现肝肾阴津精血不足的病症。而且，因为发病诱因不同,患者可伴有风寒、风热、水湿、湿热、瘀血、湿浊等邪实的证候,出现虚实夹杂、本虚标实的各种病理变化,而且还要考虑到肾病累及肺、脾、肝等脏器时所表现出来的各种临床症状。同时,还须进一步考虑到六淫、饮食、情志、皮肤疔肿等外界因素影响到脏腑时出现的各种复杂表现,再结合患者的体质状况综合得出疾病的病机关键。在治肾的过程中,这些损害在纠正患者体质的过程中自然得以恢复,并使之不易复发。

医案 20:

患者王某,女,64 岁,因"双下肢水肿反复发作 30 年,加重伴乏力、腰痛 1 年"就诊。患者 30 年前出现双下肢水肿,于当地医院行保肾利水治疗后好转出院,之后反复发作。患者为求进一步系统治疗,来我院门诊就诊。现症见:双下肢轻度水肿,乏力,腰痛腰酸,伴双下肢放射性疼痛,夜间加重,双膝关节疼痛;口干、口渴、咽干,时感心慌胸闷,偶有心前区疼痛,时头晕,无头痛;白带多,色黄,无异味;纳眠可,二便调;舌质暗红,苔白腻,脉滑。既往史:血糖升高 2 年,高脂血症病史 10 年,冠心病史 3 年。体格检查:双肺呼吸音清,双肺未闻及干、湿性啰音;心率 92 次/分,律不齐,各瓣膜听诊区未闻及病理性杂音。

辅助检查:尿常规示蛋白(2+),白细胞(2+);血生化示葡萄糖 8.83 mol/L,低密度脂蛋白胆固醇 4.93 mmol/L,脂蛋白(a)530.2 mg/L。

西医诊断:慢性肾炎。

中医诊断:水肿(脾肾亏虚证)。

治法:调和阴阳,化气行水。

方药:生地黄 20 g,山萸肉 12 g,山药 15 g,丹皮 10 g,泽泻 10 g,茯苓 10 g,黄芪 15 g,猪苓 15 g,楮实子 15 g,益母草 15 g,郁金 12 g,桂枝 10 g,知母 10 g,生白术 15 g,夜交藤 60 g,茯神 20 g,狗脊 15 g,川断 30 g,黄连 10 g,肉桂 5 g。7 剂,水煎服,日一剂。

二诊:患者双下肢水肿稍有改善,仍乏力,腰痛腰酸,伴双下肢放射性疼痛,夜间加重,双膝关节疼痛;口干、口渴、咽干,时感心慌胸闷,偶有心前区疼痛,时头晕,无头痛;纳眠可,二便调;舌质暗红,苔白腻,脉滑。中药上方改益母草为 30 g、泽泻为 20 g,加益智仁 15 g,14 剂,水煎服,日一剂。

三诊:患者双下肢水肿减轻,乏力,腰痛腰酸,伴双下肢放射性疼痛,夜间加重,双膝关节疼痛;口干,时感心慌胸闷,偶有心前区疼痛,时头晕;纳眠可,二便调;舌质暗红,苔白腻,脉滑。修改上方为柴胡 9 g,当归 15 g,生地黄 15 g,桃仁 12 g,红花 12 g,赤芍 15 g,枳壳 9 g,川芎 9 g,桔梗 9 g,牛膝 15 g,桑寄生 30 g,独活 10 g,益智仁 15 g,炒枣仁 30 g,杜仲 30 g,鸡血藤 30 g。14 剂,水煎服,日一剂。

临床心得:水气停留,总为气虚阳微所致,使脾虚不能运化,肾虚开阖失司。选用黄芪、山药、桂枝益气温阳,桂枝还可以通络,具有"走窜"之功,温通经络,缓解疼痛。郁金疏肝理气,知母、黄连清热,益母草活血利水,夜交藤、茯神安神助眠,肉桂、狗脊、川断补肾阳,共助茯苓、猪苓、泽泻利湿消肿。

医案 21:

患者侯某,女,46 岁,双下肢反复水肿 1 年余。患者 1 年前出现双下肢水肿,未予治疗,为求中西医结合治疗,遂来门诊就诊。现症见:双下肢水肿,时有胸闷,无心慌气急,无咳嗽咳痰,无关节疼痛,手指时有痉挛,胃脘部时有疼痛,时有恶心欲吐,无反酸,无皮疹,无畏光,无腰痛,小便量可,尿中泡沫较多,大便调,日一次,纳眠可,舌质淡红,苔白,脉沉。体格检查:血压 118/92 mmHg,双肺未闻及干、湿性啰音;心率 83 次/分,律齐,各瓣膜听诊区未闻及病理性杂音;双下肢重度水肿。

辅助检查:肾穿刺活检示微小病变性肾病;尿常规示蛋白(4+);血生化示白蛋白 19.7 g/L,总胆固醇 17.5 mmol/L,三酰甘油 7.69 mmol/L,葡萄糖 6.67 mmol/L,尿素氮 9.3 mol/L,尿酸 411 μmol/L。

西医诊断:慢性肾小球肾炎、微小病变性肾小球肾炎。

中医诊断:肾风(脾肾亏虚、瘀血内阻证)。

治法:温阳化气,利湿行水。

方药:茯苓皮 15 g,茯苓 15 g,生白术 15 g,猪苓 15 g,桂枝 9 g,泽泻 15 g,当归 10 g,川芎 9 g,芍药 10 g,天花粉 20 g,车前子 15 g,大腹皮 20 g,桑白皮 15 g,陈皮 12 g,玉竹 9 g,麦冬 9 g。14 剂,水煎服,日一剂。

二诊:患者双下肢水肿,时有胸闷,无心慌气急,无咳嗽咳痰,无关节疼痛,手指时有痉挛,胃脘部时有疼痛,时有恶心欲吐,无腰痛,纳眠可,小便量可,尿中泡沫较多,大便调,日一次,舌质淡红,苔白,脉沉。修改方药为黄芪 30 g,党参 20 g,炒白术 20 g,猪苓 15 g,茯苓 30 g,桂枝 10 g,附子 10 g,泽泻 20 g,干姜 10 g,白芍 10 g,炙甘草 10 g,水红花子 15 g,大腹皮 12 g,冬瓜皮 30 g,丝瓜络 10 g,水蛭 10 g,砂仁 15 g,生龙牡各 30 g。14 剂,水煎服,日一剂。

三诊:患者双下肢水肿明显减轻,偶有胸闷,无心慌气急,无咳嗽咳痰,无关节疼痛,手指时有痉挛,胃脘部疼痛略缓,偶有恶心欲吐,无反酸,无皮疹,无畏光,无腰痛,小便量可,尿中泡沫较多,纳眠可,舌质淡红,苔白,脉沉。中药上方改黄芪为 50 g,加菟丝子 20 g,枸杞子 20 g,14 剂,水煎服,日一剂。

临床心得:慢性肾小球肾炎的主要病机是本虚标实,虚实互见。虚是脾肾元气损伤,脾虚则气血生化乏源,肾虚则不能固摄,精微下渗(蛋白)随尿排出。故其标在脾,其本在肾。实是水湿、湿热、瘀血之毒邪羁留。治疗大法不外乎扶正祛邪。扶正以温肾益气为主,祛邪需从活血散瘀、清热解毒、利水化湿入手。

医案22:

患者崔某,男,77岁,因"双下肢水肿20天"就诊。患者20天前出现双下肢水肿,未予治疗,现为求系统治疗,来门诊就诊。现症见:双下肢重度水肿,尿量减少,尿中多泡沫;时有恶心,无呕吐,食欲缺乏,胸闷气短,偶有心前区疼痛,夜间平卧、劳累、情绪波动后加重;乏力,眠尚可,大便调;舌质暗红,苔薄白,脉弦。既往史:冠心病、心功能不全病史6年,糖尿病史40余年。体格检查:血压127/83 mmHg,听力减退;双侧呼吸运动正常,肋间隙正常,语音震颤对称,无胸膜摩擦感,双肺叩诊呈清音,双肺呼吸音粗,未闻及干、湿性啰音;心率87次/分,律齐,各瓣膜听诊区未闻及病理性杂音;双下肢重度水肿。

辅助检查:尿常规示红细胞10个/HP,白细胞(1+),蛋白(3+),亚硝酸盐(1+),尿胆原(2+),尿胆红素(2+),潜血(1+)。

西医诊断:慢性肾炎。

中医诊断:水肿(气虚血瘀证)。

治法:健脾利湿,利水通淋。

方药:泽泻30 g,茯苓30 g,猪苓15 g,生白术15 g,附子10 g,桂枝10 g,白芍15 g,葶苈子10 g,水蛭10 g,丹参20 g,冬瓜皮30 g,大腹皮12 g,丝瓜络10 g,苏叶10 g,砂仁10 g,黄芪30 g。7剂,水煎服,日一剂。

二诊:患者双下肢水肿较前明显减轻,小便量可。患者未诉乏力,纳眠尚可,大便调,小便可,舌质暗红,苔薄白,脉弦。中药上方继服15剂。

临床心得:患者老年男性,久病耗伤脾肾,致脾肾亏虚,脾虚无力输布水谷精微达肌肉四肢,脾失升清、胃失降浊,脾失通调水道故水液外溢。

医案23:

患者陈某,男,55岁,因"双脚踝水肿4个月"就诊。患者4个月前无明显诱因出现双脚踝水肿,小便泡沫多,未行治疗。现症见:双脚踝水肿,乏力,时有腰酸,受凉后加重;纳眠可,小便偏黄见泡沫,大便不成形;舌质紫暗,苔薄白,脉弦。体格检查:血压125/79 mmHg,双肺叩诊呈清音,双侧肺呼吸音粗,双肺未闻及干、湿性啰音;心率66次/分,律齐,各瓣膜听诊区未闻及病理性杂音;双脚踝水肿。

辅助检查:肾功能示总蛋白47.6 g/L,白蛋白29.5 g/L,球蛋白18.1 g/L;尿常规示蛋白(3+),pH值5.5,潜血(3+)。

西医诊断:慢性肾炎。

中医诊断:水肿(脾肾亏虚、瘀血内阻证)。

治法:健脾益气,补肾活血。

方药:党参15 g,黄芪30 g,当归10 g,川芎10 g,茯苓皮15 g,车前子20 g,炒白术15 g,陈皮12 g,芡实30 g,金樱子30 g,生薏米30 g,僵蚕10 g,防风10 g,菟丝子15 g。14 剂,水煎服,日一剂。

二诊:患者下肢水肿较前明显减轻,自述尿中泡沫较前减少,小便偏黄,大便可,纳眠可,舌质紫暗,苔薄白,脉弦。上方僵蚕加至 15 g,加蝉衣15 g、防己12 g,14 剂,水煎服,日一剂。

临床心得:水肿首先辨阳水、阴水,区分其病理属性。阳水属实,由风、湿、热、毒诸邪导致水气潴留;阴水多属本虚标实,因脾肾虚弱,而致气不化水,久则可见瘀阻水停。其次应辨病之脏腑,在肺、脾、肾、心之差异。最后,对于虚实夹杂、多脏共病者,应仔细辨清本虚标实之主次。

医案 24:

患者王某,女,25 岁。患者 2 年前开始出现剧烈活动后尿中泡沫增多,甚至尿色变红,伴腰酸、乏力、口干、易感冒,时有手心发热感。到医院检查尿常规示白细胞(1+)~(3+),24 h 尿蛋白定量为 976 mg,镜下红细胞 685/μL;肾功能正常,肾脏病理活检示 IgA 肾病。患者拒绝激素治疗,未婚未孕,不考虑使用雷公藤多苷治疗,长期服用金水宝胶囊、百令胶囊、盐酸贝那普利片、肾炎康颗粒等药物,效果不佳,遂谋求系统的中药汤剂治疗。初诊时患者神疲乏力,活动久立后腰酸、口干,手足心微热,舌瘦偏红,苔少有花剥,脉细数。

辅助检查:尿常规示蛋白(2+),24 h 尿蛋白定量 751 mg,镜下红细胞597/μL。

西医诊断:IgA 肾病(系膜增生型)。

中医诊断:尿血(气阴两虚证)。

治法:益气养阴。

方药:参芪地黄汤加减。黄芪30 g,麦冬30 g,熟地黄30 g,五味子10 g,山萸肉10 g,山药10 g,牡丹皮10 g,蝉蜕10 g,太子参15 g,小蓟15 g,炙甘草5 g,三七粉3 g(冲服)。7 剂,水煎服,日一剂。

二诊:患者服上方 7 剂后,症状改善不明显,舌脉同前,继服上方21剂。

三诊:患者自述神疲乏力、腰酸明显好转,仍有口干、手心热感,花剥苔减少,脉细数。中药方调整为黄芪30 g,熟地黄30 g,山萸肉10 g,五味子10 g,牡丹皮10 g,当归10 g,地龙10 g,猪苓10 g,旱莲草15 g,小蓟15 g,莲子20 g,炙甘草5 g。14剂,水煎服,日一剂。

四诊:患者继服中药半月后,自觉无特殊不适,稍感疲乏,舌淡红,苔薄白,少许浅淡花剥苔,脉弦细。复查尿常规示蛋白(-),镜下红细胞38/μL。调方为黄芪30 g,熟地黄20 g,金樱子20 g,丹参20 g,山药20 g,山萸肉10 g,地龙10 g,莪术10 g,小蓟炭15 g,旱莲草15 g,炙甘草5 g。14剂,水煎服,日一剂。

五诊:患者自觉无特殊不适。复查尿常规示潜血(1+),余正常;24 h尿蛋白定量为98 mg。淡红舌,有少许浅淡花剥,脉细。方予生脉散合六味地黄汤益气养阴善后。方药:山药30 g,芡实30 g,太子参15 g,麦门冬15 g,熟地黄15 g,旱莲草15 g,丹参15 g,五味子10 g,山萸肉10 g,茯苓10 g,炙甘草5 g。14剂,水煎服,隔日一剂,分两次服。

六诊:患者半月后复查小便正常,改金水宝胶囊2粒,每日3次,连续服用2个月后停药,随访2年未见复发。

临床心得:IgA肾病患者长期有蛋白尿和血尿,导致精血暗耗,成为一种慢性虚损性疾病。肾主精,为先天之本;脾统血,为气血生化之源,故益气养阴、补肾填精为主要治疗方法。离经之血便是瘀,肾活检示系膜增生型,临床使用活血通络之法得当,往往能收到意想不到的效果。参芪地黄汤由六味地黄丸经方加黄芪、党参或丹参组成,是治疗IgA肾病及慢性肾小球肾炎的经典组方。方中黄芪可根据病情加大用量,地龙可酌情改用全蝎、蝉蜕等虫类药物。血尿是IgA肾病中比较难以控制的指标,一般对症选用小蓟炭、三七粉、旱莲草、蒲黄炭、水牛角等。患者一般蛋白尿先消失,然后才是尿红细胞恢复正常,而潜血不易消除,需跟踪观察。本案中,初治时,考虑脾肾同病,患者花剥苔为胃气受损、津液不布的典型表现,故在健脾益肾的同时加用当归以养血生津,益气血生化之源,同时配伍莲子以补脾固涩,治疗蛋白尿。此外,治疗过程中一直注意使用地龙利尿祛湿,活血通络。该病治疗过程一般需要一年左右,一是要注意辨证论治,有方有守,效不更方;二是要在治疗过程中随症加减用药。腰酸痛明显者,加牛膝、杜仲、枸杞;纳呆、便溏者,加白术、茯苓;湿热明显者,加黄柏、白花蛇舌草、白茅根;尿少、水肿者,加泽泻、冬瓜皮;夜尿多者,加益智仁、桑螵蛸;头痛、血压高者,加钩藤、天麻、石决明;蛋白尿经久不消失者,加芡实、金樱子、五味子;伴顽固性血尿者,重用久用小蓟炭;瘀血阻络者,加用虫类药及散结化瘀之品,如蝉蜕、威灵仙、鸡内金等。此外,要加强医患沟通,不断宣教防病保健知识,确保患者有良好的依从性,并嘱患者注意饮食调养,预防感冒,注意休息,避免或减少病情反复。

医案 25：

患者李某某，男，52 岁，两年前体检时发现尿蛋白阳性、尿潜血阳性，于外院行肾穿刺诊断为系膜增生性肾小球肾炎。现症见：乏力，腰膝酸软，咽干口渴而不欲多饮，纳可，小便短黄，大便调，舌红苔微黄，脉弦细。

辅助检查：尿常规示蛋白（2＋），潜血（2＋）。

西医诊断：慢性肾炎。

中医诊断：虚劳（肾阴虚证）。

治法：滋补肾阴，凉血止血，清热解毒。

方药：白茅根、生地黄、茜草、女贞子、旱莲草各 15 g，小蓟 10 g，黄芪、栀子、金银花、蒲黄（布包）各 9 g，木通 3 g，当归、甘草各 6 g。14 剂，水煎服，日一剂。

二诊：患者症状减轻；复查尿常规示蛋白（1＋），潜血（1＋）。上方继服 30 剂。

三诊：患者症状消失；复查尿常规示蛋白（－），潜血（－）。上方继服 30 剂以巩固疗效。

临床心得：原发性系膜增生性肾小球肾炎早期症状多不明显，单纯性血尿或伴有蛋白尿是其临床表现之一。其产生的主要机制是免疫复合物沉积于系膜区，继而发生炎症等反应，改变肾小球滤过膜通透性，毛细血管内红细胞由此漏出。目前，对单纯性血尿患者尚无特效西药治疗。系膜增生性肾小球肾炎多为本虚标实之病。本虚以肾阴虚为主，牵涉肝脾，延及气阴；标实以湿热毒瘀为主。湿热、热毒、阴虚内热灼伤血络，脾肾不固，血随尿出故见尿血。本方清热利湿解毒化瘀治标，益肾养脾滋肝固本，务求血止尿清。方中白茅根、小蓟、金银花凉血止血，清热解毒，共为君药。蒲黄、茜草助君药凉血止血，兼能祛瘀，使血止不留瘀；栀子、木通泄热渗湿，引邪下行；热灼血络多耗气伤阴，故以生地黄养阴清热，凉血止血；黄芪、当归益气养血补脾，女贞子、旱莲草滋阴补益肝肾，以上共为臣佐药。甘草调和诸药，为使药。诸药合用，标本兼治。现代药理研究亦证实，蒲黄、茜草、黄芪、当归、生地黄、木通、甘草等药能对抗血小板聚集，降低毛细血管通透性，改善肾脏血液循环，并能调节免疫，抑制炎症反应，增强系膜细胞的吞噬消化功能，防止免疫复合物沉积和系膜细胞、基质增生。由于本方切中了原发性系膜增生性肾小球肾炎本虚标实之病机，故能取得明显的临床疗效。

医案 26：

患者张某，女，36 岁，5 年前因感冒后出现眼睑水肿，继则出现周身水肿，伴腰酸困乏，检查尿常规示蛋白（4＋），曾因慢性肾炎多方求治，服用慢肾宝合剂、泼尼松等药物,病情反复不愈,易感冒,近1个月病情逐渐加重。现症见:周身水肿,胃脘胀满,肠鸣,腰酸痛;精神欠佳,面色白,颜面水肿,下肢凹陷性水肿;舌边尖红,苔白腻,脉沉细无力。

辅助检查:尿常规示蛋白(4+);血红蛋白85 g/L。

西医诊断:慢性肾炎。

中医诊断:水肿(脾肾阳虚证)。

治法:温肾健脾利水,疏肝利胆和胃。

方药:茯苓30 g,白芍20 g,白术15 g,附子10 g,柴胡15 g,黄芩10 g,党参20 g,半夏15 g,茵陈20 g,连翘20 g,焦三仙各15 g,陈皮20 g,黄芪60 g,生姜30 g。6剂,水煎服,日一剂。嘱患者高蛋白、低盐饮食。

二诊:患者胃脘胀满减轻,水肿有所好转,精神也有明显好转,舌淡,苔白腻,脉沉细。上方加竹茹15 g,郁金15 g,3剂,水煎服,日一剂。

三诊:患者胃脘胀满减轻,水肿好转,自觉身困乏力,舌淡,苔薄白,脉沉细。上方去茵陈、连翘、焦三仙、陈皮,加竹茹15 g,郁金15 g,升麻10 g,桔梗10 g,桂枝6 g,6剂,水煎服,日一剂。

四诊:患者病情稳定,腰痛减轻,精神尚可,水肿减轻,舌淡,苔薄白,脉沉细。方药:茯苓30 g,白芍20 g,白术15 g,附子10 g,猪苓30 g,泽泻20 g,桂枝10 g,黄芪60 g,党参30 g,桑螵蛸15 g,当归15 g,阿胶10 g,陈皮10 g。6剂,水煎服,日一剂。

五诊:患者病情稳定,精神好转,水肿减轻,余无不适,舌淡,苔薄白,脉沉细。守上方20剂,水煎服,日一剂。

六诊:患者精神较好,体力增加,面色转润透红,腰酸水肿消失,饮食睡眠尚可,二便正常,舌淡红,苔薄白,脉细。守上方6剂,水煎服,日一剂。

临床心得:脾土制水,肾主水,肝主疏泄水湿。本病为肝脾肾功能失调所致,即木郁水寒土湿为患。故予真武汤温阳利水,小柴胡汤疏泄少阳以助水液运化。土湿木郁而化热,故用茵陈、连翘以清热利湿;黄芪、陈皮、焦三仙健脾理气消食,助后天之本以图疗效持久;升麻升举阳气;桔梗载药上行;桂枝通阳化饮,使下陷之阳气得到升举;真武汤加桑螵蛸补肾壮阳;当归、阿胶滋阴补肝养血,取其"善补阳者,必于阴中求阳,则阳得阴助而生化无穷"。此案例在治疗时有三个特点:一是三阴并补,二是阴阳双补,三是寒热并用。如此配伍可使水暖、土和、木达而诸症自除。

二、肾病综合征

医案 1：

患者邹某某，女，38岁，因"双下肢水肿4年，加重1个月"就诊。患者有肾病综合征史4年，面目及下肢水肿伴蛋白尿，症状时轻时重；近半年来水肿加重，尿常规示蛋白（4＋），西医曾予泼尼松等治疗，泼尼松用至 55 mg/d 时水肿渐消，病情渐好转；1个月前，当泼尼松减至 20 mg/d 时，水肿再发，遂来医院治疗。现症见：面浮肢肿，脸色潮红伴有痤疮，头目掉眩，腰酸耳鸣，神疲乏力，口干目涩，手足心热，尿短色黄，舌质红，少苔，脉弦细数。

辅助检查：尿常规示蛋白（4＋），镜检红细胞 4～5 个/HP，镜检白细胞 2～3 个/HP；24 h 尿蛋白定量 4.5 g。

西医诊断：肾病综合征。

中医诊断：水肿（肝肾阴虚，气虚水停，瘀热内蕴）。

治法：滋养肝肾，益气利水，清热活血。

方药：黄芪45 g，生地黄30 g，熟地黄30 g，山萸肉15 g，山药18 g，白茯苓15 g，泽泻15 g，牡丹皮12 g，知母15 g，黄柏12 g，女贞子15 g，墨旱莲15 g，益母草15 g，泽兰12 g，牛膝15 g，车前子（包煎）30 g，大枣15 g，炙甘草6 g。14 剂，水煎服，日一剂。

二诊：患者水肿渐消，尿常规示蛋白（2＋），镜检红细胞 2～3 个/HP，药已见效，效不更方。守方改黄芪量至 60 g，生地黄、熟地黄量各至 45 g，益母草量至30 g，另加炒党参18 g、炒白术18 g、杜仲18 g，14 剂，水煎服，日一剂。

三诊：患者水肿明显消退，病情显著改善。尿常规示蛋白（－）～（1＋），24 h 尿蛋白定量 0.3 g。

患者连续服上方2个月后，开始撤减激素用量；减至 15 mg/d 时，尿检未见异常。上方稍作化裁，继续调治，后逐渐减少激素用量至完全停用，复查各项化验指标均正常。以上方为基础，患者又间断服中药一年余以巩固疗效，随访至今，病情稳定。

临床心得：中医无"肾病综合征"病名，据其症状可归属于"水肿""尿少"等范畴。因本病病情迁延，患者大多正气受损，阳损及阴，且多数患者往往初起就诊于西医，长期大量应用肾上腺皮质激素，可致使肾阴亏耗，水不涵木，肝失滋养，肝肾阴虚，虚火内生。中医学认为"久病必虚""久病必瘀"，与肾病综合征严重的低蛋白血症和血液处于高凝状态完全吻合。本案方中重用黄芪能补气生血，促进造血功能，改善贫血症状。生熟地黄清热养阴，滋肾填精；山萸肉补养肝肾而涩精;山药补益脾阴而固精(为"三补")。茯苓渗利脾湿,泽泻清泄肾中湿浊,牡丹皮清泄肝火(为"三泻")。三补三泻,相辅相成。知母、黄柏滋阴降火,女贞子、墨旱莲补益肝肾,四药合用滋阴养血,从根本上恢复阴阳协调的平衡状态。黄芪、益母草、泽兰、牛膝益气活血化瘀,帮助降低血液黏稠度,改善微循环和肾功能,减少肾动脉痉挛,减少蛋白尿的产生。党参、白术、杜仲补气健脾益肾,提高机体免疫功能,增强体质。车前子利水退肿。上药合用,共奏滋养肝肾、益气利水、清热活血之功效。陈丽霞教授认为,长期使用激素治疗会导致肝肾阴虚、虚火内生的症状,故用生地黄、知母治疗效果最好。在西药治疗肾病综合征的同时,采用中医辨证施治,可起到协同作用,能较快促进机体恢复阴阳平衡,有效消除机体对激素的依赖,减少激素的不良反应,且有利于激素的逐步撤减,能达到减少复发、巩固疗效的目的。

医案2:

患者刘某某,男,34岁,1年前出现双下肢水肿,在某医院查24 h尿蛋白定量为5.12 g,被诊断为肾病综合征,肾穿刺检查诊断为膜性肾病Ⅱ期,口服盐酸贝那普利片、金水宝胶囊、双嘧达莫片治疗,病情无明显好转。现症见:双下肢轻度水肿,小便泡沫较多,大便溏,每天2～3次,疲乏无力,腰膝酸软,饮食欠佳,舌淡红,苔薄腻,脉沉细。

辅助检查:尿常规示蛋白(4＋),24 h尿蛋白定量5.03 g;肾功能示血肌酐69.12 μmol/L,白蛋白20 g/L。

西医诊断:肾病综合征。

中医诊断:水肿(脾肾两虚证)。

治法:健脾补肾,益气祛风活血。

方药:生黄芪60 g,太子参20 g,茯苓20 g,白术10 g,炒薏苡仁20 g,山药20 g,芡实20 g,莲子肉20 g,赤白芍各10 g,防风10 g,当归10 g,桔梗10 g,菟丝子20 g,杜仲20 g,穿山龙30 g,生山楂10 g,川芎10 g,川怀牛膝各15 g。21剂,水煎服,日一剂。同时口服双嘧达莫片100 mg,每日3次。

二诊:患者大便偏稀,每日2次,无腹痛,略感腹胀,肠鸣,小便泡沫减少,舌淡红,苔白,脉沉细。方药:生黄芪60 g,太子参20 g,茯苓20 g,炒白术10 g,炒薏苡仁20 g,山药20 g,芡实20 g,莲子肉20 g,赤白芍各10 g,防风10 g,高良姜6 g,藿香10 g,石榴皮10 g,黄连6 g,青风藤30 g,煨葛根10 g,川芎10 g,炮附子6 g,红花6 g。15剂,水煎服,日一剂。

三诊:患者大便已成形,体力有好转,食欲正常,舌淡红,苔薄白,脉沉细。24 h尿蛋白定量3.46 g,尿常规示蛋白(3＋),生化检查正常。上方炮附子加至

10 g,21 剂,水煎服,日一剂。

四诊:患者体力较前有好转,腰酸痛,流鼻涕,咽不痛,大便基本成形,食欲正常,舌淡红,苔白,脉沉细。方药:生黄芪 90 g,党参 20 g,茯苓 20 g,炒白术 10 g,山药 20 g,芡实 20 g,莲子肉 20 g,炮附子 10 g,藿香 10 g,青风藤 30 g,防风 10 g,赤芍 20 g,川芎 15 g,地龙 6 g。30 剂,水煎服,日一剂。

五诊:患者平素易感冒,打喷嚏,咽不痛,大便每日 1～2 次,怕冷,舌淡红,苔白,脉沉细。方药:上方加穿山龙 30 g,麦冬 15 g,王不留行 20 g,灵芝 20 g,鱼腥草15 g。14 剂,水煎服,日一剂。

六诊:患者平素易感冒,体力差,易出汗,大便基本正常,小便泡沫较前减少,食欲正常,舌淡红,苔白,脉沉细。查 24 h 尿蛋白定量为 0.78 g。方药:上方灵芝加至 30 g,炮附子减为 6 g,加浮小麦 20 g,白芍 12 g。14 剂,水煎服,日一剂。

七诊:患者一般情况可,体力尚可,小便泡沫不多,下肢沉重,舌淡红,苔薄白,脉沉细。查尿常规示蛋白(1+),24 h 尿蛋白定量 0.35 g。上方继服 14 剂后,患者尿蛋白转阴,中药继服 15 剂以巩固疗效,随访 1 年未复发。

临床心得:蛋白尿发生机制主要是肾小球滤过膜的通透性增高,致使大量血浆蛋白漏出,超过了肾小管重吸收的能力而排出体外。中医学认为,肾病综合征的病机多为本虚标实,正虚邪实。本虚主要在于脾肾二脏功能失调及气、血、精、阴、阳亏损,标实包括外感、水饮、湿热、瘀血、情志不遂等,均可诱发和加重病情,并在病程中兼夹出现。此患者属脾肾两虚证,故治以健脾补肾,益气祛风活血。方以参苓白术散化裁为用,使脾肾升摄之功恢复,精微不致下注;使精气内守,固摄有权。其后随症加减。因患者平素易感冒,故又加入益气固表之品;病积日久,湿热瘀血互结,故兼以活血祛瘀、利湿化浊以治标。

医案 3:

患者李某某,男,65 岁,因"双下肢水肿反复发作 9 年,加重伴腹泻 2 年"就诊。患者 9 年前出现水肿、大量蛋白尿,在外院诊断为原发性肾病综合征,口服泼尼松常规治疗 8 个月无效,后逐渐减撤激素,转服中药,症状仍未减轻。2 年前,患者病情加重,出现腹泻,每日少则 2～3 次,多则 7～8 次,呈稀水样;有时感胸闷、气短、体力不支,双下肢水肿,多方求治不愈。就诊时症见双下肢重度凹陷性水肿,胸闷,气短,神疲乏力,腹泻,每日 3～5 次,呈稀水样便,小便量偏少,纳呆,口干不欲饮,舌淡,边有齿痕,苔薄白,脉沉弱。

辅助检查:全天尿量 600～800 mL,24 h 尿蛋白定量 3.88 g,总蛋白 38.2 g/L,白蛋白 19.89 g/L,肾功能正常。

西医诊断:肾病综合征。

中医诊断:水肿(脾肾两虚证)。

治法:健脾补肾,利水通络。

方药:党参 15 g,茯苓 20 g,白术 15 g,生薏仁 20 g,砂仁 6 g,白扁豆 12 g,怀山药 20 g,桔梗 10 g,葛根 15 g,藿香 10 g,广木香 10 g,芡实 20 g,莲子肉 20 g,生黄芪 15 g。7 剂,水煎服,日一剂。

二诊:患者腹泻好转,每日 2~3 次,时感胸闷、气短,舌暗,苔薄白,脉沉涩。原方去党参、桔梗、葛根、藿香、广木香、砂仁、白扁豆,合生脉散、四物汤,即党参易太子参 30 g,再加麦冬 10 g,五味子 6 g,生地 12 g,当归尾 12 g,赤芍 15 g,川芎 10 g。7 剂,水煎服,日一剂。

三诊:患者 7 日后复诊,腹泻仍每日 1~3 次,胸闷、乏力改善。上方加赤石脂 20 g,车前子 20 g(包),15 剂,水煎服,日一剂。

四诊:患者泄泻止,小便量明显增多,水肿减轻。继守前方前法,30 剂,水煎服,日一剂。

五诊:患者下肢轻度水肿,腰酸,大便每日 1 次,乏力,舌淡,苔薄白,脉沉。予四苓散加减,药用太子参 15 g,生黄芪 15 g,猪苓 15 g,芡实 20 g,泽泻 12 g,白术 15 g,赤芍 12 g,当归 15 g,生薏仁 20 g,金樱子 20 g,茯苓 15 g,鸡内金 15 g,蝉衣 10 g,玄参 20 g,川怀牛膝各 10 g,丹参 30 g。60 剂,水煎服,日一剂。

六诊:患者水肿渐退,全天尿量 1730 mL。24 h 尿蛋白定量 2.31 g,总蛋白 49 g/L,白蛋白 27 g/L,总胆固醇 5.2 mmol/L,三酰甘油 2 mmol/L。继服上方 60 剂,水煎服,日一剂。

七诊:患者因受凉反复外感,出现咳嗽,咳痰黄稠,气喘胸闷,咽喉疼痛,水肿加重。陈丽霞教授根据患者证候,予泻白散、生脉散、葶苈大枣泻肺汤合麻黄连翘赤小豆汤等加减化裁。调理 3 个月余,患者尿量已正常,24 h 尿蛋白定量降至 1.66 g,各项生化指标已恢复正常。

八诊:患者水肿明显减轻,但体力差,手脚心热,乏力气短,劳则更甚,二便可,舌暗,苔薄白,脉沉涩。予王清任黄芪赤风汤化裁。方药:生黄芪 30 g,赤芍 12 g,防风 10 g,穿山龙 30 g,地龙 10 g,蝉衣 10 g,白花蛇舌草 20 g,丹参 30 g,怀山药 15 g,芡实 15 g,当归 10 g,赤小豆 20 g,广陈皮 10 g。60 剂,水煎服,日一剂。

九诊:患者症状消失,无水肿,体力可,无腹泻,舌淡红,苔薄白,脉沉细。尿检阴性,24 h 尿蛋白定量 0.31 g。继服汤药 1 个月巩固疗效。随访 2 年,患者未复发。

临床心得:患者脾虚不摄,肾关不固,精微物质(蛋白)则从小便渗漏不止;脾虚健运失司,不能运化水谷精微而泄泻;土不制水,气不化水,是以肿势滔天。故陈丽霞教授认为当以培补脾肾为主,首以健脾益气固肾、渗湿止泻,以参苓白术散为基础方,随症加味。之后患者气阴两虚,血瘀水停显露,病还其本,此时又当从虚、瘀两方面论治,方以黄芪赤风汤加味。方中重用黄芪补脾益气,陈皮、山药健脾升清,赤芍、当归、赤小豆活血利水,芡实收涩固精,丹参活血化瘀,防风、穿山龙、地龙、蝉衣剔除肾络风邪。全方既能健脾补肾,又可祛风利水活血,虚实兼顾,攻补并施。因难治性肾病综合征患者均曾使用激素,临证中常出现气机逆乱、痰瘀交阻、阴虚阳亢、湿热内生诸证。若水病及血,久病入络,则又可见瘀血阻滞之证。故活血祛瘀是治疗难治性肾病综合征的又一重要法则,常贯穿于此病治疗的始终。此患者湿阻血瘀之象突出,故予四苓汤以健脾利湿固精,并加用赤芍、当归活血化瘀,丹参、太子参补气养阴,芡实、金樱子固肾涩精,使脾气虚损得复,水湿瘀血得化,水肿减轻,尿蛋白减少。

医案4:

患者金某某,男,37 岁,患肾病综合征 4 年余,经治疗病情稳定;10 个月前感冒后病情复发,当时尿蛋白(4+),重度水肿,住院用泼尼松等药物治疗,病情逐渐好转,尿蛋白转阴,水肿渐消;但当泼尼松减至隔日 15 mg 时,出现反跳,尿蛋白(4+),遂求中医诊治。患者面红而虚浮,周身乏力,腰酸,尿黄,舌暗红,苔白腻,脉弦滑。

辅助检查:尿常规示蛋白(3+),白细胞 5~7 个/HP。

西医诊断:肾病综合征。

中医诊断:水肿(气阴两虚证)。

治法:益气阴,利湿热,解毒活血。

方药:黄芪 30 g,山药 20 g,芡实 15 g,生地黄 20 g,知母 15 g,黄柏 15 g,丹皮 15 g,赤芍 15 g,瞿麦 20 g,萆薢 20 g,土茯苓 25 g,甘草 15 g。14 剂,水煎服,日一剂。

二诊:患者诸症均减轻;尿常规示蛋白(2+),白细胞 0~3 个/HP。药已见效,守法施治。方药:黄芪 50 g,党参 30 g,莲子 15 g,地骨皮 15 g,柴胡 15 g,麦冬 15 g,车前子 15 g,益母草 50 g,桃仁 15 g,红花 15 g,白花蛇舌草 30 g,甘草 15 g。28 剂,水煎服,日一剂。泼尼松改为隔日服 10 mg。

三诊:患者已无明显不适,尿蛋白(2+),舌暗红,苔薄白,脉滑;在此期间感冒一次,病情稳定。泼尼松改为隔日服 5 mg,以上方略事化裁,患者连服 60 余剂后尿检阴性,病情稳定。

临床心得:肾病综合征患者往往初起就诊于西医,常首选激素类药物进行治疗。其中有相当部分患者对激素类药物敏感而症状消失,尿检阴性,并对激素产生依赖现象,当激素减量到一定程度即出现反跳而病情复发。对这种情况,陈丽霞教授主张在递减激素量时,配合中药疗法。一则可巩固疗效,在激素减量时不出现反跳现象;二则控制激素不良反应的出现,起到治病防变的作用。然而对激素产生依赖现象的患者,临床上常无证可辨。陈丽霞教授在应用益气养阴利湿热法则的基础上,善于诊查入微,在辨舌、诊脉上下功夫。舌淡脉弱者,重在益气;舌淡红略干,脉细弱者,益气养阴并举;舌红苔白腻者,减参芪用量,重用清热利湿之品,如白花蛇舌草、瞿麦、萹蓄、土茯苓等,尽量不用苦寒之品,以防伤胃;舌红紫而肿胀者,常配伍解毒活血药物,如连翘、蒲公英、重楼、赤芍、桃仁。

医案5:

患者李某某,男,55岁。患者2周前受凉后出现双下肢水肿,伴泡沫尿,无尿色及尿量异常,无皮疹及关节痛,于当地医院查尿常规示蛋白(3＋)、潜血(1＋),24 h尿蛋白定量5.1 g,白蛋白21.2 g/L,血肌酐未见异常,被诊断为肾病综合征,后行肾穿刺术,病理示膜性肾病Ⅱ期。因患者拒绝使用激素及免疫抑制剂治疗,故前来本院就诊。现症见:乏力,双下肢水肿,全身困重,恶心,不思饮食,平素畏寒肢冷,泡沫尿,舌尖红,苔薄黄,脉沉滑。

西医诊断:肾病综合征。

中医诊断:水肿(脾肾亏虚证)。

治法:健脾益肾,清热利湿。

方药:姜黄10 g,虎杖10 g,白花蛇舌草15 g,半枝莲15 g,莪术10 g,川牛膝12 g,杜仲15 g,炒薏苡仁15 g,炒山药15 g,木瓜10 g,羌活10 g,忍冬藤15 g。14剂,水煎服,日一剂。

二诊:患者水肿减轻,3天前不慎受凉,现咽干咽痒,腹胀,不思饮食,舌微红,苔薄黄略腻,脉细缓。复查24 h尿蛋白定量5.0 g,白蛋白24 g/L。在原方基础上加蝉蜕15 g,苍术15 g,三棱15 g。7剂,水煎服,日一剂。

三诊:患者双下肢轻度水肿,尿中泡沫减少,舌暗红,苔白腻,脉沉滑。白蛋白27.6 g/L,尿蛋白定量未查。中药调方如下:姜黄10 g,虎杖10 g,白花蛇舌草15 g,半枝莲15 g,三棱10 g,莪术10 g,川牛膝12 g,炒薏苡仁15 g,炒山药15 g,石韦10 g,羌活10 g,苍术15 g,丹参10 g。30剂,水煎服,日一剂。

患者服药1个月,自觉诸症缓解,后在门诊坚持服用中药5个月余,之后多次查24 h尿蛋白定量在1 g以下,白蛋白33～36 g/L。

临床心得:膜性肾病是中老年肾病综合征最常见的病理类型,中医药治疗膜性肾病多有良效。本例患者根据中医四诊,辨证属于脾肾气虚、湿热蕴结,治疗予虎杖、白花蛇舌草、半枝莲、羌活清热祛湿,杜仲补肾,炒薏苡仁、炒山药健脾益气,木瓜化湿和胃安中;血不利则为水,故姜黄、牛膝相伍以活血利水;血不和则脉络受损,故辅以忍冬藤和络。二诊时,患者外感风寒,湿滞脾胃,治疗予原方加蝉蜕解表利咽,苍术健脾燥湿,三棱消食去积。三诊时患者瘀血明显,于前方加丹参活血,佐以石韦利水。陈丽霞教授认为,姜黄、虎杖两药合用可清湿热,去瘀血,切中膜性肾病病机,故临证中遣方用药必不离姜黄、虎杖,并随证灵活加减,取得了良效。

医案6:

患者史某,男,76岁。患者7年前无明显诱因出现下肢水肿,于我科门诊就诊,被诊为肾病综合征,使用吗替麦考酚酯胶囊治疗,水肿缓解,使用1年余后症状消失而自行停药;5年前再次出现下肢水肿,于当地医院住院治疗,效果可;3年前出现双下肢水肿,未予重视,后水肿加重,先后两次于当地医院住院治疗,效果欠佳。患者为求系统中西医结合治疗,于我科门诊就诊。现症见:周身重度凹陷性水肿,伴右下肢局部皮肤破溃,有黄色渗液,瘙痒明显,夜间干咳,无痰,食后感胃脘部胀闷不适,无恶心、呕吐,食欲缺乏,眠可,自述近日口服中药后出现腹痛、水样便。体格检查:患者老年男性,发育正常,营养稍差,神志清,精神欠佳;右下肢皮肤破溃,伴黄色渗液,周身皮肤散在色素缺失,皮肤潮湿,眼睑水肿;双肺底叩诊浊音,双肺呼吸音低,双肺未闻及干、湿性啰音;心率60次/分,律齐,心音低;舌质淡白,苔白腻,脉浮。

辅助检查:白蛋白18.4 g/L,D-二聚体7.85 mg/mL。

西医诊断:肾病综合征。

中医诊断:水肿(脾肾亏虚证)。

治法:健脾补肾。

方药:黄芪50 g,党参20 g,猪苓15 g,茯苓30 g,泽泻15 g,桂枝10 g,白术20 g,附子10 g,白芍15 g,水红花子15 g,大腹皮12 g,益母草30 g,莪术15 g,浙贝母20 g,焦山楂15 g,焦神曲15 g,焦麦芽15 g,水蛭5 g,冬瓜皮30 g,苏叶15 g,通草9 g,细辛3 g,浮萍10 g。14剂,水煎服,日一剂。

二诊:患者周身水肿较前减轻,夜间干咳好转,舌质淡白,苔白,脉弦。前方加通草至10 g,加楮实子10 g,14剂,水煎服,日一剂。

三诊:患者水肿明显减轻,皮肤破溃及瘙痒缓解,仍食欲缺乏。中药上方去楮实子、细辛、通草、浮萍,加菟丝子15 g,枸杞子15 g,麦冬15 g,薏苡仁30 g,

生白术 20 g,桂枝 10 g,28 剂,水煎服,日一剂。

临床心得:先天禀赋不足,劳倦内伤,或久病体虚,或年老体衰均能耗气伤津,累及脾肾,致脾虚失运,摄取精微物质的功能障碍,水湿内生,肾不主水,水泛肌肤,发为水肿。

医案 7:

患者张某,男,61 岁。患者 15 天前无明显诱因出现双下肢水肿,伴有乏力,肢体困倦,自觉咽干,多饮,左下肢偶有肌痉挛,夜间明显,小便频,可见泡沫,大便质稀,每日两次。体格检查:患者老年男性,眼睑水肿;双肺呼吸音粗,未闻及干、湿性啰音;心率 72 次/分,律齐,心音低;腹部膨隆,无胃肠形及蠕动波;全腹叩诊正常,叩诊无移动性浊音;双下肢轻度凹陷性水肿;舌质淡白,苔白腻,脉浮。

辅助检查:尿常规示蛋白(3＋);血生化示总蛋白 56.3 g/L,白蛋白23.4 g/L,三酰甘油 2.54 mmol/L,总胆固醇 7.9 mmol/L,脂蛋白(a)5524 mg/L,低密度脂蛋白胆固醇 6.11 mmol/L。

既往史:患者 37 年前因颜面部水肿于某医院诊为肾病综合征,服用激素及中药治疗,两年后停用激素及中药后,水肿及蛋白尿未复发。

西医诊断:肾病综合征。

中医诊断:水肿(瘀水互结证)。

治法:补益肝肾,活血化瘀。

方药:生黄芪 30 g,党参 15 g,白术 10 g,山药 20 g,杜仲 15 g,菟丝子 12 g,薏苡仁 20 g,芡实 20 g,川芎 10 g,枸杞子 12 g,丹参 15 g,菊花 10 g,白蔻 10 g,五味子 9 g。14 剂,水煎服,日一剂。

二诊:患者眼睑及下肢水肿缓解,颜面部未见水肿,乏力稍缓解,舌质暗红,苔黄燥,脉滑。上方去白蔻、五味子,加猪苓 30 g,茯苓 20 g,茯苓皮30 g,当归15 g,白术加至 15 g,14 剂,水煎服,日一剂。

三诊:患者眼睑及双下肢水肿明显好转,乏力缓解。患者自觉服中药效可,继服上方 30 剂。

临床心得:肾病综合征病位涉及肺、脾、肾、三焦,病程中正虚、水湿、湿热、瘀血交互搏击,正虚易留邪,邪留更伤正,以致临床表现虚实寒热交互相见,迁延难愈。现代中医多提倡温肾与利水法合用,以活血化瘀、祛风除痰化湿等为治疗原则。

医案 8:

患者夏某,女,54 岁,双下肢水肿反复发作 2 年,曾在多家医院诊治,被诊断为肾病综合征。患者长期服用激素治疗,泼尼松使用正规疗法,60 mg/d,晨顿服,逐渐减量至 20 mg/d,长期维持,疗效不佳,尿蛋白定性(3＋),24 h 尿蛋白定量 2.8～3.7 g。现症见:双下肢轻度水肿,腰膝腿软,面色淡白,头晕乏力,易感冒,口干,食欲缺乏,血压正常,舌淡暗红,苔白腻,脉细滑。查尿蛋白(3＋),24 h 尿蛋白定量 3.6 g,尿素氮、血肌酐正常。

西医诊断:肾病综合征。

中医诊断:水肿(脾肾气阴两虚,夹湿夹瘀)。

治法:益肾健脾养阴,利湿活血。

方药:黄芪 30 g,丹参 30 g,益母草 30 g,半边莲 30 g,蒲公英 20 g,熟地黄 15 g,泽泻 15 g,苏叶 15 g,山萸肉 10 g,山药 10 g,茯苓 10 g,牡丹皮 10 g,陈皮 5 g。30 剂,水煎服,日一剂。同时加服雷公藤多苷片 30 mg,每天 3 次,饭后服。

二诊:患者症状改善,水肿消退,尿蛋白(1＋),24 h 尿蛋白定量 1.2 g。守法再服药 2 个月,中药随证适当加减,服用雷公藤多苷片至尿蛋白转阴逐渐减量。经上述治疗,患者诸症缓解,尿蛋白持续阴性,24 h 尿蛋白定量正常,血生化示白蛋白、尿素氮、血肌酐均正常,继用中药随证加减,1 年未见复发。

临床心得:肾病综合征由于病程长,病情反复,形成一种以正气虚、气血功能失调为主或兼有湿邪的病证。大部分患者有不同程度的水肿、腰酸痛、头晕、乏力、尿少等一系列症状,久病阳损及阴可致肝肾阴虚或阴阳两虚或气阴两虚之证。蛋白尿乃精微物质,长期由小便流失又加重了肾阴不足。故其治疗以益气滋养肾阴为主,兼以健脾祛湿、活血化瘀。即使是阳虚者,也只能在补阴的基础上同时补阳,兼湿者佐以利湿。此方中黄芪补气,熟地黄、山药养阴,茯苓健脾,泽泻、半边莲利湿,山萸肉补肾,益母草活血化瘀,苏叶宣通三焦气机。临床上,陈丽霞教授常配伍使用现代医学已证实对本病确有疗效的中药,如雷公藤调节免疫;大黄抑制系膜及小管上皮细胞的过度生长,减少基质合成;冬虫夏草促进肾小管上皮细胞的合成等。激素在本病的治疗中起重要作用,但长期应用不良反应明显。陈丽霞教授常辨证地使用与肾上腺皮质激素作用类似的中药,如补气药中的人参、甘草、黄芪,补阳药中的杜仲、补骨脂、菟丝子、淫羊藿、肉苁蓉等,毒副作用少,临床疗效显著。在患者无临床症状而仅有蛋白尿时,在辨证用药的前提下,也可酌情配收涩固精之品,如金樱子、桑螵蛸、益智仁、覆盆子、莲须、芡实等。将中医学的宏观性与现代医学的微观性相结合,可提高临床疗效。

医案9：

患者张某，男，60岁。患者6个月前无明显诱因出现双下肢水肿，就诊当地医院，口服肾炎康复片后好转；后因情绪激动导致水肿复发，并进行性加重，5个月前查肝功能示白蛋白20.2 g/L，肾小球滤过率为66 mL/min，尿常规示蛋白（4＋）、潜血（2＋），未用药；后至其他医院查肝功能示白蛋白19.4 g/L，口服中药治疗后出现腹泻，自行停药；3个月前因水肿加重于我科住院治疗，被诊为肾病综合征，治疗好转后出院；1周前无明显诱因出现左下肢红肿疼痛，影响行走，为求进一步诊断及治疗，于我科就诊。现症见：双下肢凹陷性水肿，以左下肢为重，且左下肢色红，皮温较右侧升高，行走初期见左足疼痛，休息后无明显疼痛，颜面部水肿，时有腹胀，无腹痛、腹泻，纳眠可，尿中泡沫较多，大便调。体格检查：患者老年男性，神志清，精神可，查体合作；双肺呼吸音粗，双肺未闻及干、湿性啰音，无胸膜摩擦音；心率102次/分，律齐，心音有力，各瓣膜听诊区未闻及病理性杂音；舌质淡红，苔黄厚，脉弦。

西医诊断：肾病综合征。

中医诊断：水肿（湿热内蕴证）。

治法：清热利湿。

方药：麻黄10 g，连翘15 g，赤小豆15 g，猪苓15 g，茯苓15 g，泽泻20 g，金银花30 g，蒲公英20 g，浙贝母15 g，天花粉15 g，赤芍15 g，炒僵蚕15 g，生薏仁30 g，川牛膝20 g，车前子15 g（包煎），黄柏10 g，萆薢30 g，丝瓜络10 g，防己12 g。7剂，水煎服，日一剂。

二诊：患者下肢及颜面部水肿略缓解，前方加滑石15 g，通草6 g，继服14剂。并建议患者行骨髓穿刺以明确病情。

三诊：患者下肢仍水肿，颜面部水肿稍减，尿中泡沫减少，左下肢仍色红，皮温高于右下肢。中药上方加水蛭6 g，紫草10 g，继服15剂。

临床心得：肾病综合征是由各种肾小球疾病所致的临床综合征，特征性的临床表现为大量蛋白尿、低蛋白血症，可伴有程度不等的水肿和高脂血症。该病根据病因可分为继发性肾病综合征和原发性肾病综合征。肾病综合征根据不同病因结合病理类型，治疗常应用糖皮质激素以及其他免疫抑制剂，而且服用免疫抑制剂维持治疗的疗程较长。在此过程中不仅需要关注疗效，也要关注激素及免疫抑制剂带来的不良反应。长期服用糖皮质激素导致的反复感染、向心性肥胖、类固醇糖尿病、骨质疏松等并发症是临床常遇到的问题，不仅给患者带来极大痛苦，也影响疗效，导致肾病复发和加重。配合中医辨证治疗可明显改善患者症状，减轻药物不良反应，有助于肾病早期缓解，巩固疗效，避免复发。

另外,对于反复复发的难治性肾病综合征以及高龄或者患有严重基础疾病的患者,不能耐受免疫抑制剂治疗,采用中医辨证个体化治疗,能够明显改善症状,缓解病情,保护肾脏。

医案10:

患者程某,男,9岁,反复水肿、蛋白尿2年余。近2年余,患儿反复出现颜面、下肢凹陷性水肿,尿蛋白波动在(1+)～(3+),在当地医院儿科被诊断为肾病综合征,因严重水肿,曾经3次住院治疗。患儿长期服用泼尼松等药品治疗,病情时轻时重,反复发作,尤其是在激素减量后易复发,易患呼吸道感染。患儿每天早晨口服泼尼松和钙剂等。现症见:面色发白,眼睑水肿,下肢皮肤凹陷性水肿,神怯言微,四肢不温,形体略胖,小便短少,大便不实,舌质淡,苔白厚腻,脉微细。

辅助检查:血压为78/54 mmHg;尿常规示蛋白(3+),潜血(1+);镜下检查见红细胞8～10个/HP,颗粒管型2个/HP;24 h尿蛋白定量3.2 g;血常规示白细胞计数(WBC)6.3×10^9/L,中性粒细胞比例(GR)46%,淋巴细胞百分比(LY)52%,血小板计数(PLT)348×10^9/L,血浆总蛋白54 g/L,血浆白蛋白28 g/L;血脂示总胆固醇6.0 mmol/L,三酰甘油2.1 mmol/L,高密度脂蛋白胆固醇1.9 mmol/L,低密度脂蛋白胆固醇3.63 mmol/L;血沉25 mm/h。

西医诊断:肾病综合征。

中医诊断:水肿(脾肾阳虚,水湿阻络)。

治法:益气健脾,活血化瘀,通络利水。

方药:黄芪15 g,党参10 g,当归10 g,白术10 g,茯苓10 g,丹参10 g,莪术6 g,蝉蜕10 g,徐长卿6 g,猪苓8 g,泽泻8 g,枳壳6 g,山楂10 g,白豆蔻5 g,藿香8 g。14剂,水煎服,日一剂。泼尼松维持原治疗量。雷公藤多苷片5 mg,早、晚各一次,口服。

二诊:上方服用2周后,患儿眼睑水肿消失,下肢水肿明显减轻,仅足背及踝关节肿,纳食增加,舌质淡暗,苔白,脉细。尿常规示蛋白(2+),潜血(1+);镜检见红细胞4～6个/HP。上方减猪苓、泽泻、白豆蔻,14剂,水煎服,日一剂。

三诊:患儿眼睑及下肢水肿消失,体力增加,精神好转。尿常规示蛋白(1+),潜血(—);镜检(—)。方药:黄芪15 g,党参10 g,当归10 g,白术10 g,丹参10 g,莪术6 g,蝉蜕10 g,徐长卿6 g,地龙10 g,水蛭3 g,山楂10 g,桑寄生10 g。28剂,水煎服,日一剂。

以后患儿数次复诊,尿常规、血脂及血浆蛋白均逐渐正常。中药随症加减,总守益气养血、化瘀通络之法巩固疗效。此后泼尼松、雷公藤多苷片逐渐减量至停。患儿前后治疗 1 年余,随访 2 年无复发。

临床心得:难治性肾病综合征以病情反复发作、激素撤退困难以及蛋白尿、血尿等难以控制为特点。长期大量使用糖皮质激素,不良反应明显,治疗极其棘手。传统中医治疗该病,皆以发汗、利水、利小便为宗旨,但低蛋白血症引起的水肿,单纯利小便是不能奏效的。陈丽霞教授认为该病水肿是标,病之本是肺、脾、肾三脏主水功能失常,水液代谢障碍,水湿内停,阻滞脉络,气血不畅,而形成湿瘀互阻之证。治疗重在益气养血,活血通络。化气则湿除,祛瘀则络通。方中黄芪、党参、白术、茯苓、桑寄生益气健脾补肾,当归、丹参、地龙、水蛭、莪术活血化瘀通络。初诊时,患儿水湿之邪弥漫三焦,泛溢肌肤,中气不畅,故以藿香、枳壳、白豆蔻醒脾化湿;猪苓、泽泻利水通小便,使湿邪速解;蝉蜕、徐长卿本为除风之药,用在此处属经验用药。陈丽霞教授认为,难治性肾病综合征患儿免疫功能低下,正气不足,易为外邪所感,引动病情发作,反复不愈,益气健脾养血可以有效扶助正气,改善免疫功能,提高机体自我恢复能力,且可以减轻激素的不良反应。

医案 11:

患者马某,男,70 岁,反复周身水肿 3 年余,加重伴腰痛半月。患者 3 年前无明显诱因出现眼睑、下肢水肿,眼睑下垂,至医院查尿蛋白(4＋),被诊为肾病综合征,行肾穿刺活检病理为微小病变(具体不详),足量应用泼尼松治疗,1 年后停用;停用泼尼松后 4 个月病情复发,又足量泼尼松治疗并逐渐减量;半月前无明显诱因出现水肿加重,伴腰痛及右下肢疼痛;今日为求进一步系统中西医结合治疗,遂来门诊就诊。现症见:双下肢水肿,腰痛,伴右下肢疼痛,纳食可,尿量可,大便调,舌质暗红,苔黄,脉沉。体格检查:血压 170/80 mmHg;双肺叩诊呈清音,双侧肺呼吸音粗,未闻及干、湿性啰音,无胸膜摩擦音;心率69 次/分,律齐,心音有力,各瓣膜听诊区未闻及病理性杂音;眼睑、双下肢水肿。

辅助检查:尿常规示蛋白(＋－)。

西医诊断:肾病综合征。

中医诊断:水肿(脾肾亏虚,瘀血内阻)。

治法:健脾补肾,活血利水。

方药:党参 15 g,黄芪 10 g,茯苓 10 g,白术 10 g,炙甘草 10 g,半夏 10 g,陈皮 10 g,桃仁 10 g,红花 10 g。7 剂,水煎服,一日一剂。

二诊:患者双下肢水肿稍缓解,腰痛,伴右下肢疼痛,纳食可,尿量可,大便调,舌质暗红,苔黄,脉沉。修改方药为生地黄 15 g,熟地黄 15 g,山萸肉 12 g,丹皮9 g,泽泻 9 g,茯苓 9 g,山药 12 g,麦冬 12 g,五味子 9 g,黄芪 30 g,丹参

30 g,当归 15 g,川芎 15 g,金樱子 20 g,芡实 20 g,白花蛇舌草 30 g,萆薢 30 g,鸡血藤 30 g。14 剂,水煎服,日一剂。

三诊:患者双下肢水肿消失,腰痛,纳食可,尿量可,大便调,舌质暗红,苔黄,脉沉。中药上方继服 14 剂。

临床心得:水肿先从眼睑或下肢开始,继及四肢全身,需与鼓胀相鉴别。方以熟地黄、黄芪滋阴健脾益气为君;山萸肉、金樱子、芡实、山药滋补肝肾,生地黄、丹皮清热凉血,泽泻、茯苓利水渗湿,麦冬、五味子养阴生津,为臣药;萆薢、白花蛇舌草利湿去浊,丹参、当归、川芎、鸡血藤活血化瘀,为佐药。

三、肾功能不全

医案 1:

患者吴某某,男,16 岁,2 年前患肾炎,当地医院中西医治疗并进,西药用泼尼松,中医诊断为寒湿,用胃苓汤及防风、羌活等药,又惑于"肾病宜补"之说,常用鲍鱼等进补,病遂缠绵不愈。半年前来我院初诊,患者面目水肿而红,神气疲乏,自述时有头晕眼花,肌肉酸楚,烦躁咽干,口秽喷人,不思饮食,溺黄短味辣,大便两日一行,溏滞肛热,诊其脉弦滑细数,舌红苔黄腻浊,血压 180/107 mmHg,每日服祛风燥湿中药及泼尼松 30 mg。

辅助检查:肾功能示尿素氮 7.8 mmol/L,血肌酐 140 μmol/L;尿常规示蛋白(3+),红细胞(3+),白细胞(1+)。

西医诊断:慢性肾功能不全。

中医诊断:水肿(脾肾亏虚,湿浊水毒瘀阻)。

治法:清化湿热,兼顾肾阴。

方药:生大黄 20 g,山药 20 g,茯苓 30 g,牡丹皮 15 g,泽泻 15 g,白花蛇舌草 30 g,黄芩 12 g,滑石 20 g,冬瓜皮 20 g,白茅根 30 g,山楂 20 g,麦芽 25 g。15 剂,水煎服,日一剂。并嘱患者即日起激素减半,停一切补品,饮食清淡。

二诊:患者见服药有效,已连服 30 剂。患者面肿消退一半,夜睡颇安,大便成形,每日一行,小便量多,色黄稍淡,舌苔退薄,而口干、头晕、目花依然。此时湿热已去七八,转方以清养肾阴为主,祛湿清热为辅。予生大黄 25 g,山萸肉 15 g,山药 20 g,茯苓 20 g,泽泻 20 g,牡丹皮 15 g,龟甲 25 g,知母 12 g,天门冬 12 g,白茅根 30 g,白果肉 15 枚,川萆薢 20 g,冬瓜皮 20 g。连服 15 剂,激素再减至每日 7.5 mg。

三诊:患者水肿消退七八,面赤转黄,眠食好转,精神稍振,舌苔退薄大半,脉弦细略数,小便不黄量多。肾功能示尿素氮 6.2 mmol/L,血肌酐

128 μmol/L；尿常规示蛋白（1＋），红细胞 3～4 个，白细胞（一）；血压 160/93 mmHg。此时邪已去，正虚稍复。转方以补肾阴为主（激素每两日 5 mg,1 周后停用）：生、熟地黄各 12 g,山茱萸 15 g,山药 20 g,茯苓 15 g,泽泻 15 g,牡丹皮 15 g,龟甲 25 g,女贞子 15 g,旱莲草 15 g,芡实 20 g,每周服 3 剂。另予补脾方：太子参 15 g,北沙参 10 g,山药 15 g,扁豆 15 g,陈皮 2 g,石斛 10 g,谷芽 20 g,茯苓 15 g,每周服 1～2 剂。此后每 15 天复诊一次，仍用前法间歇服用，患者尿常规未见阳性，至今未水肿。

临床心得：慢性肾脏病是严重危害人类健康的常见疾病，影响世界上约 11％的人口。近年来，我国糖尿病、肿瘤患者及妊娠女性中肾病综合征的发病率呈增长趋势，从儿童到中老年人均可发病，好发人群包括免疫力低下者、不规范用药者以及患有"三高"（高血压、高血脂、高血糖）和肥胖的人群。中医对于肾病有着上千年的认识，其属于"风水""溺血""水肿""虚劳"等范畴。陈丽霞教授认为，肾病应分病机、分转归阶段而治疗，不同类型、不同时期的肾病应依证而治。

医案 2：

患者沈某某，女,53 岁，双下肢水肿反复发作 4 年余。现症见：双下肢水肿，乏力，畏寒，腰痛，胸闷气短，偶有心前区疼痛，口黏口干，饮水不多，食欲缺乏，恶心，大便稀软，尿频短，舌红，苔薄黄，脉滑。

辅助检查：尿常规示蛋白（4＋）；肾功能示尿素氮 19 mmol/L,血肌酐440 μmol/L。

西医诊断：慢性肾功能不全。

中医诊断：水肿（脾肾亏虚，湿浊水毒瘀阻）。

治法：健脾温肾利水，疏肺导水。

方药：川芎 12 g,牵牛子 20 g,大黄 9 g(后下),黄芩 15 g,黄连 10 g,薄荷 9 g,滑石、苏叶各 30 g,积雪草 50 g。15 剂，水煎服，日一剂。

二诊：患者水肿减轻，胸闷气短缓解，仍有口黏口干、食欲缺乏、恶心，舌红，苔薄黄，脉细滑。上方加竹茹 18 g,姜半夏 9 g,15 剂，水煎服，日一剂。

三诊：患者诸症减轻。复查尿常规示蛋白（2＋）；肾功能示尿素氮 13.3 mmol/L,血肌酐 388 μmol/L。上方继服 30 剂。

临床心得：此方为刘河间制神芎丸，本治男女老幼一切热证及痰饮酒食停积。王肯堂将其更名为神芎导水丸，用治水邪久渍、内外俱实、二便闭涩之证。陈丽霞教授则加入苏叶、积雪草，改为汤剂。此方大旨乃攻实邪，为急则治标之法。急慢性肾衰发病过程中的病理产物——血中过高的氮质，就是中医所说的

"邪"。邪一日不去则正一日不安。故用大黄、牵牛子荡涤实邪,推陈致新;黄芩、黄连清热解毒;滑石通调水道;川芎、薄荷宣行气血,以通其壅塞。诸药合而为剂,攻邪之力甚猛。现又在原方基础上,加苏叶、积雪草,降血氮之力更大。《金匮要略》用苏叶解鱼蟹毒,历代医家多有验证;《神农本草经》之"积雪草",主治"大热恶疮、痈疽",故纳此两药于神芎导水丸中,相得益彰。

医案3:

患者洪某某,女,64岁。患者3个月前双下肢水肿,体检发现尿蛋白(3+)、血肌酐132.8 μmol/L,未行特殊治疗;2天前双下肢水肿加重,为求中西医结合系统治疗来诊。现症见:疲劳乏力,双下肢水肿,两膝关节疼痛,纳寐可,夜尿每日三次并伴有泡沫,大便正常,舌淡红,边有齿痕,苔薄黄稍腻,脉弦。

辅助检查:尿常规示蛋白(3+);24 h尿蛋白定量1.91 g;血生化示总蛋白72 g/L,白蛋白41.1 g/L,尿素氮8.22 mmol/L,血肌酐138.8 μmol/L,尿酸422 μmol/L;肾脏B超示肾脏大小为左侧9.0 cm×4.4 cm,右侧9.6 cm×4.6 cm。

西医诊断:慢性肾功能不全。

中医诊断:水肿(脾肾亏虚,湿浊水毒瘀阻)。

治法:益肾健脾,清利湿热,泄浊和络。

方药:生黄芪30 g,山茱萸10 g,防风6 g,炒山药10 g,炒白术10 g,紫苏叶20 g,黄连3 g,茵陈20 g,白花蛇舌草15 g,六月雪15 g,红花10 g,熟大黄8 g,茯苓皮30 g,车前子30 g,益母草30 g,石韦30 g,全蝎6 g,炒僵蚕10 g。15剂,水煎服,日一剂。

二诊:患者双下肢水肿已不显,疲劳乏力减轻,腰膝隐隐酸痛,口干,纳可,夜寐欠佳,二便调,舌淡红,边有齿痕,苔薄黄,脉弦细。复查尿常规示蛋白(1+),24 h尿蛋白定量1.39 g。治从前法,上方车前子改为15 g,加天花粉15 g,黄蜀葵花20 g,20剂,水煎服,日一剂。

三诊:患者腰膝关节疼痛缓解,口干已平,近日受凉后慢性支气管炎发作,咳白痰,纳可,夜寐入睡困难,二便调,舌淡红,苔薄,脉细。查体见咽部色暗红,扁桃体不肿大,双下肢肿消。复查尿常规示蛋白(1+);24 h尿蛋白定量1.41 g;肾功能示尿素氮10.33 mmol/L,血肌酐115.5 μmol/L,尿酸404 μmol/L;血常规正常。方药:二诊方加鱼腥草30 g,金荞麦30 g,南沙参15 g,麦冬10 g,14剂,水煎服,日一剂。

四诊:药后患者咳痰除,肢肿未作,偶有腰痛,纳寐可,大便每日一次,质干,舌淡红,边有齿痕,苔薄黄腻,脉弦细。复查尿常规示蛋白(1+),24 h尿蛋白定量 0.86 g。方药:三诊方去茯苓皮、车前子、金荞麦、鱼腥草,熟大黄改为 12 g,加肉苁蓉 10 g,30 剂,水煎服,日一剂。

五诊:患者现无不适,纳寐可,二便调,舌淡红,边有齿痕,苔薄黄,脉弦细。复查肾功能示尿素氮 10.48 mmol/L,血肌酐 102 μmol/L,尿酸 431 μmol/L;尿常规示蛋白(1+);24 h 尿蛋白定量 0.39 g。方药:效守前方。近半年来,患者坚持每月复诊,精神状态良好,无明显不适,血肌酐波动在 90~105 μmol/L,24 h 尿蛋白定量为 0.3~0.5 g。

临床心得:本案是由慢性肾炎引起的肾损害,处于病变初期,正气虽虚,然亦可对抗毒邪,此时当稍以扶正,一鼓作气除毒邪。患者为老年女性,又有支气管炎病史,宜肺脾肾同治,顾护气阴。方中山药、山茱萸健脾补肾,黄芪、防风、白术为玉屏风散之意,五药合用可增强机体抵抗力。陈丽霞教授认为,湿毒贯穿慢性肾衰竭始终。清代医学大家费伯雄曾云"湿为地之气,其中人也缓,其入人也深",解"湿毒"运脾是根本,化湿是关键,分利为手段。方中重用紫苏叶,少佐黄连清热泻火,此配伍辛开苦降,能疏利气机,和胃降逆,又可温散血中湿毒,临床长期使用观察发现对降低血肌酐效果明显;茵陈、白花蛇舌草、六月雪清热利湿解毒,肝肾同治,以泻下焦湿热;红花辛散温通,《本草汇言》称之为"破血、行血、和血、调血之药",能活血通经,祛瘀生新;大黄熟用制其苦寒,化瘀解毒,通腑泄浊,乃治疗慢性肾衰竭常用中药;茯苓皮、车前子淡渗利湿而不伤阴液;益母草石韦清热除湿,利尿通淋,导邪毒从二便出;僵蚕、全蝎祛风定惊,通络散结,祛盘踞于肾脏之风邪。此方标本兼顾,偏于治标,治标之中亦有侧重,重于化湿毒、解热毒、泻浊毒,轻于破瘀毒、祛风毒。病程中患者因支气管炎复发,尿蛋白加重,但肾功能尚平稳,此时加金荞麦、鱼腥草化痰止咳,南沙参、麦冬凉血养阴、润肺利咽。尿蛋白为肾脏病的病理产物,能进一步加快肾衰竭的进展,此案降血肌酐与降尿蛋白并行而治。

医案 4:

患者张某,男,63 岁。患者患慢性肾炎 20 余年,曾在某医院住院治疗,病情好转;8 个月前在感冒后出现发热、腰酸、头痛等症状,检查肾功能示尿素氮 16.5 mmol/L,血肌酐 328 mmol/L,遂去北京某医院治疗,未见明显好转。现症见:尿少,下肢水肿,恶心欲吐,乏力,口干,口苦,腰酸怕冷,大便正常,舌胖大,苔白腻,脉沉细弦滑。

西医诊断:慢性肾功能不全。

中医诊断:水肿(脾肾亏虚,湿浊水毒瘀阻)。

治法:温阳补肾,祛风排毒。

方药:附子 15 g,白术 30 g,茯苓 60 g,白芍 15 g,大黄 15 g,细辛 5 g,黄连 3 g,苏叶 10 g,蝉衣 10 g,丹参 20 g,菝葜 15 g,六月雪 15 g,土茯苓 60 g,泽泻 15 g,柴胡 10 g,黄芩 9 g,半夏 12 g,稆豆衣 30 g,白茅根 30 g,甘草 3 g。15 剂,水煎服,日一剂。

二诊:患者下肢水肿好转,无恶心呕吐,舌苔减退,继用原方化裁加以巩固。方药:附子 15 g,白术 30 g,茯苓 60 g,白芍 15 g,大黄 15 g,细辛 5 g,黄连 3 g,苏叶 10 g,蝉衣 10 g,丹参 20 g,菝葜 15 g,六月雪 15 g,土茯苓 60 g,泽泻 15 g,稆豆衣 30 g,白茅根 30 g,甘草 3 g。15 剂,水煎服,日一剂。

三诊:患者诸症好转,下肢水肿消失。检查肾功能示血肌酐降至 212 $\mu mol/L$,尿素氮 14.5 mmol/L。上方加当归 10 g,黄芪 50 g,15 剂,水煎服,日一剂。

四诊:患者因外感出现咳嗽、口干、头痛、乏力、腰酸,舌淡苔白,脉浮弦滑。检查肾功能示血肌酐升至 425 $\mu mol/L$,尿素氮 20.8 mmol/L。辨证为少阳太阳合病,治以小柴胡汤加味。方药:柴胡 10 g,黄芩 9 g,半夏 12 g,太子参 10 g,蒲公英 20 g,苏叶 30 g,蚤休 15 g,白茅根 30 g,金银花 30 g,连翘 15 g,干姜 5 g,细辛 5 g,五味子 10 g,枇杷叶 15 g。7 剂,水煎服,日一剂。

五诊:患者仍偶咳嗽、口干,无头痛、乏力、腰酸,以原方巩固治疗,7 剂,水煎服,日一剂。

六诊:患者腰酸、乏力,无其他不适,舌淡苔白,脉沉细,尺脉弱。辨证为少阴病。方药:熟地黄 30 g,山药 30 g,山萸肉 20 g,丹皮 10 g,茯苓 10 g,泽泻 10 g,六月雪 30 g,车前草 30 g,夏枯草 30 g,蒲公英 30 g,丹参 20 g,黄芪 50 g,当归10 g,地龙 15 g。15 剂,水煎服,日一剂。以此方加减巩固至今。患者复查肾功能示血肌酐 125 $\mu mol/L$,尿素氮 12.8 mmol/L。

临床心得:因为患者下肢水肿,伴怕冷,口干口苦,舌淡胖,故选用真武汤合小柴胡汤打底,以温肾阳,蒸腾气化水液;配伍大黄附子细辛汤温通寒积。黄连不但苦寒治湿热,且能降胃火之上冲。苏叶味甘辛而气芳香,通降顺气化浊独擅其长,然性温散,与黄连配伍有辛开苦降之功。胃气以降为顺,湿热蕴阻于胃,而致胃气上逆,故呕昼夜不止。《黄帝内经》病机十九条谓"诸逆冲上,皆属于火",故用黄连、苏叶清热化湿,降逆上之火。此方药简,但止呕之力强。对呕吐不止的患者,可以此方少量频服。从中医来看,肾功能不全属于全身性疾病,关键在于毒素的排出。肾功能不全患者正气虚,特别是肾阳虚衰,在疾病早期阶段,常出现尿多,这是因为肾阳虚不能约束膀胱而收藏失司;后期常常会出现尿少甚至无尿。古有"阳主开,阴主藏",阳衰不开,不开则不能排泄。阴阳互根,阳损必然导致阴伤,而阴主藏精,阳虚不能气化,阴精不能收藏而下漏致蛋白大量排出。所以,治疗肾功能不全应该认识到肾阴肾阳皆亏损,同时峻补肾阳和肾阴,助其功能修复,精藏则正复。

医案5:

患者马某某,女,55岁。患者半年前因"头晕间作3天"于当地医院住院,查血肌酐偏高,行肾穿刺示系膜增生性病变伴结节形成(65个肾小球中44个球性废弃,3个局灶节段性硬化)。现症见:双下肢稍肿,腰背酸痛,疲劳乏力,口干明显,纳可,入睡困难,小便量少,大便每日3～4次,量少难解,舌偏红,苔黄腻,中有剥苔,脉弦细。

辅助检查:尿常规示蛋白(2＋),尿糖弱阳性;肝肾功能示血清总蛋白58.4 g/L,白蛋白28.1 g/L,尿素氮8.48 mmol/L,血肌酐200.6 μmol/L,尿酸355 μmol/L。既往有2型糖尿病史10年,平素血糖控制不佳。

西医诊断:慢性肾功能不全。

中医诊断:虚劳(脾肾亏虚,湿浊水毒瘀阻)。

治法:益肾健脾,补气养阴,利水解毒。

方药:生黄芪30 g,炒白术10 g,炒山药15 g,生地黄10 g,山茱萸10 g,紫苏叶20 g,黄连3 g,茵陈20 g,六月雪30 g,土茯苓30 g,五灵脂6 g,蒲黄6 g,积雪草30 g,地锦草20 g,红花10 g,川芎10 g,熟大黄8 g,生牡蛎40 g,茯苓30 g,车前子20 g,石韦30 g,僵蚕10 g,牛蒡子15 g。15剂,水煎服,日一剂。

二诊:患者感疲劳乏力,诉足底连及足踝时有抽痛,纳可寐安,二便调,舌稍红,苔薄黄腻,脉细。复查肾功能示尿素氮11.67 mmol/L,血肌酐64.9 μmol/L,尿酸401 μmol/L;尿常规示蛋白(2＋);24 h尿蛋白定量1.78 g。上方加延胡索15 g,徐长卿10 g,30剂,水煎服,日一剂。

三诊:患者感下肢乏力,食欲缺乏,寐可,大便每日1～2次而不成形,舌淡红,边有齿痕,苔薄黄腻,脉弦。复查尿常规示蛋白(1＋);24 h尿蛋白定量0.98 g;肾功能示尿素氮8.20 mmol/L,血肌酐130.9 μmol/L,尿酸337 μmol/L。方药:上方加焦六曲30 g,炒麦芽30 g,30剂,水煎服,日一剂。患者半年来定期门诊复诊,血肌酐波动在125～150 μmol/L,24 h尿蛋白定量稳定在0.4～0.6 g。

临床心得:本案慢性肾功能不全属糖尿病肾病所致。本虚为脾肾气阴两虚,标实为湿热瘀浊互结,治按健脾补肾、益气滋阴、清利湿热、和络泄浊法。患者阴虚征象明显,以地黄、山药、山茱萸肝脾肾三阴并治,配伍茯苓、车前子、石韦等清热泻火、淡渗泄浊之品,使补而不腻,泻不伤正。陈丽霞教授认为,该案肾穿刺结果为系膜增生性病变伴结节形成,中医看来乃"痰瘀互结肾络",尤其是瘀血的深浅程度影响慢性肾衰竭的轻重,更能导致其他病理因素如水湿、湿浊的产生。陈丽霞教授治以五灵脂、蒲黄、红花、川芎活血化瘀,通利血脉,使气血顺行;生牡蛎滋补肝肾,软坚散结;又从风论治蛋白尿,积极去除诱因,恢复肾功能。此方用药平缓,轻药重投,取效显著。

医案 6:

患者于某某,男,64 岁,5 年前体检发现血肌酐 180 μmol/L,未予重视;3 年半前行"腹腔镜下根治性全膀胱切除＋输尿管皮肤造口术",术后查血肌酐 200 μmol/L 左右,未行系统治疗;10 天前感头晕乏力,为求中西医结合系统治疗来诊。现症见:腰酸乏力明显,无恶心呕吐,无视物模糊,纳寐可,大便干硬难解,舌暗,苔黄腻,脉弦。

辅助检查:尿常规示蛋白(3＋);血生化示尿素氮 32.4 mmol/L,血肌酐 607 μmol/L,尿酸 374 μmol/L;肾小球滤过率估算为 9 mL/(min・1.73 m^2);肾脏 B 超示左肾大小 9.1 cm×5.8 cm×4.8 cm,右肾大小 9.8 cm×6.5 cm×5.8 cm,呈慢性肾衰竭改变。

西医诊断:慢性肾功能不全。

中医诊断:虚劳(脾肾亏虚,湿浊水毒瘀阻)。

治法:益肾健脾,补气养阴,活血清利,泄浊解毒。

方药:生黄芪 30 g,炒白术 10 g,黄精 10 g,玉竹 10 g,山茱萸 10 g,山药 15 g,菟丝子 10 g,紫苏叶 20 g,半枝莲 15 g,白花蛇舌草 30 g,六月雪 15 g,土茯苓 30 g,红花 10 g,川芎 10 g,茵陈 15 g,熟大黄 6 g,石韦 30 g,紫花地丁 20 g。14 剂,水煎服,日一剂。

二诊:患者易疲劳,腰酸痛不显,纳寐可,大便每日一次而质稀,舌暗,苔腻微黄,脉弦细。复查肾功能示尿素氮 20.1 mmol/L,血肌酐 495 μmol/L;肾小球滤过率估算为 11 mL/(min・1.73 m^2)。治从前法,上方加仙鹤草 30 g,28 剂,水煎服,日一剂。

三诊:患者近日感腰酸背痛,劳累后尤甚,耳鸣时作,纳寐可,大便每日一次并成形,舌暗,苔微黄腻,脉弦细数。复查肾功能示尿素氮 19.7 mmol/L,血肌酐 412 μmol/L,尿酸 441 μmol/L;肾小球滤过率估算为 14 mL/(min・1.73 m^2);尿常规示蛋白(2＋),白细胞 500/μL。治守前法,上方熟大黄改为 8 g,加车前子 20 g、煅磁石 10 g,30 剂,水煎服,日一剂。

四诊:患者腰背稍感酸痛,耳鸣偶作,纳寐可,大便调,舌暗,苔薄黄稍腻,脉弦细。复查肾功能示尿素氮 19.5 mmol/L,血肌酐 415 μmol/L,尿酸

410 μmol/L,钾 6.11 mmol/L;肾小球滤过率估算为 13 mL/(min·1.73 m^2)。嘱患者严禁高钾饮食。方药:上方山茱萸改为 30 g,煅磁石改为 30 g,14 剂,水煎服,日一剂。

五诊:患者精神状态较前明显好转,双手指关节偶作痛,纳寐尚可,大便难解,舌淡红,苔根部黄腻,脉弦细数。复查尿常规示蛋白(1＋),红细胞计数 25/μL,白细胞计数 500/μL;肾功能示尿素氮 17.1 mmol/L,血肌酐 373 μmol/L;肾小球滤过率估算为 15 mL/(min·1.73 m^2)。上方加络石藤 20 g,熟大黄改为 10 g,30 剂,水煎服,日一剂。患者大半年来坚持服用中药巩固疗效,诉腰酸耳鸣,余未有明显不适。

临床心得:此案为患者延误失治,脾肾双亏,又发"膀胱癌",此时阴伤气耗,痰瘀湿热毒胶结肾络。患者虽进入肾衰竭期,然以实象居多,整体辨证,为正气不足,气化失常,病理产物淤积体内而表现于外,属虚实夹杂证,切不可误以为"至虚有盛候"。健脾益肾仍用黄芪、山药、白术、山茱萸,陈丽霞教授以调补气阴为主,酌情加黄精、玉竹补气血,润五脏,佐甘温之菟丝子阴阳并调;重用紫苏叶一者调畅气机,二者防寒凉药偏胜损伤脾胃,三者温肾解毒降血肌酐;半枝莲、白花蛇舌草清热解毒,活血化瘀,兼有抗肿瘤作用;六月雪、土茯苓除湿泄浊;红花、川芎理气活血;茵陈清利湿热,活血化瘀;大黄通腑泄浊;石韦、紫花地丁清热解毒兼顾尿蛋白。本案患者肾衰程度重,稍有不慎即踏入尿毒症期,此时趁其肾气尚有余力,便当全力挽救,待血肌酐平稳再着手治疗蛋白尿。陈丽霞教授认为肾气不足乃慢性肾衰竭的根本病因,顾护肾气、平衡阴阳是辨证用药的基本准绳,但是"毒邪"这一病理产物始终贯穿疾病始终,无论慢性肾衰处于何种阶段,都应以"解肾毒,保肾气"为首要目的。过多地滋阴补阳一来滋腻碍胃,有损后天水谷之精的吸收;二来容易闭门留寇,导致毒邪胶着留恋。陈丽霞教授从清热解毒、化湿散痹、排浊清毒、化瘀驱毒、祛风攻毒、温肾泄毒几方面着手,根据患者病程阶段和其他原发疾病辨证而治;倡导使用药性平和之品,宜平补平泻,避免药毒损伤肾脏;临床上常根据中药相须相使,择用药对增效减毒,在很大程度上提高了疗效。

医案 7:

患者蒋某某,男,63 岁,因"慢性肾炎 10 余年,血肌酐升高 1 年"就诊。现症见:双下肢中度水肿,面色黧黑,头痛头晕,神疲乏力,食欲缺乏,腹胀,口中有尿味,舌淡白,边有齿痕,脉沉细。

辅助检查:肾功能示尿素氮 18.8 mmol/L,血肌酐 385.4 μmol/L;血常规示血红蛋白 78 g/L;双肾彩超示双肾稍缩小。

西医诊断:慢性肾功能不全。

中医诊断:水肿(脾肾亏虚,湿浊水毒瘀阻)。

治法:保肾降浊,利水消肿。

方药:黄芪 30 g,党参 20 g,冬虫夏草 15 g,大黄、益母草、绞股蓝、半边莲各 30 g,水蛭 10 g。7 剂,水煎服,日一剂。

二诊:患者服药后水肿减轻,每日腹泻 3～4 次。将上方大黄改为 10 g,15 剂,水煎服,日一剂。

三诊:患者服药后诸症好转,已无水肿,面色好转,乏力缓解,纳食可,舌淡红,苔薄白,脉细。辅助检查:肾功能示尿素氮 10.14 mmol/L,血肌酐 295.6 μmol/L;血常规示血红蛋白 89 g/L。上方继服 30 剂。后患者长期门诊口服中药,血肌酐无大幅增长。

临床心得:慢性肾衰竭的关键是脾肾虚衰,从而导致湿浊瘀毒潴留,浊毒内停。治疗上如单纯"保肾",则浊毒不除,脾肾受损不止;如片面强调"降浊",则必耗伤津液,反损脾肾功能。因此,总的治疗原则一是"保肾",增强脾肾气化功能;二是"降浊",促进有毒物质的排泄。本方中,黄芪、党参健脾益气,扶助正气;冬虫夏草为补肺肾名药,能有效改善肾功能;大黄解毒降浊,抑制蛋白质分解,降低肾小球性高血压,改善肾组织高凝状态和脂质代谢紊乱;水蛭、益母草活血化瘀,可抑制血小板凝集,防止肾小球内凝血;绞股蓝含有多种人参皂苷,具有明显的降血脂作用;半边莲清热解毒,能减轻肾间质炎症。诸药配伍,"保肾"而不留邪,"降浊"而不伤正,从根本上消除加重肾衰竭的固有因素,延缓慢性肾衰竭的发展。

医案 8:

患者赵某某,女,74 岁,糖尿病史 10 余年,伴双下肢反复水肿 2 年。现症见:双下肢重度水肿,腰酸痛,乏力,纳呆,偶有恶心呕吐,小便短赤,大便秘结,舌淡,苔白滑,脉沉弱。

辅助检查:肾功能示尿素氮 21.48 mmol/L,血肌酐 528 μmol/L,二氧化碳结合力 18 mmol/L;尿常规示蛋白(2+);血常规示血红蛋白 90 g/L;彩超示双肾弥漫性改变,腹腔积液,胸腔少量积液。

西医诊断:慢性肾功能不全。

中医诊断:水肿(脾肾亏虚,湿浊水毒瘀阻)。

患者拒绝血液透析,且对西医利尿药不敏感,要求中药治疗。

治法:温阳降浊,峻下逐水。

方药:炮附子、枳实、黄连各 20 g,干姜、人参、姜半夏、大黄(后下)、厚朴、牵牛子各 15 g,苏叶、生牡蛎、莱菔子各 30 g。3 剂,水煎服,日一剂。

二诊:患者服药 3 天内共排尿 2900 mL,排大便 10 次,腹水渐消,下肢仍肿。继以温阳降浊为法,药用炮附子、杜仲、紫苏叶、茯苓各 20 g,大黄(后下)、干姜各 10 g,人参、黄连各 15 g,牡蛎、益母草各 30 g,7 剂,水煎服,日一剂。

三诊:服药期间,患者尿量日渐增多,每日尿量可达到 1500 mL。上方炮附子减至 15 g,余药不变,继续服用 30 剂。

四诊:患者已无水肿,行动自如,饮食及二便正常,自觉除偶有腰部不适外,无其他症状,舌淡,苔白微腻,脉弦滑。辅助检查:肾功能示尿素氮 12.8 mmol/L,血肌酐 195 μmol/L;彩超复查未探及胸腔、腹腔积液。患者疗效显著,出院后继续服用中药巩固治疗。

临床心得:慢性肾衰竭基本病机在于脾肾两虚,湿浊潴留。脾肾阳虚是本病的主要病机。脾胃乃后天之本,气机升降之枢纽,而尿毒症患者多有不思饮食、心下痞满、泛恶欲吐、便秘等脾胃虚弱、气机逆乱、浊邪上逆之症。临床上,消化系统症状的轻重与血尿素氮的高低及病情的轻重密切相关,同时,水湿之邪内留易困脾胃,影响其运行。脾胃升清降浊失司,每致血浆蛋白、血红蛋白减少。由于湿浊为阴邪,阻遏脾肾之阳,影响脾胃水液代谢,故以温阳降浊法治疗本病。

医案 9:

患者张某,男,58 岁,双下肢反复水肿 5 个月,加重伴胸闷 3 天。患者 5 个月前无明显诱因出现双下肢水肿,于某医院住院治疗,被诊为慢性肾功能不全。近 3 日,患者双下肢出现水肿,伴胸闷,今为求系统中西医结合治疗,来门诊就诊。现症见:双下肢水肿,偶有胸闷、心慌,时感心前区疼痛不适,休息后可缓解,纳可,眠一般,小便频,夜尿 4~5 次,尿中泡沫较多,大便可,舌质暗红,苔黄腻,脉弦。体格检查:血压 162/86 mmHg;双肺呼吸音粗,双肺未闻及干、湿性啰音,无胸膜摩擦音;心率 70 次/分,律齐,心音有力,无心包摩擦音;腹膨隆,双肾脏、肝区、脾区无叩击痛;双下肢水肿。

辅助检查:肾功能示尿素氮 9.98 mmol/L,血肌酐 180 μmol/L;尿液检查示尿微量白蛋白 313.7 mg/L。

西医诊断:慢性肾功能不全。

中医诊断:肾衰病(脾肾亏虚证)。

治法:祛风行水,补脾益肾。

方药:半夏 9 g,陈皮 10 g,黄连 10 g,黄柏 10 g,附子 10 g,干姜 10 g,黄芪 30 g,防己 15 g,桂枝 10 g,赤芍 15 g,桃仁 10 g,砂仁 10 g,枳壳 10 g,桑螵蛸

15 g。7 剂,水煎服,日一剂。

二诊:患者水肿稍缓解,夜眠差,舌质红,苔黄,脉弦。加用安神之品,上方加生牡蛎 30 g,14 剂,水煎服,日一剂。

三诊:患者双下肢水肿情况较前变化不明显,夜尿次数明显减少。上方加益智仁 30 g,山药 20 g,炙甘草 6 g,继服 14 剂。

临床心得:在慢性肾衰竭早期,患者往往仅有原发病的症状,只在检查中发现肾功能储备下降,尿浓缩、稀释功能减退。当内生肌酐清除率下降至不能适应人体最低要求时,尿毒症的症状就会逐渐表现出来,且症状复杂,可累及全身各个系统,患者可出现不同程度的水肿、腰酸困痛、排尿困难、尿潴留、夜尿增多、尿量减少甚则尿闭等症状。

医案 10:

患者李某,女,77 岁,双下肢水肿 10 年余,加重伴头痛 2 个月。患者 10 年前无明显诱因出现双下肢水肿,于我院治疗,被诊为慢性肾功能不全,后反复发作;近 2 个月双下肢水肿较前加重,伴头痛、头晕,为求系统中西医结合治疗,于我科门诊就诊。现症见:双下肢水肿,头胀痛,头晕,感头昏沉,偶有耳鸣,伴视物旋转,步态不稳,偶感心慌、胸闷,周身乏力,项背疼痛,食欲缺乏,眠差,小便灼热,大便可,舌质红,苔薄白,脉促。体格检查:患者老年女性,神志清,精神欠佳,视物模糊,听力欠佳,双肺呼吸音粗,未闻及干、湿性啰音;心率 82 次/分,律齐,心音有力;双下肢水肿。

辅助检查:血生化示总胆固醇 7.24 mmol/L;肾功能示尿素氮 13.25 mmol/L,血肌酐 333.3 μmol/L;尿液检查示尿微量白蛋白 84.2 mg/L。

西医诊断:慢性肾功能不全。

中医诊断:肾衰病(脾肾亏虚证)。

治法:补脾益肾,清利头目。

方药:清半夏 9 g,天麻 12 g,钩藤 20 g,川芎 10 g,薄荷 10 g,羌活 10 g,僵蚕 10 g,白芷 10 g,全蝎 6 g,吴茱萸 3 g,黄芩 10 g,葛根 20 g,细辛 3 g,防风 10 g,焦山楂 10 g,焦神曲 10 g,焦麦芽 10 g,焦槟榔 10 g,姜厚朴 10 g,石菖蒲 20 g,白芍 20 g,甘草 10 g。7 剂,水煎服,日一剂。

二诊:患者头晕稍减轻,仍头痛,仍有视物模糊,眼睛干涩,汗出较多,项背部疼痛缓解,下肢水肿未见明显改变,舌质红,苔黄,脉弦。中药前方去石菖蒲、葛根、细辛,加苍术 30 g、升麻 30 g、泽泻 30 g、荷叶 10 g,继服 7 剂,水煎服,日一剂。

三诊:患者下肢水肿减轻,头晕、头痛症状明显减轻,汗出减少,项背部疼痛缓解。上方去泽泻、厚朴、升麻、苍术、甘草、白芍、槟榔、黄芩、薄荷,加炒蒺藜15 g、土茯苓 50 g,继服 7 剂,水煎服,日一剂。

临床心得:张秉成在《本草便读》中记载:土茯苓,利湿分消,皆谓邪留下部。舒筋定痛,多因毒伏经中。以能制轻粉之留邪,入胃通肝及肾,故为治下疳之良剂。性平味淡而甘,可助土以强脾,藉遗粮而当谷。土茯苓,一名仙遗粮。味甘淡而平。益脾胃,化湿邪,服之可当谷不饥,故有遗粮之名。今人概以治杨梅恶疮,毒窜筋骨,肌肉溃烂等证,亦不过因土茯苓之味甘淡,甘能解毒,淡可分消,又能益脾胃,使土旺湿除。

医案 11:

患者杨某,女,66 岁。患者 15 年前因"周身乏力,伴颜面部及双下肢水肿"于我院门诊就诊,查血肌酐为 216 μmol/L,被诊为慢性肾功能不全,住院治疗好转后出院;其后多次于我院就诊;2 年前劳累后出现头晕反复发作,曾于我院住院治疗,好转后出院;10 天前头晕加重,测血压为 200/130 mmHg,为求进一步中西医结合治疗,于我科门诊就诊。现症见:自觉周身乏力,下肢明显,伴头晕,偶感心前区不适伴胸闷,休息后及含速效救心丸可缓解,时胃胀、嗳气、恶食生冷,双下肢凹陷性水肿,无皮色及皮温改变,纳眠可,二便调,舌质红绛,苔薄白,脉弦。体格检查:患者老年女性,神志清,精神可;左上肢见一长约 4 cm 竖行手术疤痕,可触及轻微震颤,听诊可闻及微弱血管杂音;双肺呼吸音清,未闻及干、湿性啰音,无胸膜摩擦音;心率 83 次/分,律齐,心音有力,各瓣膜听诊区未闻及病理性杂音。

辅助检查:生化组合示尿素氮 18.93 mmol/L,血肌酐 719.7 μmol/L,二氧化碳结合力 15.47 mmol/L,氯 108 mmol/L,磷 2.61 mmol/L,抗链球菌溶血素O 283.79 IU/mL。

西医诊断:慢性肾功能不全。

中医诊断:肾衰病(脾肾亏虚证)。

治法:清热解毒,健脾补肾。

方药:酒大黄 15 g,大黄炭 15 g,土茯苓 30 g,防风 10 g,蒲公英 30 g,蚕砂15 g,泽兰 20 g,六月雪 30 g,水蛭 6 g,芒硝 6 g(后下),川牛膝 15 g,枳实 30 g,当归 10 g,川芎 10 g,石菖蒲 20 g,珍珠母 20 g,天麻 12 g,清半夏 9 g,蝉衣 10 g,沙蒺藜 15 g,白蒺藜 15 g。14 剂,水煎服,日一剂。

二诊:患者乏力稍缓解,头晕明显好转,胃胀、嗳气较前好转,舌质红,苔薄白,脉弦。中药上方继服 15 剂。

临床心得:肾衰病以正虚为纲,以邪实为目。本病病机虚实夹杂,阴阳交损。肾衰病的发生发展始终存在着虚、湿、瘀、毒四大病理机制,其中虚损是根本,且以肾虚为中心,并累及心、脾、肺、肝。

医案12:

患者刘某,男,80岁,腰痛、乏力、尿频1年。患者1年前开始腰痛腰酸,神疲乏力,食欲缺乏,餐后腹胀,尿频,活动后双下肢踝部轻度水肿,大便干结,2～3日一行,夜尿2～3次,睡眠可;体检血压、血脂、血糖均正常,双肾B超显示大小正常,心肺无异常发现,血清肌酐232 μmol/L,尿素氮12.1 mmol/L,尿常规示蛋白(＋－)～(1＋),被诊为慢性肾衰竭失代偿期。患者口服西药治疗后,自觉症状无明显好转,遂来诊。患者舌淡紫,苔薄浊,脉弦细尺弱。

西医诊断:慢性肾功能不全。

中医诊断:肾衰病(脾肾亏虚证)。

治法:健脾益肾。

方药:黄芪30 g,熟地黄30 g,山药30 g,丹参30 g,芡实30 g,白术10 g,白豆蔻10 g,肉苁蓉10 g,熟大黄10 g,炙甘草5 g。14剂,水煎服,日一剂。

二诊:患者服上方7剂后,自诉腰酸痛减轻,乏力神疲好转,仍食欲缺乏,夜尿多,偶有踝部水肿,舌淡紫,苔薄白,脉弦细弱。原方调整为黄芪30 g,熟地黄30 g,山药30 g,丹参30 g,冬瓜皮30 g,牛膝30 g,白术20 g,肉苁蓉20 g,熟大黄15 g,白豆蔻10 g,桃仁10 g,炙甘草5 g。14剂,水煎服,日一剂。

三诊:上方服用两周后,患者自诉诸症明显好转,已无水肿,腰痛消失,仍略感乏力,夜尿1～2次,舌淡红,苔薄白,脉弦细。上方去冬瓜皮,加益智仁15 g,再服14剂后复查肾功能。

四诊:两周后,患者自述除时有头晕,余无特殊不适。复查尿常规正常,尿素氮7.03 mmol/L,血肌酐128 μmol/L。中药继服14剂巩固疗效。停药后持续随访1年半,未见患者复发。

临床心得:此方是治疗肾衰病的经验方,经大量的临床与实验研究证明对该病有较好的临床疗效。黄芪益气健脾为君;山药、白术为臣,健脾补肾,助肾脏化气;肉苁蓉、白豆蔻温肾扶阳,温中行气化湿,助膀胱气化,利水消肿;丹参、大黄活血祛瘀,开启脾胃升降之枢,清解血分之毒。诸药合用,攻补兼施,共奏健脾益肾、活血化浊之功效。赵献可在《医贯》中说:"世谓补肾不如补脾。"《东垣十书》中指出:"脾胃虚,则湿土之气溜于脐下,肾与膀胱受邪。"李中梓在《医宗必读》中指出:"土不凌水,水安其位,故脾安则肾愈安也。"本案患者治疗效果十分明显,说明肾病治脾不仅有理论依据,而且有疗效佐证。该患者虽然年事已高,但除了肾脏病之外,其他脏器情况尚好,也没有高血压、糖尿病等危险因素,故疗效颇佳。对于肾衰病的治疗,除了按中医基本理论辨证论治以外,要特别注意通大便、利小便和发汗三大法宝的恰当应用。

医案 13:

患者张某,男,59 岁。患者 10 年前因尿中泡沫多,至当地医院就诊,发现尿蛋白阳性,被诊断为糖尿病肾病,自服缬沙坦、中药治疗,效果尚可;2 个月前因劳累后出现双下肢水肿,左侧腰痛,于我院门诊就诊,发现血肌酐升高(具体数值不详),于门诊口服中药治疗;为求系统中西医结合治疗,今日来门诊就诊。现症见:双下肢轻度水肿,左侧腰痛,尿无力,尿中泡沫多,夜尿 1~2 次,胸闷气短,偶有心前区疼痛,夜间加重,纳可,睡眠差,多梦易醒,大便调,舌边尖红,苔薄白,脉细滑。体格检查:患者中年男性,神志清,精神可;双肺呼吸音粗,未闻及干、湿性啰音,无胸膜摩擦音;心率 86 次/分,律齐,心音有力,各瓣膜听诊区未闻及病理性杂音。

既往史:既往糖尿病史 20 余年,伴有糖尿病周围血管病、糖尿病周围神经病;高血压病史 10 余年。

辅助检查:尿液检查示 β_2 微球蛋白 0.93 mg/L,尿微量白蛋白 99 mg/L,尿视黄醇结合蛋白 1.25 mg/L;生化组合示葡萄糖 6.92 mmol/L,尿素氮 8.43 mmol/L,血肌酐 121 μmol/L,尿酸 562.4 μmol/L;尿常规示蛋白(+-),尿糖(+-)。

西医诊断:慢性肾功能不全。

中医诊断:肾衰病(脾肾亏虚证)。

治法:健脾祛湿,温阳补肾。

方药:清半夏 9 g,陈皮 10 g,茯苓 10 g,土茯苓 40 g,生牡蛎 30 g,熟地黄 24 g,生地黄 20 g,山萸肉 12 g,杜仲 15 g,续断 15 g,徐长卿 30 g,丹参 30 g,当归 15 g,六月雪 15 g,泽泻 15 g,僵蚕 15 g,全蝎 6 g,桑寄生 15 g。14 剂,水煎服,日一剂。

二诊:患者尿中泡沫略减少,水肿稍缓解,尿无力好转,舌边尖红,苔薄白,脉细滑。中药上方继服 14 剂。

三诊:患者尿中泡沫明显减少,水肿好转,尿无力好转,睡眠改善,舌质红,苔薄白,脉细滑。中药上方继服 15 剂。

临床心得:慢性肾功能不全是由多种慢性肾脏疾病或累及肾脏的全身性疾病引起的慢性进行性肾实质损害,致肾功能逐渐减退,从而出现氮质血症、代谢紊乱和各系统受累等一系列全身症状的临床综合征。本病发病率高,预后差。中医对该病的论述散见于"关格""癃闭""水肿""肾痨""溺毒"等篇中。其中,有水肿者多为"水肿"病;以尿少、尿闭、恶心、呕吐为主要表现者,可辨为"癃闭""关格";慢性肾衰尿毒症期,患者有心脑血管并发症而出现抽搐、神昏者,为"溺毒"。

医案 14:

患者于某,女,70 岁。患者 4 个月前体检时查尿常规示蛋白(2+),潜血(2+);血常规示血红蛋白 10.8 g/L;肾功能示血肌酐 150.0 μmol/L,尿素氮 10.48 mmol/L,尿酸 487 μmol/L,胱抑素 C 1.77 mg/L;双肾超声提示双肾体积偏小。患者于当地医院就诊,被诊断为慢性肾功能不全,接受保肾治疗后血肌酐进行性升高;1 个月后外院抽血复查血肌酐示 175 μmol/L;为求中西医结合治疗,来我院门诊就诊。现症见:疲倦,乏力,痰多而白稠,腿酸软乏力,纳眠可,大便每日 1 次,质稀,舌质暗淡,苔浊腻少津,脉细弦。

西医诊断:慢性肾衰竭。

中医诊断:肾衰病(脾肾亏虚、痰瘀内停)。

治法:温补脾肾,祛痰活血。

方药:黄芪 20 g,生地黄 20 g,丹参 10 g,山药 20 g,肉豆蔻 10 g,熟大黄 10 g,酒苁蓉 15 g,紫苏叶 10 g,桃仁 10 g,炙甘草 5 g,芡实 20 g,益智仁 15 g,薏苡仁 20 g,法半夏 10 g,牛膝 20 g。14 剂,水煎服,日一剂。

二诊:患者服上方中药 14 剂后,疲乏略改善,但仍觉咽中痰多,难咳出,大便每日 2~3 次,夜尿 1~2 次,纳眠可,苔浊腻少津,左脉滑数,右脉沉细。上方去法半夏、牛膝,加茯苓 20 g,继服 14 剂,水煎服,日一剂。

三诊:患者痰多症状明显改善,自觉时有腹痛、口干,大便每日 2~3 次,质稀,纳眠可,苔浊腻少津,左脉细弦滑。复查尿常规示蛋白(1+),潜血(1+),红细胞计数 1/μL;肾功能示血肌酐 97.0 μmol/L,尿素氮 9.12 mmol/L,尿酸 410 μmol/L,胱抑素 C 1.64 mg/L。前方加莲须 10 g,冬瓜皮 30 g,14 剂,水煎服,日一剂。

临床心得:陈丽霞教授认为此例患者为慢性肾衰竭,其病因病机为脾肾亏虚,无力运化水湿,致湿浊、热毒、瘀血结聚于内,壅滞气机,阻碍气血,气血无以濡养周身则见疲乏、无力、腿部酸软;脾虚运化水湿不利,肾虚不能主水,则津凝成痰,痰浊阻遏脉络,血行不畅而成瘀,故见舌质淡暗,舌苔浊腻。慢性肾衰迁延不愈,脾肾亏虚为本,湿毒痰瘀为标,治当以攻补兼施,既要补益脾肾,亦要活血利湿泻浊,方选经验方健脾益肾方加减。此方以黄芪大补五脏之气,气行则血行,酒苁蓉、生地黄、山药补肾,肉豆蔻健脾祛湿,丹参活血,紫苏叶透表通肺气,配合祛湿、化痰之药,使患者脾肾得补,痰瘀得去,经治后患者症状改善,临床指标有所下降。该患者西医诊断为慢性肾衰竭,该病一般可逆因素并不多,然中医辨证治疗仍有部分患者疗效较好。本患者B超示双肾体积偏小,有高血压病史,年岁也较高,故肾小球滤过率缓慢下降,逆转可能性不大,但通过中医中药治疗,能减轻水湿痰瘀等病理产物蓄积导致的肾损害,对延缓慢性肾衰进程是有积极作用的。显效后要注意效不更方,进一步宣肺利水,通畅三焦,做到有补有通,通补兼施。

医案15:

患者李某,女,63岁,患慢性肾小球肾炎10年余,长期蛋白尿、血尿不消失。患者近期因过度劳累出现恶心、呕吐,在当地医院检查肾功能示血肌酐、尿素氮异常升高,被诊断为慢性肾小球肾炎合并肾衰竭。现症见:面色萎黄,乏力懒言,脘腹胀满,呕恶,纳呆,大便黏腻不爽,舌质暗红,苔黄厚腻,脉细。

辅助检查:肾功能示血肌酐 332 μmol/L,尿素氮 18 mmol/L,尿酸 256 mmol/L;尿常规示蛋白(2+),镜下检查红细胞 3～6 个/HP;血常规示白细胞 6.3×10^9/L,中性粒细胞百分比 66%,淋巴细胞百分比 32%,红细胞计数 3.6×10^9/L,血红蛋白 95 g/L;肾脏彩超显示左肾 10.2 cm×5.0 cm×4.8 cm,右肾 9.8 cm×5.2 cm×4.9 cm,双肾弥漫性损伤。

西医诊断:慢性肾功能不全。

中医诊断:肾衰病(毒瘀阻络证)。

治法:益气通络,祛瘀解毒,通腑降浊。

方药:黄芪20 g,党参20 g,白术10 g,当归20 g,丹参20 g,莪术15 g,葛根20 g,地龙20 g,水蛭5 g,积雪草30 g,六月雪30 g,漏芦20 g,凤尾草20 g,黄芩20 g,黄连10 g,大黄10 g,枳壳10 g,藿香10 g,三七粉3 g(冲服)。14剂,水煎服,日一剂。

二诊:上方服用14剂后,患者精神好转,乏力减,大便每日 2～3 次,舌质暗红,苔黄腻,脉细。查肾功能示尿素氮 13 mmol/L,血肌酐 296 μmol/L。上方去藿香、枳壳,加白花蛇舌草 20 g,继服 12 剂。

三诊:上方服用12剂后,患者精神好,体力增加,纳可,大便保持每天两次。查肾功能示尿素氮 8.93 mmol/L,血肌酐 257 μmol/L;血常规示白细胞 4.3×10^9/L,淋巴细胞比率 42%,红细胞 3.6×10^9/L,血红蛋白 105 g/L。患者舌质暗红,苔白厚,脉沉细。治以益气养血,活血化瘀,解毒降浊。方药:黄芪20 g,党参20 g,当归20 g,丹参20 g,红景天20 g,莪术15 g,葛根20 g,地龙20 g,水蛭5 g,积雪草30 g,六月雪30 g,漏芦20 g,凤尾草20 g,黄芩20 g,黄连10 g,大黄10 g,半枝莲20 g,三七粉3 g(冲服)。14剂,水煎服,日一剂。

此后患者多次复诊,坚持治疗半年余,血肌酐、尿素氮逐次下降并接近正常值。

临床心得:患者慢性肾炎未能及时治疗,迁延不愈,逐渐加重,久则肾功能损伤,血肌酐、尿素氮逐渐升高。病久则正气损耗,肾司开阖功能失常,邪毒内蕴,弥漫三焦,气机运行失常,胃肠为之壅滞,出现呕呃之症。治之首当益气扶正,调畅三焦气机乃至周身脏腑之气机,通腑降浊,使邪毒从肠道排出。方中黄芪、党参、白术益气扶正,藿香、枳壳芳香醒脾化湿,大黄通腑降浊。邪毒阻滞气血运行,瘀毒互结,更损肾络,肾失泌别清浊之功,则血肌酐、尿素氮逐渐升高。故以当归、丹参、葛根、水蛭、莪术、三七活血祛瘀,地龙通络活血,使气血流通,毒邪渐解;积雪草、六月雪、凤尾草、黄芩、黄连、半枝莲、漏芦解毒降浊,大黄通腑祛瘀解毒。陈丽霞教授认为,该病要围绕正虚、邪毒、瘀血阻络论治,补虚泻实,坚持治疗。尤其在病之早期,一定要及时有效治疗,方可截断病情发展,扭转固有的恶性病程,赢得生机。

医案16:

患者丁某,男,70岁。患者15年前无明显诱因出现周身乏力,多次于我院治疗,病情好转;近2周乏力明显加重,伴咳嗽、咳痰,痰白量多易咳,为求进一步中西医结合治疗,来医院就诊。现症见:周身乏力明显,咳嗽,咳白痰,量多易咳,偶有心慌、胸闷;右耳耳鸣,左耳耳聋,偶有流脓,内耳道少量出血;颈部有僵硬感,头部胀闷不适,无头痛,自觉记忆力减退;纳可,眠一般,大便每日1次,质可,小便伴泡沫,尿量可;舌淡红,苔白腻,脉弦滑。体格检查:血压146/71 mmHg,双肺呼吸音粗,未闻及干、湿性啰音;心率80次/分,律齐,心音有力,各瓣膜听诊区未闻及病理性杂音;双下肢无水肿。

西医诊断:慢性肾功能不全。

中医诊断:肾衰病(痰湿瘀阻证)。

治法:理气化痰,和胃利胆。

方药:陈皮12 g,半夏9 g,茯苓15 g,竹茹15 g,枳实15 g,瓜蒌20 g,黄连10 g,黄芩10 g,浙贝母15 g,薏苡仁30 g,冬瓜子10 g,海蛤壳15 g,金银花30 g,水蛭10 g,丹参15 g,百部10 g。7剂,水煎服,日一剂。

二诊:患者乏力较前减轻,仍感胸闷,咳嗽、咳白痰较前减轻,耳鸣,耳道仍流脓、出血,纳眠可,大便调,小便伴泡沫,量可,舌淡红,苔微黄腻,脉滑。上方去金银花、百部、丹参、黄芩,加麻黄10 g,杏仁10 g,石膏30 g,地龙12 g,藿香10 g,佩兰10 g,14剂,水煎服,日一剂。

三诊:患者自述乏力较前明显好转,偶有咳嗽胸闷,耳鸣较前改善,耳道流脓及出血停止,纳眠可,大便每日 2～3 次,质软,小便伴泡沫,舌淡红,苔白腻,脉弦滑。上方去冬瓜子,将瓜蒌改为 15 g,加山药 20 g,焦三仙各 15 g,14 剂,水煎服,日一剂。

临床心得:患者老年男性,长期从事体力劳动,损伤脾肾,肾阳不足,命门火衰,火不暖土,脾肾两虚,湿浊弥漫,波及他脏,加之病久多瘀,耗伤阴阳,导致阴阳失调。应当健脾补肾,补后天以养先天,调和阴阳。

医案 17:

患者李某,男,82 岁。患者 20 余年前查体发现血肌酐升高(具体数值不详),未予系统治疗;近 2 个月,出现双下肢凹陷性水肿,为求中西医结合治疗,来医院就诊。现症见:双下肢凹陷性水肿,周身乏力,易疲劳,畏寒肢冷,腰痛,下肢放射性疼痛,活动无明显受限,口干,渴欲饮水,平素迎风流泪,偶感指尖麻木不舒,偶有胃部胀满,纳一般,眠差,多梦易醒,大便每日 1 次,质黏成形,小便正常,夜尿 3～4 次,舌暗红,苔薄白,脉弦。体格检查:血压 148/68 mmHg,双肺呼吸音清,未闻及干、湿性啰音,无胸膜摩擦音;心率 74 次/分,律不齐,心音有力,各瓣膜听诊区未闻及病理性杂音;双下肢凹陷性水肿。

西医诊断:慢性肾功能不全。

中医诊断:肾衰病(脾肾亏虚证)。

治法:健脾补肾,活血化瘀,利湿泄浊。

方药:熟地黄 24 g,酒萸肉 12 g,炒山药 15 g,丹皮 10 g,泽泻 15 g,茯苓 15 g,狗脊 15 g,川断 30 g,桑寄生 30 g,土茯苓 40 g,怀牛膝 30 g,黄柏 20 g,鹿衔草 20 g,炒枳壳 10 g,天花粉 30 g,大黄 6 g,砂仁 10 g,赤芍 15 g。14 剂,水煎服,日一剂。

二诊:患者双下肢凹陷性水肿,乏力,畏寒肢冷,腰酸腰痛,仍有口干,纳可,眠一般,多梦,大便每日 1 次,成形,小便可,夜尿 3～4 次,舌暗红,苔薄白,脉弦。中药上方加六月雪 30 g,14 剂,水煎服,日一剂。

三诊:患者双下肢水肿、乏力明显减轻,无腰酸腰痛,偶有口干,余无明显不适,纳眠可,大便每日 1 次,质可,小便尿量可,无异味,夜尿 5～6 次,舌暗,苔薄白,脉弦。上方继服 7 剂。

临床心得:水肿病机复杂,主要为肺失通调、脾失转输、肾失开阖,三焦气化不利,并常因感受外邪诱发或加重,辨证时应以阴阳为纲。方中用赤芍、丹皮活血化瘀,利水消肿。水与血生理上皆属于阴,互相影响,水病可致瘀,瘀血可致水肿;水肿日久,水湿内停,气机不畅,导致瘀血阻络,瘀血又会加重水肿。因此,治宜活血利水,补气温阳。

医案 18:

患者王某,男,66岁。患者1年前查体发现血肌酐升高,于我院门诊就诊,病情好转后未继续服药;近10天,患者出现眼睑水肿,乏力,为求进一步治疗,来医院就诊。现症见:晨起眼睑水肿,乏力,时有心慌,活动后憋喘,时有腰痛,耳鸣,左侧肢体活动不利,言语流利,饮水无呛咳,尿等待,夜尿2次,尿中时有泡沫,大便干,2~3日一行,舌质淡红,苔薄黄,脉沉。体格检查:血压122/73 mmHg,双肺叩诊呈清音,双肺呼吸音粗,未闻及干、湿性啰音;心率86次/分,律齐,心音有力,各瓣膜听诊区未闻及病理性杂音;双下肢无水肿,眼睑水肿。

辅助检查:血生化示尿素氮6.56 mmol/L,血肌酐110.0 μmol/L,尿酸382.9 μmol/L,二氧化碳结合力21.19 mmol/L,乳酸脱氢酶122.6 U/L,胱抑素C 1.44 mg/L,糖化血红蛋白5.6%;尿液检查示尿视黄醇结合蛋白0.73 mg/L;尿常规示蛋白(+);凝血检查示D-二聚体0.41 mg/mL;血细胞分析示血红蛋白122 g/L,红细胞压积36.9%,淋巴细胞百分比40.4%。

西医诊断:慢性肾功能不全。

中医诊断:肾衰病(气滞血瘀证)。

治法:活血化瘀,通络止痛。

方药:川芎10 g,当归10 g,川牛膝10 g,土茯苓40 g,蒲公英35 g,芒硝10 g,熟大黄15 g,黄连10 g,石膏30 g,地黄20 g,知母10 g,水蛭6 g,大黄炭15 g,六月雪30 g,泽兰20 g,萆薢20 g,干石斛20 g,炙黄芪30 g。7剂,水煎服,日一剂。

二诊:患者晨起眼睑水肿较前稍有改善,乏力,时有心慌,活动后憋喘,时有腰痛,耳鸣,自觉鼻干,偶有鼻痒,左侧肢体活动不利,言语流利,饮水无呛咳,尿等待,夜尿2次,尿中时有泡沫,大便干,2~3日一行,舌质淡红,苔薄黄,脉沉。中药去芒硝、石膏、石斛、黄连,改当归为30 g,加桑寄生30 g,续断15 g,淫羊藿30 g,肉苁蓉15 g。7剂,水煎服,日一剂。

三诊:患者眼睑水肿较前好转,乏力改善,偶有心慌,活动后憋喘减轻,无明显胸痛及放射性疼痛,鼻干鼻痒好转,左侧肢体活动不利,言语流利,饮水无呛咳,尿等待改善,夜尿2次,尿中时有泡沫,大便干,2~3日一行,舌质淡红,苔薄黄,脉沉。中药上方去大黄炭,改为生大黄10 g,加火麻仁15 g,14剂,水煎服,日一剂。

四诊:患者眼睑水肿较前明显好转,乏力较前好转,未诉心慌,活动后憋喘较前减轻,余无明显不适,纳眠可,大便干,2~3日一行,夜尿2次,尿中时有泡沫,舌质淡红,苔薄黄,脉沉。上方去知母、黄芪、桑寄生、续断、淫羊藿、肉苁蓉;改当归15 g,川牛膝15 g,土茯苓35 g,地黄30 g,火麻仁20 g;加决明子10 g,玄参30 g,石斛20 g,麦冬15 g,厚朴10 g,芒硝10 g,石膏30 g。5剂,水煎服,日一剂。

临床心得:肾为先天之本,藏精,主水,纳气。肾气虚则气化不利,水液输布失司,清浊不分,日久化为浊毒而发病。先天之精气不足,导致肾虚,进而引起肾精输布失常。不管是哪一阶段的慢性肾功能不全,都是各种致病因素长期作用的结果,困倦、乏力、面色发黄、胃口不佳等症状是患慢性肾功能不全疾病的早期表现,往往易被忽视,此时应及时到医院进行肾功能检查。

医案19:

患者王某,男,57岁。患者2年前查体发现血肌酐升高,于当地医院住院治疗,好转后出院;1周前出现腰痛,查血肌酐228.5 μmol/L,为求系统中西医结合治疗,来医院就诊。现症见:腰痛,无放射性疼痛,无水肿,双上臂见红色斑疹,局部破溃,伴瘙痒,无恶心呕吐,纳可,眠一般,小便有泡沫,尿频,夜尿3～5次,大便每日一行,舌质淡红,边有齿痕,苔薄白,脉数。体格检查:血压150/99 mmHg,双侧上臂散布红色斑疹,局部破溃;双肺叩诊呈清音,双侧肺呼吸音粗,未闻及干、湿性啰音;心率78次/分,律齐,各瓣膜听诊区未闻及病理性杂音;双下肢无水肿。

辅助检查:血生化示尿素氮12.3 mmol/L,血肌酐228.5 μmol/L,尿酸476.5 μmol/L,二氧化碳结合力19.65 mol/L,胱抑素C 2.01 mg/L,β_2微球蛋白4.11 mg/L,葡萄糖8.93 mmol/L;尿常规示尿糖(3＋)。

西医诊断:慢性肾功能不全。

中医诊断:肾衰病(脾肾亏虚证)。

治法:健脾益气,补肾益精,通络止痛。

方药:黄芪30 g,党参15 g,炒白术15 g,茯苓15 g,陈皮10 g,半夏9 g,水蛭10 g,薏苡仁30 g,土茯苓50 g,萆薢30 g,车前子15 g,大黄炭10 g,淫羊藿30 g,杜仲30 g,白花蛇舌草30 g,穿山龙30 g。7剂,水煎服,日一剂。

二诊:患者一般状况良好,自觉腰痛,无放射性疼痛,无乏力,无心慌、胸闷、憋喘,无胸痛及放射性疼痛,发热恶寒,无咳嗽咳痰,上臂未见新发红色斑疹,仍有瘙痒,无恶心呕吐,无腹痛腹泻,饮食睡眠尚可,小便见泡沫,大便可,舌质淡红,边有齿痕,苔薄白,脉数。上方加鬼箭羽15 g,14剂,水煎服,日一剂。

临床心得:肾衰病多属本虚标实,应当注重补益脾胃,固本培元;同时湿浊瘀毒为肾衰病发展的影响因素,应当注重排毒泄浊。明代李时珍曰:"惟土茯苓气平味甘而淡,为阳明本药。能健脾胃,去风湿。"方中重用土茯苓解毒除湿,土茯苓与黄芪、党参、白术、茯苓共用,健脾补气,脾胃健则营卫从,风湿去则筋骨利。

医案 20:

患者马某,女,63 岁。患者 3 年前无明显诱因出现乏力,劳累后加重,今为求中西医结合治疗,来医院就诊。现症见:乏力,眼睑、颜面红肿,口干,偶有头晕,无头痛,小便泡沫较多,时有尿频,时有胸闷、心前区隐痛,能自行缓解,无憋喘气急,无肉眼血尿,无发热恶寒,无肢体麻木及活动障碍,无口腔溃疡,肢体活动可,语言流利,食欲缺乏,小便量可,大便干,3～4 日一行,舌质暗红,苔黄,脉沉。体格检查:血压 159/75 mmHg;双肺叩诊呈清音,双侧肺呼吸音粗,可闻及干啰音,未闻及湿啰音,无胸膜摩擦音;心前区无局部隆起,心率70 次/分,律齐,各瓣膜听诊区未闻及病理性杂音。

辅助检查:尿常规示蛋白(2＋),尿糖(1＋);尿液检查示 β_2 微球蛋白 6.31 mg/L,尿微量白蛋白 265.9 mg/L,尿视黄醇结合蛋白 22.96 mg/L;血生化示葡萄糖 7.74 mmol/L,尿素氮 12.78 mmol/L,血肌酐 300.9 μmol/L,尿酸 385.8 μmol/L,二氧化碳结合力 20.88 mmol/L,高密度脂蛋白胆固醇 0.77 mmol/L,镁 1.08 mmol/L,胱抑素 C 3.40 mg/L,降钙素原 2.29 ng/mL,脂蛋白(a)741.0 mg/L,高敏 C 反应蛋白 34.91 mg/L。

西医诊断:慢性肾功能不全。

中医诊断:肾衰病(脾肾亏虚证)。

治法:健脾补肾,活血化瘀,利湿泄浊。

方药:党参15 g,黄芪30 g,淫羊藿30 g,枸杞10 g,当归10 g,川芎12 g,生薏米30 g,芡实30 g,枳壳10 g,陈皮10 g,砂仁10 g,石韦20 g,车前子20 g,云苓及皮各30 g,猪苓10 g,大腹皮15 g,泽泻12 g,熟大黄3 g。10 剂,水煎服,日一剂。

二诊:患者乏力及眼睑、颜面红肿明显好转,口干,偶有头晕,无头痛,小便泡沫较多,时有尿频,时有胸闷、心前区隐痛,能自行缓解,无憋喘气急,腰痛,食欲缺乏,眠一般,小便量可,大便干,3～4 日一行,舌红,苔黄腻,脉滑。方药修改为茵陈30 g,豆蔻10 g,竹叶10 g,煅牡蛎30 g,生黄芪30 g,竹茹10 g,蒲公英30 g,浙贝母10 g,熟地黄10 g,苍术15 g,佩兰10 g,川芎10 g,升麻12 g,砂仁10 g,苏叶10 g,莱菔子10 g。14 剂,水煎服,日一剂。

临床心得:肾与脾,先天生后天,后天养先天,二者生理上互根互用,病理上互损互衰。湿热瘀毒为临床上常见的加重慢性肾脏病的病理因素,患者在白露节气发病,寒湿可加重患者的病情进展。治疗以理气化湿为原则:生黄芪补气为君;茵陈、豆蔻、浙贝母、苍术、佩兰化湿为臣;蒲公英清热解毒,川芎活血,升麻升举阳气,砂仁、苏叶、莱菔子化湿和胃,竹叶清热利尿,煅牡蛎、大黄祛毒,为佐药。全方共奏利湿、通络、解毒之功效。

医案 21:

患者刘某,女,65 岁。发现血肌酐升高 2 年余。患者 2 年前查体发现血肌酐升高(具体数值不详),今为求系统中西医结合治疗,来医院就诊。现症见:乏力,晨起眼睑水肿,自汗出,偶有胸闷,无心慌,无发热恶寒,无咳嗽咳痰,无头晕头痛,纳眠可,二便调,舌质淡红,苔薄白,脉弦。体格检查:血压127/74 mmHg;双肺叩诊呈清音,双侧肺呼吸音清,未闻及干、湿性啰音;心率66 次/分,律齐,各瓣膜听诊区未闻及病理性杂音;眼睑水肿,双下肢无水肿。

辅助检查:血生化示直接胆红素 0.24 μmol/L,白蛋白球蛋白比值 13,血肌酐 140 μmol/L,尿酸 427.3 μmol/L,二氧化碳结合力 21.84 mmol/L,淀粉酶103.5 U/L,三酰甘油 2.37 mmol/L,高密度脂蛋白胆固醇 1.13 mmol/L,胱抑素 C 2.12 mg/L,脂蛋白(a)354.6 mg/L,β_2微球蛋白 3.60 mg/L。

西医诊断:慢性肾功能不全。

中医诊断:肾衰病(脾肾亏虚证)。

治法:健脾补肾,清热泄浊。

方药:熟地黄 15 g,山萸肉 15 g,山药 30 g,丹皮 10 g,泽兰 15 g,黄芪 30 g,防风 10 g,生白术 15 g,仙灵脾 30 g,土茯苓 40 g,水红花子 15 g,丹参 30 g,水蛭 10 g,金银花 15 g,金荞麦 15 g,生牡蛎 30 g,莪术 15 g,浙贝母 15 g,白花蛇舌草 20 g,大黄炭 15 g,焦神曲 15 g。7 剂,水煎服,日一剂。

二诊:患者乏力稍有改善,晨起眼睑无水肿,仍见自汗出,偶有胸闷,无心慌,无发热恶寒,无咳嗽咳痰,无头晕头痛,纳食可,夜眠可,小便调,大便每日5～6 次,舌质淡红,苔薄白,脉弦。上方继服 14 剂。

三诊:患者乏力较前明显改善,晨起眼睑无水肿,未诉自汗出,胸闷较前改善,无心慌,无发热恶寒,无咳嗽咳痰,无头晕头痛,纳食可,夜眠可,小便调,大便每日 3 次,舌质淡红,苔薄白,脉弦。中药上方改生白术为炒白术,加炒山药30 g,14 剂,水煎服,日一剂。

临床心得:水肿发病的基本病机为肺失通调,脾失转输,肾失开阖,三焦气化不利。其病位在肺、脾、肾,而关键在肾。久病劳欲,损及肾脏,则肾失蒸化,开阖不利,水液泛溢肌肤,而为水肿。由于致病因素及体质存在差异,水肿的病理性质有阴水、阳水之分,并可相互转化或夹杂。阳水属实,多由外感风邪、疮毒水湿而成,病位在肺、脾;阴水属虚或虚实夹杂,多为饮食劳倦、禀赋不足、久病体虚所致。临床应整体辨证。

医案22:

患者高某,男,49岁。患者3年前出现乏力,活动后加重,未予系统治疗;近两周乏力加重,伴腰酸腰痛,为求进一步系统治疗,来医院就诊。现症见:乏力明显,腰酸,腰部隐隐作痛,晨起眼睑水肿,无发热恶寒,无头晕头痛,无关节疼痛,无皮疹红斑,纳眠可,小便中有少许泡沫,夜尿1~3次,大便调,舌质淡红,苔薄黄,脉滑。体格检查:血压123/69 mmHg;双肺叩诊呈清音,双侧肺呼吸音清,未闻及干、湿性啰音;心率69次/分,律齐,心音有力,各瓣膜听诊区未闻及病理性杂音。

辅助检查:尿常规示蛋白(3+),潜血(1+),红细胞10个/HP;血生化示谷草转氨酶(AST)/谷丙转氨酶(ALT)比值1.9,尿素氮8.61 mmol/L,血肌酐156.5 μmol/L,胱抑素C 2.15 mg/L,β_2微球蛋白4.01 mg/L,视黄醇结合蛋白80.20 mg/L;尿液检查示尿微量白蛋白576 mg/L,尿视黄醇结合蛋白0.82 mg/L。

西医诊断:慢性肾功能不全。

中医诊断:肾衰病(脾肾亏虚证)。

治法:健脾益气,活血化瘀。

方药:黄芪30 g,赤芍15 g,防风10 g,僵蚕15 g,地龙10 g,川芎10 g,当归10 g,金樱子15 g,芡实30 g,石韦30 g,穿山龙30 g,水蛭10 g,莪术10 g,白花蛇舌草30 g,土茯苓50 g,萆薢30 g,浙贝母20 g,猫爪草30 g,生牡蛎30 g。7剂,水煎服,日一剂。

二诊:患者乏力明显减轻,腰酸,偶有腰部隐隐作痛,水肿不明显,无发热恶寒,无头晕头痛,无关节疼痛,无皮疹红斑,纳眠可,小便中有少许泡沫,夜尿1~3次,大便调,舌质淡红,苔薄黄,脉滑。上方加炒白术15 g,车前草15 g,车前子15 g。7剂,水煎服,日一剂。

临床心得:方中黄芪健脾补中,防风、僵蚕祛风解表、胜湿止痛,共为君药;水蛭、地龙、川芎、当归破血通经,逐瘀消症,共为臣药;赤芍、石韦、穿山龙清热凉血、散瘀止痛,芡实、生牡蛎、浙贝母益肾固精、健脾祛湿,土茯苓、白花蛇舌草、萆薢、猫爪草解毒除湿、通利关节,炒白术健脾益气,车前草、车前子补肾利湿,为佐药。整方以补益为主,同时加入凉性药物,阴阳双补,阴中求阳,阳中求阴。

医案 23：

患者叶某，男，58 岁。患者 10 个月前出现双下肢水肿，于当地医院治疗，疗效一般；近 3 周，患者水肿加重，伴腹胀，为求进一步中西医结合治疗，来医院就诊。现症见：双下肢中度水肿，腹胀，胸闷气短，乏力，食欲缺乏，眠可，大便正常，小便尿量较前减少，舌质淡白，苔白腻，脉沉细数。患者述自发病以来，体重增加了 10 kg。体格检查：血压 162/107 mmHg；双侧肺呼吸音粗，未闻及干、湿性啰音；心率 100 次/分，律齐，各瓣膜听诊区未闻及病理性杂音。

辅助检查：血生化示 γ-谷氨酰转移酶 6.4 U/L，总蛋白 45.2 g/L，白蛋白 26.8 g/L，球蛋白 1.4 g/L，直接胆红素 0.13 μmol/L，胆碱酯酶 3263 U/L，腺苷脱氨酶 3.92 U/L，前白蛋白 143.1 mg/L，尿素氮 19.84 mmol/L，血肌酐 460.7 μmol/L，尿酸 545.8 μmol/L，钙 1.78 mmol/L，胱抑素 C 3.80 mg/L，肌酸激酶 452.9 U/L，降钙素原 1.10 ng/mL，二氧化碳结合力 18.76 mmol/L。

西医诊断：慢性肾功能不全。

中医诊断：肾衰病（脾肾阳虚证）。

治法：利水渗湿，温阳化气。

方药：茯苓 12 g，猪苓 12 g，泽泻 15 g，土白术 15 g，桂枝 10 g，黄芪 20 g，党参 10 g，陈皮 10 g，砂仁 6 g，丹参 20 g，甘草 6 g，当归 9 g，鸡血藤 30 g，菟丝子 20 g，枸杞 15 g，醋五味子 15 g。7 剂，水煎服，日一剂。

二诊：患者双下肢中度水肿，腹部膨隆，自觉腹围较前减小，仍腹胀，胸闷气短，无明显憋喘，夜间可平卧，未诉胸痛及放射性疼痛，乏力，食欲缺乏，眠可，尿量减少，大便正常，舌质淡白，苔白腻，脉沉细数。中药上方砂仁加至 10 g，茯苓加至 30 g，加大腹皮 12 g、木香 10 g、白芍 10 g、附子 10 g、干姜 10 g，7 剂，水煎服，日一剂。

三诊：患者双下肢水肿明显改善，腹胀较前改善，食欲较前稍有缓解，眠可，小便量较前减少，大便正常，舌质淡白，苔白腻，脉沉细数。中药去干姜、土白术、炙甘草、砂仁、五味子、木香，黄芪改为 50 g，加生白术 30 g、冬瓜皮 30 g、熟地黄 15 g、防己 10 g、水蛭 10 g、白花蛇舌草 20 g，5 剂，水煎服，日一剂。

临床心得：水肿是肺、脾、肾三脏气化功能不利，津液输布失常，致体内水液潴留，泛滥肌肤，引起以头面、四肢、胸腹部甚至全身水肿等为临床特征的疾病。《丹溪心法·水肿》将本病分为阴水、阳水两大类，指出"若遍身肿，烦渴，小便赤涩，大便闭，此属阳水""若遍身肿，不烦渴，大便溏，小便少，不赤涩，此属阴水"。水肿导致气机不畅，从而引起腹胀、食欲缺乏。治疗时，在利水渗湿的同时应注重气机的调畅，加入砂仁等行气理气之药。

医案 24：

患者张某，男，38 岁。患者 2 周前无明显诱因出现双下肢水肿，未予重视，后逐渐加重，出现颜面部水肿，伴有腹胀，为求进一步中西医结合治疗，来医院就诊。现症见：周身水肿，腹胀，时有胸闷，时有头晕，无头痛，咽痛，自述小便量可，夜尿 3～4 次，大便干，舌质淡红，舌体胖大有齿痕，苔薄白，脉沉。体格检查：血压 180/97 mmHg；双肺叩诊呈清音，双肺呼吸音粗，未闻及干、湿性啰音；心率 78 次/分，律齐，各瓣膜听诊区未闻及病理性杂音；双下肢水肿。

辅助检查：血生化示血肌酐 260 μmol/L，尿素氮 10.14 mmol/L，钙 194 mmol/L，钾 5.7 mmol/L。

西医诊断：慢性肾功能不全。

中医诊断：肾衰病（脾肾亏虚、湿浊水毒瘀血证）。

治法：健脾益气活血，利湿泄浊。

方药：党参 15 g，黄芪 30 g，白术 15 g，茯苓 15 g，山药 30 g，车前子 20 g，薏苡仁 30 g，炒酸枣仁 30 g，甘草 9 g，柏子仁 12 g。7 剂，水煎服，日一剂。

二诊：患者周身水肿略减轻，腹胀，时有胸闷，时有头晕，无头痛，咽痛，自述小便量可，夜尿 3～4 次，大便干，舌质淡红，舌体胖大有齿痕，苔薄白，脉沉。修改方药为防己 12 g，黄芪 30 g，生白术 40 g，桂枝 9 g，茯苓 15 g，泽泻 20 g，猪苓 15 g，茯苓皮 30 g，大腹皮 12 g，冬瓜皮 30 g，土茯苓 50 g，萆薢 30 g，蒲黄炭 15 g，白茅根 30 g，水红花子 30 g，石韦 30 g，半枝莲 30 g，穿山龙 30 g。7 剂，水煎服，日一剂。

三诊：患者颜面部水肿较前减轻，仍有双下肢水肿，腹胀，偶有胸闷，无恶心呕吐，无心前区疼痛，时有头晕，无头痛，咽痛较前减轻，小便量可，夜尿 3～4 次，大便干，2～3 日一行，舌质淡红，舌体胖大有齿痕，苔薄白，脉沉。复查血肌酐 204.5 μmol/L。中药上方加水蛭 5 g，15 剂，水煎服，日一剂。

临床心得：本案方剂以防己黄芪汤、五苓散、五皮饮合方加减，其中防己苦泄辛散，祛风除湿，利水消肿；黄芪补气健脾补肺，尤能固表行水，二药相伍，补气祛湿利水，祛风散邪固表，共为君药。茯苓、白术补脾燥湿，既助黄芪补气固表，又助防己祛湿利水；泽泻、猪苓甘淡，直达肾与膀胱，利水渗湿；茯苓皮、大腹皮、冬瓜皮行气化湿，利水消肿，共为臣药。蒲黄炭、白茅根凉血止血，萆薢利湿祛浊，石韦、水红花子利水消肿，半枝莲、穿山龙清热解毒，共为佐药。

医案 25：

患者罗某，男，53 岁，因"双下肢水肿反复发作 2 年余，加重 10 天"就诊。患者 2 年余前查体发现尿蛋白（2＋），自觉尿液有泡沫，时有腰酸，无肉眼血尿，肾活检术病理结果为糖尿病性肾小球硬化症（结节性），被诊为慢性肾功能不全；后因水肿反复发作，多次在我科住院治疗；10天前无明显诱因出现双下肢水肿，周身乏力，为求中西医结合系统治疗，来医院就诊。现症见：双下肢凹陷性水肿，自觉乏力，偶有恶心欲呕，纳可，眠差，夜尿约10次，小便可见泡沫，大便尚可，舌淡白，苔黄，脉弦。体格检查：血压127/77 mmHg；双肺叩诊呈清音，双肺呼吸音粗，未闻及干、湿性啰音；心率84次/分，律齐，各瓣膜听诊区未闻及病理性杂音；双下肢水肿。

辅助检查：尿常规示蛋白（1＋）；血生化示尿素氮14.26 mmol/L，血肌酐129.2 μmol/L，二氧化碳结合力21.97 mmol/L，脂蛋白（a）545.2 mg/L，胱抑素C 1.95 mg/L，β_2微球蛋白5.05 mg/L。

西医诊断：慢性肾功能不全。

中医诊断：肾衰病（脾肾亏虚，湿浊水毒瘀血证）。

治法：健脾补肾。

方药：黄芪60 g，黄精20 g，熟地黄30 g，酒萸肉20 g，丹皮15 g，泽泻15 g，泽兰30 g，茯苓30 g，山药30 g，枸杞15 g，菊花10 g，炒白术30 g，芡实30 g，川牛膝20 g，杜仲30 g，夏枯草30 g，当归15 g，川芎15 g，丹参30 g，鸡血藤30 g，水蛭6 g，地龙20 g，白芍15 g，赤芍15 g。7剂，水煎服，日一剂。

二诊：患者双下肢凹陷性水肿较前改善，乏力减轻，偶有恶心欲呕，纳可，眠差，夜间尿频，小便伴少量泡沫，大便尚可，舌淡白，苔黄，脉弦。修改方药为黄芪30 g，山药15 g，酒萸肉15 g，熟地黄15 g，生地黄15 g，当归12 g，女贞子15 g，旱莲草15 g，赤芍15 g，白豆蔻15 g，栀子15 g，知母12 g，茯苓18 g，西洋参9 g。14剂，水煎服，日一剂。

三诊：患者双下肢水肿缓解，乏力，感鼻塞，咽痛，偶有恶心欲呕，纳可，眠差，夜间尿频，小便可见泡沫，大便尚可，舌淡白，苔黄，脉弦。中药上方去白豆蔻、栀子，加地龙15 g、玄参20 g、紫河车10 g、夜交藤50 g、珍珠母30 g、僵蚕15 g、蝉衣10 g、姜黄10 g、大黄10 g，7剂，水煎服，日一剂。

临床心得：本案患者为中年男性，久病耗伤脾肾，致脾肾亏虚，脾虚无力输布水谷精微达肌肉四肢，故乏力、食欲缺乏；脾肾亏虚致水液代谢失调，脉络瘀阻，故胸痛。《医宗金鉴》曰："阳虚外寒损肺经，阴虚内热从肾损，饮食劳倦自脾成。"中药以健脾补肾为主，以黄芪、白术健脾益气，山药、黄精、白芍、熟地黄、枸杞、酒萸肉、杜仲、芡实滋阴补肾，丹参、鸡血藤、当归、川芎、丹皮、赤芍凉血活血，夏枯草、菊花清热解毒、软坚散结，茯苓、泽泻、泽兰利水，川牛膝引水下行，地龙、水蛭通络活血。

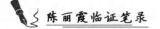

医案 26：

患者李某，男，55 岁，主诉为"发现血肌酐升高 3 个月余，伴双下肢凹陷性水肿 1 周"。患者诉 3 个月前查体发现血肌酐升高，最高为 172 μmol/L，后于我院门诊口服药物治疗，血肌酐维持在 130～150 μmol/L；1 周前无明显诱因出现双下肢凹陷性水肿，现为求进一步中西医系统治疗，来医院就诊。现症见：双下肢凹陷性水肿，活动后及午后加重，休息后可缓解，乏力明显，伴恶心欲呕，无头晕头痛，无颜面部水肿，纳可，眠差，夜尿 4～5 次，大便调，舌质淡红，苔薄白，脉浮。体格检查：血压 139/82 mmHg；双肺叩诊呈清音，双侧肺呼吸音清，未闻及干、湿性啰音；心率 89 次/分，律齐，各瓣膜听诊区未闻及病理性杂音；双下肢轻度水肿。

辅助检查：尿液检查示尿微量白蛋白 251.9 mg/L；尿常规示蛋白（1＋），潜血（3＋）；血生化示尿素氮 8.34 mol/L，血肌酐143.1 μmol/L。

西医诊断：慢性肾功能不全。

中医诊断：肾衰病（脾肾亏虚，湿浊水毒瘀血证）。

治法：清热解毒，活血化瘀。

方药：黄芩 10 g，黄连 10 g，车前子 20 g，炒枳实 30 g，芒硝 15 g，水蛭 10 g，陈皮 10 g，六月雪 30 g，蒲公英 35 g，石韦 20 g，竹茹 10 g，砂仁 10 g，槟榔 10 g，炒薏米 30 g，川芎 10 g，鹿衔草 20 g，当归 10 g，厚朴 10 g，土茯苓 30 g，姜半夏 10 g，大黄炭 35 g，熟大黄 20 g，泽兰 20 g，蝉蜕 10 g，炒僵蚕 15 g。7 剂，水煎服，日一剂。

二诊：患者出现咳嗽，无咳痰，无恶寒发热，双下肢水肿，纳可，夜尿频，大便稀，舌质淡红，苔薄白，脉浮。修改方药为黄芩 10 g，黄连 10 g，陈皮 10 g，半夏 10 g，茯苓 15 g，竹茹 10 g，枳壳 15 g，六月雪 15 g，水红花子 15 g，大腹皮 10 g，僵蚕 15 g，蝉蜕 10 g，水蛭 10 g，酒大黄 9 g，砂仁 6 g，猪苓 20 g，全蝎 6 g，鸡血藤 15 g，炒谷芽 20 g，炒麦芽 20 g。7 剂，水煎服，日一剂。

三诊：患者偶有咳嗽，无痰，双下肢水肿较前减轻，无颜面部水肿，纳眠尚可，二便调，舌质淡红，苔黄腻，脉浮。中药上方继服 14 剂。

临床心得：本案初诊方以黄芩、黄连清热解毒为君；水蛭、僵蚕活血通络为臣；佐以车前子、泽兰利水，土茯苓清湿热，枳实、半夏、陈皮、砂仁、薏米、竹茹、槟榔、厚朴健脾消食化积，蒲公英、六月雪、鹿衔草清热解毒，蝉蜕祛风，大黄炭、熟大黄、芒硝软坚散结通便。

医案 27：

患者王某，女，73 岁。患者 6 年前无明显诱因出现周身乏力，活动后胸闷，无明显憋喘,无心慌心悸,被诊为慢性肾功能不全,血肌酐进行性升高,在医院进行规律血液透析治疗;几天前因亲人去世,出现胸闷憋喘,活动后加重,现为求进一步诊断及治疗,来医院就诊。现症见:乏力明显,自觉胸闷气短,活动后加重,无胸痛及放射性疼痛,夜间可平卧,晨起偶有恶心,双下肢及膝关节疼痛,可影响活动,纳可,眠差,小便量少,大便干,舌红苔腻,脉沉。体格检查:血压165/96 mmHg;双肺呼吸音清,双肺底偶闻及湿啰音;心率78次/分,律齐,各瓣膜听诊区未闻及病理性杂音;双下肢无水肿。

辅助检查:肾功能示血肌酐 484.5 μmol/L,尿素氮 26.00 mmol/L,尿酸441.8 μmol/L。

西医诊断:慢性肾功能不全。

中医诊断:肾衰病(脾肾亏虚,湿浊水毒瘀血证)。

治法:健脾补肾,活血化瘀,利湿泄浊。

方药:党参15 g,黄芪30 g,淫羊藿30 g,枸杞10 g,当归10 g,川芎12 g,生薏米30 g,芡实30 g,枳壳10 g,陈皮10 g,砂仁10 g,石韦20 g,车前子20 g,云苓及皮各30 g,猪苓10 g,大腹皮15 g,泽泻12 g,熟大黄3 g。7剂,水煎服,日一剂。

二诊:患者仍乏力,胸闷、气短改善,无胸痛及放射性疼痛,夜间可平卧,双下肢及膝关节疼痛,可影响活动,纳可,眠差,小便量少,大便干,舌红苔腻,脉沉。中药上方继服14剂。

三诊:患者乏力明显缓解,胸闷、气短缓解,双下肢及膝关节疼痛,可影响活动,纳可,眠差,小便量少,大便干,舌红苔腻,脉沉。上方加炒山药30 g,14剂,水煎服,日一剂。

临床心得:患者年老体弱,先天之本不足,后天因饮食调摄不当(患者因情志所伤致疾病出现变化)而损伤脾运,脾虚生化乏源,气血亏虚,日久损及肾,发为本病。气虚则见乏力,血虚则见面色萎黄。本案方剂以党参、黄芪健脾补肾为君;枸杞滋阴补血,淫羊藿温肾助阳,当归、川芎活血化瘀,为臣药;生薏米、芡实、枳壳、陈皮、砂仁理气健脾祛湿,石韦、车前子、云苓皮、猪苓、大腹皮、泽泻、熟大黄行气利湿泄浊,共为佐药。

医案28:

患者褚某,男,46岁,发现血肌酐升高7年,加重伴乏力1周。患者7年前查体时发现血肌酐升高(200 μmol/L左右),于当地医院(具体不详)静滴保肾降肌酐药物,肌酐降至正常后出院;之后因肾囊肿于某医院行微创囊肿切除术;1周前自觉乏力明显,口服中药治疗,控制尚可;现为求系统中西医结合治疗,来医院就诊。现症见:乏力明显,活动后加重,纳尚可,眠差,夜间易醒,小便等待,大便可,舌质淡红,苔薄白,脉滑。体格检查:血压 150/93 mmHg;双侧肺呼吸音清,双肺未闻及干、湿性啰音;心率 103 次/分,律齐,各瓣膜听诊区未闻及病理性杂音。

辅助检查:血生化示血肌酐 146.9 μmol/L,脂蛋白(a)592.6 mg/L,胱抑素 C 1.70 mg/L,β_2微球蛋白 3.20 mg/L。

西医诊断:慢性肾功能不全。

中医诊断:肾衰病(湿浊瘀阻证)。

治法:清热利湿,活血化瘀,解毒通淋。

方药:黄芩 10 g,黄连 10 g,当归 10 g,川芎 10 g,车前子 20 g,枳实 30 g,厚朴 10 g,大黄炭 30 g,制大黄 15 g,水蛭 6 g,六月雪 30 g,泽兰 20 g,芒硝 10 g,蒲公英 30 g,土茯苓 35 g,冬葵子 15 g,桂枝 10 g。7 剂,水煎服,日一剂。

二诊:患者乏力改善,纳尚可,眠差,夜间易醒,小便等待,大便可,舌质淡红,苔薄白,脉滑。中药上方去芒硝,大黄炭改为 15 g,14 剂,水煎服,日一剂。

三诊:患者乏力缓解,纳尚可,眠改善,眠浅易醒,无血尿,尿量可,大便可,舌淡,苔白腻,脉滑。中药上方加生薏米 20 g,泽泻 10 g,杜仲 15 g,14 剂,水煎服,日一剂。

临床心得:患者中年男性,后天失养,久病耗伤脾肾,致脾肾亏虚,脾虚无力输布水谷精微达肌肉四肢,导致乏力。本案方剂以黄芩、黄连、车前子、泽兰、冬葵子清热利湿为君;以大黄炭、制大黄、当归、川芎、六月雪、水蛭活血化瘀通络为臣;枳实、厚朴行气消积,芒硝通便,蒲公英、土茯苓解毒,桂枝通阳化气,共为佐药。

医案 29:

患者景某,女,44 岁,双下肢伴颜面部水肿反复发作 8 个月余。患者 8 个月前无明显诱因出现双下肢水肿伴颜面部水肿,被诊为慢性肾功能不全,住院治疗 7 天(具体治疗不详)后好转出院;近日无明显诱因再次出现双下肢水肿,为求系统治疗,来医院就诊。现症见:双下肢水肿、僵硬,皮肤光亮,下腹部、会阴部水肿,颜面部苍白水肿,乏力气短,双下肢怕凉,双脚的脚趾和脚底麻木,纳眠可,大便干,3～5 天一次,小便量少伴泡沫,舌质淡红,苔白厚,脉细弱。体格检查:血压 118/67 mmHg;左眼视力下降,右眼视力无;双肺呼吸音清,未闻及干、湿性啰音;心率 81 次/分,律齐,各瓣膜听诊区未闻及病理性杂音;双下肢水肿。

辅助检查:尿常规示蛋白(2＋),尿糖(1＋);血生化示白蛋白 25.1 g/L,

AST/ALT 比值 0.5,尿素氮 18.95 mmol/L,血肌酐 132.2 μmol/L,尿酸 368.1 μmol/L,总胆固醇 5.79 mmol/L。

西医诊断:慢性肾功能不全。

中医诊断:肾衰病(脾肾亏虚证)。

治法:健脾温肾利水。

方药:茯苓 15 g,生白术 15 g,白芍 10 g,附子 10 g,生麻黄 10 g,猪苓 15 g,陈皮 15 g,大腹皮 15 g,苏叶 15 g,泽泻 20 g,生石膏 30 g,黄芪 20 g,砂仁 10 g,木瓜 15 g,生甘草 6 g,干姜 6 g,茯苓皮 30 g,桑白皮 10 g。7 剂,水煎服,日一剂。

二诊:患者双下肢水肿较前稍减,仍僵硬,皮肤光亮,颜面部苍白水肿,乏力缓解,怕凉改善,仍有脚趾脚底麻木,纳眠可,大便干,3~5 天一次,小便伴泡沫,尿量可,舌质淡红,苔白厚,脉细弱。上方桑白皮改为 15 g,加益母草 30 g、冬瓜皮 30 g、蝉衣 12 g,14 剂,水煎服,日一剂。

临床心得:患者久病耗伤脾肾,致脾肾亏虚,脾虚无力输布水谷精微达肌肉四肢,故乏力;脾肾亏虚致水液代谢失调,湿浊水毒聚集,水湿泛溢肌肤,故水肿。治疗以温肾利水为主。方中附子、干姜温肾阳,为君药;麻黄祛表寒,为臣药;茯苓、生白术、白芍、猪苓、泽泻、茯苓皮、桑白皮利尿消肿,陈皮、苏叶、木瓜理气,生石膏清热,砂仁温中焦,为佐药。

医案 30:

患者吕某,男,78 岁,双下肢水肿反复发作 4 年,加重 10 天余。患者自述 4 年前双下肢水肿反复发作,被诊断为慢性肾功能不全,之后多次于我院治疗;10 余天前发现双下肢水肿较前加重,今为求进一步系统中西医治疗,来医院就诊。现症见:双下肢凹陷性水肿,无红肿热痛,诉夜间腘窝处可出现肌肉痉挛,自觉乏力,食欲缺乏,不欲饮食,眠差,入睡困难,夜间易醒,小便量及次数自觉较前减少,未见明显泡沫,大便干。体格检查:血压 124/76 mmHg;双肺叩诊呈清音,双肺呼吸音清,未闻及干、湿性啰音;心率 75 次/分,律齐,各瓣膜听诊区未闻及病理性杂音;双下肢水肿。

辅助检查:尿液检查示 β_2 微球蛋白 0.35 mg/L,尿微量白蛋白 68.3 mg/L;血生化示总蛋白 57.5 g/L,白蛋白 32.7 g/L,白蛋白与球蛋白比值 1.3,血肌酐 128.4 μmol/L,三酰甘油 3.02 mmol/L,高密度脂蛋白胆固醇 0.55 mmol/L。

西医诊断:慢性肾功能不全。

中医诊断:肾衰病(脾肾亏虚,湿浊水毒瘀血证)。

治法:健脾补肾,活血化瘀,利湿泄浊。

方药:党参 15 g,黄芪 30 g,淫羊藿 30 g,枸杞 10 g,当归 10 g,川芎 12 g,生薏米 30 g,芡实 30 g,枳壳 10 g,陈皮 10 g,砂仁 10 g,石韦 20 g,车前子 20 g,云苓及皮各 30 g,猪苓 10 g,大腹皮 15 g,泽泻 12 g,熟大黄 3 g。7 剂,水煎服,日一剂。

二诊:患者双下肢凹陷性水肿较前减轻,自觉乏力,食欲缺乏,不欲饮食,眠差,入睡困难,夜间易醒,小便量及次数自觉较前减少,大便干,舌淡红,苔薄白,脉沉。修改方药为党参 15 g,白术 12 g,茯苓 20 g,茯苓皮 30 g,泽泻 12 g,车前子 20 g,黄芪 20 g,女贞子 10 g,旱莲草 10 g,杜仲 15 g,淫羊藿 20 g,熟大黄 6 g,炒枣仁 20 g。14 剂,水煎服,日一剂。

三诊:患者双下肢凹陷性水肿较前减轻,乏力改善,食欲缺乏,小便可,大便干,舌淡红,苔薄白,脉沉。中药上方去车前子,加猪苓 30 g、大腹皮 30 g、大黄炭 10 g、水蛭 6 g、六月雪 30 g,淫羊藿减至 15 g,熟大黄改为 10 g,黄芪改为 50 g,15 剂,水煎服,日一剂。

四诊:患者双下肢凹陷性水肿减轻,乏力较前改善,纳可,眠差,大便每日一次,质干量少,舌红,苔黄腻,脉沉。中药上方加生大黄 12 g,枳实 10 g,蒲公英 20 g,15 剂,水煎服,日一剂。

临床心得:水肿病机复杂,在《黄帝内经》中称为“水”,并根据不同症状分为“风水”“石水”“涌水”。水肿的发病与肺、脾、肾有关。治疗以健脾补肾,活血化瘀,利湿泄浊为主。方中党参、黄芪健脾补肾,为君药;枸杞滋阴补血,淫羊藿温肾助阳,当归、川芎活血化瘀,为臣药;生薏米、芡实、枳壳、陈皮、砂仁理气健脾祛湿,石韦、车前子、云苓皮、猪苓、大腹皮、泽泻、熟大黄行气利湿泄浊,共为佐药。

医案 31:

患者铁某某,女,61 岁,患尿毒症 4 年余,伴有肾性贫血、肾性骨病等,目前于医院血透中心透析。现症见:乏力,时有头晕目眩,四肢凉,颜面苍白,爪甲不华,腰膝酸软,舌淡白,苔薄白,脉沉细。患者规律使用重组人红细胞生成素、铁剂,贫血改善不明显。

辅助检查:血红蛋白 69 g/L,红细胞 2.97×10^{12}/L,尿素氮 16.17 mmol/L,血肌酐 467 μmol/L。

西医诊断:尿毒症、肾性贫血。

中医诊断:虚劳(脾肾亏虚证)。

治法:健脾益气,补肾益精。

方药:党参、炙黄芪各 20 g,炒当归 12 g,制大黄 10 g,薏苡仁、枸杞子各

15 g,肉桂、炙甘草各 5 g,冬虫夏草 5 g,女贞子、覆盆子、旱莲草、石斛、杜仲各 10 g,续断、桑寄生各 15 g,紫苏 20 g。14 剂,水煎服,日一剂。

二诊:患者自觉症状好转,复查血常规示血红蛋白 83 g/L,红细胞 3.55× 10^{12}/L。上方继服 30 剂。

三诊:患者乏力明显减轻,已无头晕目眩,面色较前红润,舌淡红,苔薄白,脉沉细。复查血常规示血红蛋白 99 g/L,红细胞 4.3× 10^{12}/L。中药上方继服 30 剂。

四诊:患者自觉已无乏力。复查血常规示血红蛋白 110 g/L,红细胞 5.6× 10^{12}/L。上方制成膏方,每日 20 mL 温水冲服。

临床心得:通过血液透析治疗尿毒症的患者往往伴有严重的、难以逆转的肾性贫血症状,规律使用重组人红细胞生成素、铁剂后一部分患者的症状得以改善,然而有一部分患者始终难以缓解贫血症状。究其原因,尿毒症的病机主要为正虚,正虚不外乎脾肾虚损及肝肾阴亏两类。阴阳互根,气损及阴,阴损及气,同时脾肾或肝还要波及其他脏器,因此尿毒症的病机错综复杂,虚实并见、阴阳失调、寒热交错的情况都可以出现,湿浊停留又可以寒化或热化。湿浊之邪因犯脾胃,使脾运失司,生化无权,以致患者发生贫血,出现面色无华或萎黄。肾性贫血多见于尿毒症晚期,且难以纠正和缓解症状。由于肾阴不足,阴损及阳,肾阳亦虚,造成肾阴阳两虚之证,从而导致贫血严重。肾性贫血的病因病机均与脾胃肾有极其密切的关系,但尿毒症忌峻补,因此应补血生津,滋养脾肾。

四、尿路感染

医案 1:

患者李某,男,81 岁。患者 5 年前无明显诱因出现尿频,小便淋漓不尽,被诊为前列腺增生,保守治疗效果差,之后行手术治疗(具体不详),术后夜尿增多。10 天前患者劳累后出现尿频尿急,今为求系统治疗,来医院就诊。现症见:尿频尿急,夜尿 6～7 次,每次尿量偏少,伴有下腹部坠胀疼痛,腰痛,无明显尿痛,无肉眼血尿,无发热恶寒,时有咳嗽,咳白色黏痰,时有胸闷,无心前区疼痛,无恶心呕吐,无肢体麻木及活动障碍,言语流利,大便调,纳可,眠差,舌边尖红,苔白腻,脉沉。体格检查:血压 123/72 mmHg;双肺叩诊呈清音,双肺呼吸音粗,未闻及干、湿性啰音;心率 75 次/分,律齐,各瓣膜听诊区未闻及病理性杂音。

辅助检查:24 h 尿培养示无细菌生长,前列腺检查示游离前列腺特异性抗原 1.030 ng/mL。

西医诊断:尿路感染。

中医诊断:淋证(湿热下注证)。

治法:健脾利湿,清热通淋。

方药:黄柏 20 g,知母 20 g,肉桂 3 g,茯苓 15 g,泽泻 15 g,猪苓 15 g,桂枝 10 g,生白术 15 g,生地 20 g,丹皮 15 g,王不留行 15 g,海金沙 20 g,车前子 30 g,郁金 12 g,赤芍 15 g,红花 10 g,天花粉 15 g。5 剂,水煎服,日一剂。

二诊:患者自述乏力稍有减轻,夜尿 5～6 次,每次尿量偏少,未诉下腹部坠胀疼痛及腰痛,无明显尿痛,时有咳嗽,咳白色黏痰,大便调,纳可,眠差,舌红,苔黄腻,脉滑。方药修改为黄芪 30 g,生白术 15 g,陈皮 12 g,升麻 5 g,柴胡 5 g,玄参 15 g,浙贝母 15 g,益智仁 30 g,桑螵蛸 15 g,五味子 10 g,煅龙骨 30 g,煅牡蛎 30 g,鳖甲 15 g,炒枣仁 30 g,夏枯草 15 g。7 剂,水煎服,日一剂。

三诊:患者乏力较前明显减轻,夜尿 4～5 次,每次尿量偏少,未诉下腹部坠胀疼痛及腰痛,无明显尿痛,大便调,纳可,眠差,舌红,苔黄腻,脉滑。上方继服 7 剂。

临床心得:老年男性,脾肾气虚,膀胱易于感受外邪。脾肾气虚致水湿不化,日久蕴热,湿热之邪下注膀胱;或因下阴不洁,秽浊之邪从下侵入机体,上犯膀胱,致湿热蕴结下焦,肾与膀胱气化不利,故见尿频。

医案 2:

患者李某,女,69 岁。患者 7 天前出现尿频、尿急、尿痛,自行服用药物(具体不详);近 3 天症状加重,为求中西医结合系统治疗,来医院就诊。现症见:尿频、尿急,时有尿痛,偶有尿道灼热感,尿中无泡沫,伴腰部疼痛,无双下肢放射痛,时有右侧头部跳痛,无头晕,偶有咽部异物感,无咳嗽咳痰,偶有心慌,无胸闷喘憋,无心前区疼痛,偶有胃脘部不适,无恶心呕吐,纳食少,夜眠差,入睡困难,寐时易醒,大便 2～3 日一行,排便费力,舌质暗红,苔黄略厚腻,脉数。体格检查:血压 133/74 mmHg;双肺呼吸音清,未闻及干、湿性啰音,无胸膜摩擦音;心率 120 次/分,律齐,心音有力,各瓣膜听诊区未闻及病理性杂音。

辅助检查:血生化示白蛋白与球蛋白比值 1.3,直接胆红素 0.85 μmol/L,葡萄糖 8.11 mmol/L,高敏 C 反应蛋白 16.39 mg/L;凝血检查示纤维蛋白原 5.00 g/L;糖化血红蛋白 9.1%;血细胞分析示红细胞压积 35.40%,白细胞计数 11.14×10⁹/L。

西医诊断:尿路感染。

中医诊断:淋证(湿热下注证)。

治法:清热利湿通淋。

方药:川牛膝 12 g,炒苍术 9 g,生白术 9 g,半夏 9 g,陈皮 12 g,茯苓 12 g,甘草 6 g,炒枳壳 12 g,炒王不留行 12 g,地黄 12 g,百合 20 g,石韦 15 g,蒲公英 15 g,白花蛇舌草 20 g,远志 10 g,炒酸枣仁 30 g,生薏米 20 g,当归 9 g,丹参 20 g。7 剂,水煎服,日一剂。

二诊:患者尿频、尿急改善,未诉尿痛,尿中无泡沫,伴腰部疼痛,无双下肢放射痛,纳食少,夜眠差,大便 2～3 日一行,排便改善,舌质暗红,苔黄厚腻,脉数。方药修改为猪苓 15 g,泽泻 15 g,滑石 15 g,灯芯草 2 g,石韦 30 g,白茅根 30 g,珍珠母 30 g,青礞石 15 g,陈皮 10 g,半夏 9 g,茯苓 30 g,竹茹 10 g,淡竹叶 10 g,炒枳实 15 g,茯神 30 g,石菖蒲 10 g,龙齿 15 g,牡蛎 30 g,远志 15 g,合欢皮 30 g,百合 30 g。7 剂,水煎服,日一剂。

三诊:患者尿频、尿急改善,未诉尿痛,偶有尿道灼热感,尿中无泡沫,偶有腰部疼痛,纳可,眠一般,大便 2～3 日一行,舌质暗红,苔黄厚腻,脉数。方药修改为炒桃仁 10 g,红花 10 g,当归 15 g,白芍 15 g,赤芍 15 g,生地黄 30 g,川芎 10 g,柴胡 12 g,炒枳实 10 g,黄连 15 g,肉桂 6 g,败酱草 15 g,蒲公英 30 g,茯苓 15 g,泽泻 15 g,生白术 15 g,桂枝 10 g,猪苓 15 g。5 剂,水煎服,日一剂。

临床心得:女性尿道比较短,距离肛门位置比较近,容易被肠道的细菌所污染。因此,女性尿路感染很常见。患者老年女性,脾肾气虚,膀胱易于感受外邪。脾肾气虚致水湿不化,日久蕴热,湿热之邪下注膀胱;或因下阴不洁,秽浊之邪从下侵入机体,上犯膀胱,致湿热蕴结下焦,肾与膀胱气化不利,故见尿频、尿急、尿痛。

医案 3:

患者郭某,女,62 岁。患者 4 天前出现排尿时尿道灼热感,伴有腰痛,未予治疗,今为求中西医结合治疗,来医院就诊。现症见:尿灼热,腰痛,无发热恶寒,无咳嗽咳痰,无腹痛,偶有胸闷心慌,与劳累有关,纳食不佳,夜眠可,尿量可,大便调,舌质淡红,苔薄黄,脉涩。体格检查:血压 124/58 mmHg;双肺未闻及干、湿性啰音;心率 72 次/分,律齐,心音有力,各瓣膜听诊区未闻及病理性杂音。

辅助检查:尿液检查示 β_2 微球蛋白 0.49 mg/L;血生化示葡萄糖 6.98 mmol/L,尿酸 404.3 μmol/L,二氧化碳结合力 21.03 mmol/L,高密度脂蛋白胆固醇 0.82 mmol/L,钙 2.08 mmol/L,降钙素原 0.99 ng/mL,高敏 C 反应蛋白 9.56 mg/L。

西医诊断:尿路感染。

中医诊断:热淋(湿热下注证)。

治法:清热利湿通淋。

方药:猪苓 15 g,茯苓 15 g,盐泽泻 15 g,滑石 15 g,土茯苓 30 g,草薢 15 g,路路通 10 g,旱莲草 15 g,炒栀子 10 g,车前草 20 g。5 剂,水煎服,日一剂。

二诊:患者尿灼热改善,腰痛改善,怕冷,大便调,舌淡红,苔薄白,脉缓。方药修改为茯苓 15 g,白芍 30 g,生白术 15 g,附子 10 g,瞿麦 15 g,蓄 15 g,甘草 10 g,熟地黄 20 g,桑寄生 30 g,续断 30 g,知母 10 g,黄柏 10 g,砂仁 10 g。5 剂,水煎服,日一剂。

临床心得:患者中老年女性,湿热蕴结膀胱,引起肾与膀胱气化不利,而致淋证。湿热客于下焦,膀胱气化不利,热灼津液,故见小便灼热刺痛。临床辨证时应注意区分虚实,且常见虚实夹杂之证,初起多属实证。淋久湿热伤正,每致脾肾两虚,由实转虚。如邪气未尽而正气渐伤,或虚体受邪,则成虚实夹杂之证。

医案 4:

患者薛某,女,61 岁。患者 7 年前出现尿频、尿急、尿痛,未予特殊处理,后反复发作;近 3 周尿频、尿急、尿痛症状加重,伴有腰痛,为求进一步系统治疗,来医院就诊。现症见:尿频、尿急、尿痛,腰痛,小腹坠胀感,夜尿 4～5 次,无发热恶寒,无肉眼血尿,纳可,眠差,大便每日一行,舌质暗红,苔薄黄,脉沉滑。体格检查:血压 165/96 mmHg;双肺叩诊呈清音,双侧肺呼吸音清,未闻及干、湿性啰音;心率 81 次/分,律齐,心音有力,各瓣膜听诊区未闻及病理性杂音;双下肢无水肿。

辅助检查:尿常规示白细胞(3＋),潜血(2＋),红细胞13 个/HP;血细胞分析示白细胞计数 11.29×10⁹/L,中性粒细胞绝对值 8.03×10⁹/L,嗜酸性粒细胞绝对值 0.67×10⁹/L,中性粒细胞百分比 71.10％,淋巴细胞百分比 17.90％,嗜酸性粒细胞百分比 5.90％。

西医诊断:尿路感染。

中医诊断:淋证(湿热下注证)。

治法:清热利湿通淋为主,滋补肝肾为辅。

方药:炒山药 30 g,生地黄 20 g,熟地黄 20 g,酒萸肉 10 g,醋五味子 9 g,菟丝子 15 g,肉苁蓉 15 g,炒杜仲 15 g,巴戟天 20 g,仙灵脾 20 g,怀牛膝 15 g,茯苓 15 g,泽泻 15 g,丹皮 12 g,甘草 5 g。5 剂,水煎服,日一剂。

二诊:患者尿频、尿急、尿痛较前减轻,略有腰痛,小腹坠胀感缓解,无发热恶寒,无肉眼血尿,尿中无泡沫,纳尚可,眠一般,大便调,舌质暗红,苔薄黄,脉沉滑。上方加制附子 10 g,败酱草 15 g,薏苡仁 30 g,5 剂,水煎服,日一剂。

三诊:患者尿频、尿急、尿痛较前减轻,略有腰痛,小腹坠胀感缓解,无发热恶寒,无肉眼血尿,尿中无泡沫,无关节疼痛,无皮疹,纳可,睡眠改善,大便调,舌质暗红,苔薄黄,脉沉滑。方药修改为白芍 15 g,龙骨 30 g,牡蛎 30 g,郁金 10 g,炒川楝子 10 g,酒女贞子 15 g,旱莲草 15 g,合欢皮 30 g,蒲公英 20 g,炒麦芽 15 g,炒六曲 15 g,炒山楂 15 g,磁石 15 g,石菖蒲 10 g,远志 10 g,半夏 9 g,黄连 6 g,黄芩 10 g,干姜 9 g,甘草 6 g,党参 10 g,醋柴胡 10 g,炒枳实 15 g。7 剂,水煎服,日一剂。

四诊:患者无尿频、尿急、尿痛,略有腰痛,小腹坠胀感缓解,无发热恶寒,无肉眼血尿,尿中无泡沫,饮食尚可,睡眠差,大便调,舌质暗红,苔薄黄,脉沉滑。中药上方加黄柏 15 g,知母 10 g,肉桂 6 g,5 剂,水煎服,日一剂。

临床心得:“淋”之名称,始见于《黄帝内经》。若感受外邪,致下阴不洁,秽浊之邪从下侵入机体,上犯膀胱;或小肠邪热、心经火热、下肢丹毒等他脏外感之热邪传入膀胱;或饮食不节、房劳过度等,均可导致淋证。方中龙骨、牡蛎、磁石、石菖蒲平肝潜阳,为君药;白芍养肝敛阴,远志、合欢皮解郁安神,为臣药;黄芩、半夏、柴胡、川楝子疏肝泄热,郁金活血化瘀,炒麦芽、炒六曲、炒山楂、枳实消食和胃,党参补气生津,干姜温通经脉,共为佐药;甘草调和诸药,为使药。

医案 5:

患者赵某,女,59 岁。患者 2 天前出现尿频、尿痛,为求中西医结合治疗,来医院就诊。现症见:尿频、尿痛,小腹坠痛,左侧腰痛,无发热恶寒,无关节疼痛,纳食不佳,夜眠可,尿量可,大便调,舌质淡红,苔薄黄,脉弦。体格检查:血压 128/77 mmHg;右侧乳房缺如,见长约 8 cm 手术疤痕,双侧肺呼吸音清,未闻及干、湿性啰音;心率 104 次/分,闻及早搏,心音有力,各瓣膜听诊区未闻及病理性杂音。

辅助检查:血常规示白细胞 $19.22×10^9$/L,中性粒细胞 81.4%;尿常规示白细胞(3+),蛋白(2+)。

西医诊断:尿路感染。

中医诊断:热淋(湿热下注证)。

治法:清热利湿通淋。

方药:石韦 20 g,车前草 20 g,白花蛇舌草 30 g,蒲公英 20 g,甘草 6 g,黄柏 10 g,川牛膝 10 g,金樱子 20 g,芡实 30 g,竹叶 10 g。7 剂,水煎服,日一剂。

二诊:患者无尿频、尿急、尿痛,咳嗽,咳白痰,纳眠可,小便量可,大便正常。修改方药为紫菀 10 g,百部 10 g,陈皮 12 g,荆芥 9 g,防风 10 g,桔梗 6 g,甘草

6 g,白前 10 g,前胡 10 g,丹参 20 g,黄芩 12 g,仙鹤草 30 g。7 剂,水煎服,日一剂。

临床心得:淋证与癃闭二者都有小便量少、排尿困难之症状,但淋证尿频而尿痛,且每日排尿总量多为正常;癃闭则无尿痛,每日排尿量少于正常,严重时甚至无尿。诚如《医学心悟·小便不通》所说:"癃闭与淋证不同,淋则便数而茎痛,癃闭则小便点滴而难出。"但癃闭复感湿热,常可并发淋证;而淋证日久不愈,亦可发展成癃闭。临床上二者较易区分,但因患者重视程度不够,而往往伴有小便淋漓不畅。

医案 6:

患者刘某,女,83 岁。患者 5 年前无明显诱因出现尿痛,于医院治疗后好转,之后尿痛反复发作;昨日尿痛突然加重,伴发热,为求进一步中西医结合治疗,来医院就诊。现症见:尿痛、尿频、尿急,无肉眼血尿,尿有异味且混浊,无发热恶寒,全身乏力,腰痛,无明显头痛,双下肢发凉,时有后背部疼痛,心前区闷痛不适,无憋喘气急,小便量可,大便干,2～3 日一行,舌质暗红,苔少,脉弦细。体格检查:血压 110/48 mmHg;双侧肺呼吸音粗,未闻及干、湿性啰音;心率71 次/分,律齐,心音有力,各瓣膜听诊区未闻及病理性杂音;双下肢轻度水肿。

辅助检查:尿常规示白细胞 60 个/HP,亚硝酸盐(1＋),潜血(＋−);血常规示白细胞 10.28×10⁹/L,中性粒细胞百分比 81.00％。

西医诊断:尿路感染。

中医诊断:热淋(湿热下注证)。

治法:清热利湿通淋。

方药:石韦 20 g,蒲公英 20 g,淡竹叶 10 g,车前草 15 g,忍冬藤 12 g,萹蓄20 g,瞿麦 12 g,白花蛇舌草 20 g,甘草 6 g,炒王不留行 12 g。5 剂,水煎服,日一剂。

二诊:患者尿痛、尿频、尿急减轻,无肉眼血尿,尿中异味减轻,时有干咳,无痰,无发热恶寒,全身乏力,腰痛,无明显头痛,双下肢发凉,时有后背部疼痛,心前区闷痛不适,无憋喘气急,小便量可,大便干,2～3 日一行,舌质暗红,苔少,脉弦细。修改方药为猪苓 10 g,茯苓 15 g,泽泻 20 g,桂枝 10 g,生白术 15 g,王不留行 15 g,车前子 15 g,生甘草 6 g,生地黄 30 g,竹叶 10 g,木通 9 g,滑石 15 g,萹蓄 12 g,瞿麦 12 g,栀子 10 g,灯芯草 2 g,酒大黄 10 g,浮小麦 30 g,麻黄根15 g,桃仁 12 g,红花 12 g。7 剂,水煎服,日一剂。

三诊:患者尿痛、尿频、尿急减轻,无肉眼血尿,全身乏力改善,腰痛改善,无明显头痛,仍有下肢发凉,小便量可,大便质偏干,2～3 日一行,舌质暗红,苔少,脉弦细。修改方药为太子参 15 g,石膏 30 g,知母 10 g,山药 15 g,白芍 30 g,炙甘草 10 g,乌药 10 g,醋元胡 15 g,猪苓 15 g,生白术 10 g,泽泻 20 g,柴胡 10 g,炒枳实 10 g,蜜紫菀 20 g,大黄 10 g,地骨皮 15 g,丹皮 10 g,楮实子 15 g。7 剂,水煎服,日一剂。

四诊:患者尿痛、尿频、尿急基本消失,无肉眼血尿,排尿时偶有异味,舌质暗红,苔少,脉弦细。修改方药为太子参 15 g,石膏 30 g,知母 10 g,山药 15 g,白芍 30 g,乌药 10 g,延胡索 15 g,楮实子 15 g,猪苓 15 g,生白术 10 g,泽泻 20 g,柴胡 10 g,枳实 10 g,紫菀 20 g,大黄 10 g,地骨皮 15 g,丹皮 10 g,炙甘草 10 g。7 剂,水煎服,日一剂。

临床心得:患者老年女性,脾肾气虚,膀胱易于感受外邪,故病情反复。脾肾气虚致水湿不化,日久蕴热,湿热之邪下注膀胱;或因下阴不洁,秽浊之邪从下侵入机体,上犯膀胱,致湿热蕴结下焦,肾与膀胱气化不利。

医案 7:

患者范某,女,64 岁。患者半月前出现尿频,伴腰痛,未予重视;2 天前出现发热,为求系统治疗,来医院就诊。现症见:腰部酸痛,尿频,无尿急、尿痛,无尿灼热感,偶有心前区疼痛,伴恶心、呕吐数次,呕吐物为胃内容物,纳眠可,大便不规律,舌体胖大,有齿痕、裂纹,苔黄厚腻,脉沉。体格检查:血压 120/86 mmHg;右侧颈部有一长约 10 cm 陈旧性瘢痕;双肺叩诊呈清音,双侧肺呼吸音清,未闻及干、湿性啰音;心率 86 次/分,律齐,各瓣膜听诊区未闻及病理性杂音。

辅助检查:尿常规示红细胞 16 个/HP,白细胞 57 个/HP;血细胞分析＋C反应蛋白示白细胞计数 21.8×10^9/L,C 反应蛋白 12 mg/L。

西医诊断:尿路感染。

中医诊断:淋证(湿热下注证)。

治法:清热利湿通淋。

方药:石韦 20 g,车前草 20 g,白花蛇舌草 30 g,蒲公英 20 g,甘草 6 g,黄柏 10 g,川牛膝 10 g,金樱子 20 g,芡实 30 g,竹叶 10 g。5 剂,水煎服,日一剂。

二诊:患者腰部酸痛稍微缓解,仍尿频,无尿急、尿痛,无尿灼热感,偶有心前区疼痛,伴恶心、呕吐数次,呕吐物为胃内容物,纳眠可,大便不规律,舌体胖大,有齿痕、裂纹,苔黄厚腻,脉沉。修改方药为柴胡 12 g,黄芩 9 g,黄柏 9 g,川牛膝 15 g,半夏 9 g,党参 15 g,炙甘草 6 g,石韦 20 g,白花蛇舌草 20 g,车前草 20 g,醋元胡 10 g,王不留行 15 g,蒲公英 15 g,忍冬藤 10 g。7 剂,水煎服,日一剂。

临床心得:患者老年女性,湿热蕴结膀胱,引起肾与膀胱气化不利,而致淋证。脾喜燥恶湿,湿热上困中焦,中焦气机失常,则出现脾胃症状。

医案 8:

患者王某,男,88 岁。患者 6 年前无明显诱因出现排尿疼痛伴排尿困难,于某医院行尿道扩张术,术后出现不完全性尿潴留,又行膀胱造瘘术,术后反复出现小腹疼痛,多次查彩超示右肾缩小,被诊为慢性肾盂肾炎。患者曾多次于我院住院治疗,好转后出院;1 个月前无明显诱因出现右下肢疼痛,呈胀痛,影响活动,现为求进一步中西医结合治疗,来医院就诊。现症见:小腹胀满不适,自觉小腹燥热,右下肢外侧胀痛不适,活动受限,纳眠差,夜梦多,大便干,舌红苔少,脉涩。

西医诊断:慢性肾盂肾炎。

中医诊断:热淋(脾肾亏虚,瘀热互结证)。

治法:健脾化湿通淋。

方药:党参 30 g,茯苓 30 g,茯苓皮 30 g,车前子 20 g,焦白术 30 g,白扁豆 10 g,陈皮 10 g,白莲子 15 g,炒山药 30 g,砂仁 10 g,桔梗 10 g,诃子 12 g,炒薏米 30 g,黄芪 30 g,炮姜 10 g,炒谷芽 15 g,炒麦芽 15 g。5 剂,水煎服,日一剂。

二诊:患者小腹疼痛稍缓解,仍大便干,口干,无口苦,纳食可,夜眠差,舌红苔少,脉涩。修改方药为杏仁 10 g,桃仁 10 g,柏子仁 10 g,郁李仁 10 g,麻子仁 10 g,陈皮 10 g,大黄 5 g,天冬 10 g,麦冬 15 g,生地黄 15 g,桂枝 10 g,白芍 30 g,紫菀 10 g,元胡 10 g,川楝子 10 g,牡丹皮 10 g,山药 20 g。7 剂,水煎服,日一剂。

三诊:患者小腹胀满不适及燥热感明显缓解,上腹部疼痛减轻,纳食可,夜梦多,大便干,舌红苔少,脉涩。中药上方去陈皮,加巴戟天 10 g,干姜 10 g,狗脊 10 g,茯苓 20 g、白术 15 g,7 剂,水煎服,日一剂。

临床心得:方中杏仁、桃仁、柏子仁、郁李仁、麻子仁、大黄润肠通便,为君药;天冬、麦冬、生地黄、陈皮滋阴理气,为臣药;桂枝、白芍、山药滋脾阴,元胡、川楝子理气止痛,牡丹皮凉血清热,紫菀开宣肺气,为佐药。

医案 9:

患者李某,女,55 岁。患者 1 天前无明显诱因出现尿频、尿急、尿痛,发热,体温 37.2 ℃,未使用药物治疗,为求系统中西医结合治疗,来医院就诊。现症见:尿频、尿急、尿痛,发热,无恶寒,右侧腰痛,纳食可,夜眠可,尿量可,大便调,舌质红,脉细数。体格检查:血压 136/71 mmHg;双肺叩诊呈清音,双肺呼吸音清,未闻及干、湿性啰音;心率 93 次/分,律齐,各瓣膜听诊区未闻及病理性杂音。

辅助检查:尿常规示白细胞(2+),蛋白(2+)。

西医诊断:急性肾盂肾炎。

中医诊断:热淋(湿热下注证)。

治法:清利湿热。

方药:滑石15 g,车前子15 g,白花蛇舌草30 g,蒲公英30 g,忍冬藤20 g,黄柏6 g,牛膝15 g,石韦20 g,甘草6 g。5剂,水煎服,日一剂。

二诊:患者尿频、尿急、尿痛明显缓解,无恶寒,右侧腰痛,纳食可,夜眠可,尿量可,大便调,舌质红,脉细数。中药上方去滑石,加白茅根30 g、通草10 g、王不留行10 g,5剂,水煎服,日一剂。

临床心得:患者正气亏虚,湿热之邪蕴结下焦,膀胱气化失司,故尿频、尿急、尿痛;湿热郁结腰府,故腰痛。中药以清利湿热为主。方中滑石、车前子、石韦清热利湿,为君药;黄柏、忍冬藤、白花蛇舌草、蒲公英清热解毒,为臣药;牛膝引热从小便出,为佐药;甘草调和诸药,为使药。

医案10:

患者姜某,女,46岁,尿频、尿痛伴发热1天。患者1天前无明显诱因出现尿频、尿痛,小便色赤,之后出现发热恶寒,体温最高达38.3 ℃,自服三金片,效不佳,为求中西医结合治疗,来医院就诊。现症见:尿频、尿痛,小便色赤,体温37.1 ℃,无恶寒,自述小腹及腰背部不适,纳眠可,尿量可,大便稀,舌质淡红,苔白腻,脉滑数。体格检查:血压112/66 mmHg;双肺叩诊呈清音,双侧肺呼吸音清,未闻及干、湿性啰音;心率97次/分,律齐,各瓣膜听诊区未闻及病理性杂音。

辅助检查:尿常规示白细胞(2+),蛋白(2+),潜血(3+)。

西医诊断:急性肾盂肾炎。

中医诊断:热淋(湿热下注证)。

治法:清热利湿通淋。

方药:石韦20 g,车前子20 g,白花蛇舌草20 g,蒲公英20 g,忍冬藤20 g,甘草9 g,黄柏10 g,川牛膝20 g,白茅根30 g,通草10 g,王不留行10 g。5剂,水煎服,日一剂。

二诊:患者尿频、尿痛较前减轻,小便色黄,纳眠可,大便稀,舌质淡红,苔白腻,脉滑数。上方继服7剂。

临床心得:患者感受湿热之邪,湿热下注膀胱,膀胱气化失司,故尿频、尿痛;热盛迫血妄行,故见镜下血尿。方选经验方热淋合剂。方中石韦、车前子清热利湿通淋,为君药;白花蛇舌草、蒲公英、忍冬藤清热解毒,为臣药;黄柏、牛膝、白茅根、通草、王不留行利湿通淋,为佐药;甘草调和诸药,为使药。全方共奏清热利湿通淋之功效。

医案11:

患者程某,女,93岁。患者2天前无明显诱因出现肉眼血尿,伴腰痛,未予特殊治疗,今为求系统中西医结合治疗,来医院就诊。现症见:肉眼血尿,伴腰痛,无尿频、尿急,无腹痛、腹胀,偶感胃部不适,反酸、嗳气,偶感恶心、欲呕,纳眠差,大便干,舌质暗红,苔白腻,脉弦。体格检查:患者老年女性,发育正常,营养稍差,神志清,精神欠佳;双眼视力欠佳,听力差;双肺呼吸音粗,未闻及干、湿性啰音,无胸膜摩擦音;心率89次/分,律齐,心音有力。

辅助检查:尿常规示红细胞40个/HP,白细胞40个/HP,上皮细胞28/μL,白细胞(2+),蛋白(3+),尿胆原(+−),潜血(2+);双肾、输尿管、膀胱彩超示左肾囊肿。

西医诊断:尿路感染。

中医诊断:淋证(湿热下注证)。

治法:清热利湿通淋。

方药:蒲公英20 g,车前草20 g,川牛膝20 g,白花蛇舌草20 g,荔枝核10 g,知母10 g,当归10 g,麦冬10 g,肉苁蓉15 g,黄柏9 g,肉桂3 g,乌药10 g,益智仁10 g,炒山药20 g,地黄20 g,甘草6 g,淡竹叶10 g,玄参15 g,石韦20 g。上方为免煎颗粒,早晚饭后半小时开水冲服,日一剂,共服7剂。

二诊:患者服上方7剂后,症状明显缓解,故继服5剂。

临床心得:尿路感染广义来说是指尿路内有大量微生物繁殖而引起的尿路炎症,根据临床症状的有无,可分为有症状的尿路感染和无症状细菌尿。根据感染部位,可将尿路感染分为上尿路感染和下尿路感染,前者为肾盂肾炎,后者主要为膀胱炎。根据有无尿路功能上或解剖上的异常,又可将尿路感染分为复杂性及非复杂性两种。根据我国普查统计,本病发病率为0.91%,男女老少均可发病,以女性常见。约30%的妇女在其一生中曾患过尿路感染,而约有6%的妇女每年会患一次有症状的尿路感染。

医案12:

患者李某,男,87岁。患者1周前受凉后出现鼻塞流涕、咳嗽、发热,体温38.9 ℃,至社区医院就诊,口服连花清瘟颗粒、鲜竹沥口服液、头孢克肟胶囊后不再鼻塞流涕、发热,仍咳嗽,并咳少量黄痰;3天前出现少尿、腰痛、双下肢水肿,至某医院就诊,插导尿管,引流出约1000 mL尿液,口服盐酸坦索罗辛、头孢克洛后症状略有好转,为求系统中西医结合治疗,来医院就诊。现症见:时有咳嗽,咳吐少量黄痰,双下肢水肿,腰酸乏力,沉默寡言,饮食较前减少,睡眠差,导尿,每日尿量约 1000 mL,大便正常,舌质红,苔少,脉滑。体格检查:患者老年男性,神志清,精神欠佳;双肺呼吸音粗,双肺未闻及干、湿性啰音,无胸膜摩擦音;心率 91 次/分,律齐,心音有力,各瓣膜听诊区未闻及病理性杂音。

辅助检查:CT 示前列腺明显增生肥大、膀胱炎。血细胞分析+C 反应蛋白示白细胞计数 11.8×10⁹/L,C 反应蛋白 12 mg/L。

西医诊断:膀胱炎。

中医诊断:水肿(脾肾亏虚证)。

治法:滋阴清热。

方药:生地黄 30 g,生石膏 30 g,鸡内金 30 g,沙参 30 g,知母 30 g,炒麦芽 30 g,赤芍 15 g,麦冬 30 g,神曲 30 g,炒山楂 30 g,莱菔子 10 g,玉竹 15 g,煅瓦楞子 30 g。7 剂,水煎服,日一剂。

二诊:患者咳嗽较前减轻,咳吐少量黄痰,双下肢水肿稍减轻,仍感乏力,舌质红,苔少,脉滑。上方继服 5 剂。

临床心得:膀胱炎,即通常所指的下尿路感染。膀胱炎可分为急性膀胱炎和慢性膀胱炎,肾盂肾炎时常合并膀胱炎。成年人的膀胱炎主要表现为膀胱刺激症状,即尿频、尿急、尿痛,白细胞尿,偶可有血尿甚至肉眼血尿,膀胱区可有不适。患者一般无明显的全身感染症状,但少数患者可有腰痛及轻度发热(不超过 38 ℃),血白细胞计数常不增高。

医案 13:

患者范某,女,64 岁。患者半月前无明显诱因出现腰痛、尿频,于医院就诊后口服奥硝唑、左氧氟沙星,疗效不佳。患者 2 天前出现发热,查尿常规示红细胞 16 个/HP,上皮细胞 38/μL,白细胞(3+),潜血(1+);血细胞分析+C 反应蛋白示白细胞计数 21.8×10⁹/L,中性粒细胞百分比 90.2%,C 反应蛋白 12 mg/L。患者为求进一步系统治疗,来医院就诊。现症见:腰部酸痛,尿频,无尿急、尿痛,无尿灼热感,偶有心前区疼痛,伴恶心、呕吐数次,呕吐物为胃内容物,纳眠可,大便不规律,舌体胖大,有齿痕、裂纹,苔黄厚腻,脉沉。体格检查:患者老年女性,发育正常,营养良好,神志清,精神可;双肺呼吸音清,未闻及干、湿性啰音,无胸膜摩擦音;心率 86 次/分,律齐,心音有力,各瓣膜听诊区未闻及病理性杂音。

西医诊断:尿路感染。

中医诊断:淋证(湿热下注证)。

治法:清热利湿通淋。

方药:石韦 20 g,车前草 20 g,白花蛇舌草 30 g,蒲公英 20 g,甘草 6 g,黄柏 10 g,川牛膝 10 g,金樱子 20 g,芡实 30 g,竹叶 10 g。上方为免煎颗粒,早晚饭后半小时开水冲服,日一剂,共服 7 剂。

二诊:患者未再发热,腰痛、尿频稍有好转,舌体胖大,有齿痕、裂纹,苔黄,脉沉。修改方药为柴胡 12 g、黄芩 9 g、黄柏 9 g、川牛膝 15 g、半夏 9 g、党参 15 g、炙甘草 6 g,石韦 20 g,白花蛇舌草 20 g,车前草 20 g,醋元胡 10 g,王不留行 15 g,蒲公英 15 g,忍冬藤 10 g。上方为免煎颗粒,早晚饭后半小时开水冲服,日一剂,共服 7 剂。

三诊:患者腰痛及尿频明显缓解,未再出现恶心、呕吐症状,舌质红,苔薄黄,脉沉。中药上方继服 5 剂。

临床心得:关于淋证的症状,《金匮要略·消渴小便不利淋病脉证并治》曰"淋之为病,小便如粟状,小腹弦急,痛引脐中",《金匮要略·妇人妊娠病脉证并治》称谓"小便难"。可知淋证是指小便频数、短涩、滴沥刺痛、欲出未尽,小腹拘急或痛引腰腹的病证。该病证多见于西医的尿路感染、尿路结石、乳糜尿等疾患,在古今皆是常见的疾病。关于淋证的病因,《金匮要略·五脏风寒积聚病脉证并治》认为是"热在下焦",《丹溪心法》谓"淋有五,皆属乎热",《诸病源候论·淋病诸候》则认为"诸淋者,由肾虚而膀胱热故也"。后世医家认为本病多由于膀胱积热,但亦有由于气郁及肾虚而发病者。其治疗多以利湿清热为主,但遇有变证、兼证时,又必以六经辨证定其大法,再具体辨方证而用其方药。

医案 14:

患者杜某,男,53 岁。患者 5 年前出现腰痛,被诊断为尿路结石,长期自服清热利湿之剂,未行排石治疗;10 天前突然右腹痛,放射至右胁肋及腰背部。现症见:右腹痛,腹胀,呕吐,食欲缺乏,尿频、尿急,四肢乏力,舌质淡红,苔白腻,脉弦无力。

辅助检查:B 超检查示右输尿管下段结石,大小为 1.0 cm×1.5 cm;右肾盂结石。

西医诊断:右输尿管下段结石。

中医诊断:石淋(湿热下注,气虚气滞证)。

治法:清热利尿,益气行气。

方药:黄芪 20 g,党参 15 g,金钱草 30 g,鸡内金 15 g,琥珀 10 g,车前子 15 g,海金沙 5 g(包煎),茯苓 20 g,甘草 3 g,白芍 15 g,砂仁 5 g(后下),沉香 5 g(后下),滑石 10 g。7 剂,水煎服,日一剂。

二诊：患者服用上方 7 剂后，痛止，未排石。原方去琥珀、海金沙、茯苓，加杜仲 15 g、冬葵子 15 g、续断 15 g、泽泻 15 g，甘草加量至 5 g，继服 20 剂。患者服药 1 个月后，陆续排出结石 3 粒。

临床心得：尿路结石急性发作出现肾绞痛时一般表现为湿热症状。《诸病源候论·淋病诸候》中说："诸淋者，由肾虚而膀胱热故也。"清代尤在泾在《金匮翼·诸淋》中亦云："初则热淋、血淋，久则煎熬水液，稠浊如膏、如砂、如石也。"陈丽霞教授认为，本病的基本病机在于湿热下注，化火灼阴，煎熬尿液，结为砂石，瘀阻水道，气化不利。故清化湿热、排石通淋、化气行水是其治疗大法，方药如石韦散、八正散等。陈丽霞教授指出，对于石淋，相当一部分患者急性期过后便表现为虚证，如出现全身乏力、食欲缺乏、腰膝酸软等症。此时不可一味清热利湿，而应以扶正利尿为法，不能过于拘泥古人的"淋证忌补"之说。这是由于本病虽以湿热壅阻、气滞血瘀的邪实为主，但必须注意体质与疾病、局部与整体以及病程的长短问题。病程长者要注意扶正的运用，主要是补肾法，因为肾虚与湿热是石淋邪正虚实的两个对立面，通过健脾补肾以助气化，可以加强排石利水作用。在本案中就应用了党参、黄芪、杜仲、续断四味健脾补肾药物，所以排石效果好，甚至较大结石亦能排出。

医案 15：

患者赵某，男，49 岁。患者 4 个月前劳累后出现肉眼血尿，晨起明显，伴尿频，无尿痛、尿灼热，于当地医院住院治疗，静滴左氧氟沙星，效欠佳，住院 7 天后出院；之后口服中药治疗，效可，现为求系统中西医结合治疗，来医院就诊。现症见：肉眼血尿，尿频，尿灼热感，无尿急、尿痛，尿中泡沫较多且不易消散，偶感腰痛及小腹坠胀感，纳可，眠一般，大便调，舌质红，苔薄黄，脉滑。体格检查：腹平坦，未见肠形及蠕动波，腹壁软，无压痛及反跳痛；双下肢无水肿。

辅助检查：膀胱镜检查示后尿道炎症、前列腺增生。

西医诊断：尿道炎。

中医诊断：血淋（瘀热互结证）。

治法：清热解毒，益肾祛湿。

方药：黄柏 10 g，知母 10 g，生地黄 30 g，山药 12 g，山萸肉 12 g，丹皮 12 g，泽泻 12 g，茯苓 10 g，天冬 12 g，麦冬 12 g，玄参 12 g，远志 10 g，酸枣仁 30 g，柏子仁 15 g。7 剂，水煎服，日一剂。

二诊：患者服中药 7 剂后，未见肉眼血尿，尿中泡沫减少，小腹坠胀感减轻。上方加丹参 20 g、黄连 6 g，天冬、麦冬加量至 15 g，继服 10 剂。

临床心得：中医认为，急慢性前列腺炎、急慢性肾盂肾炎、膀胱炎、尿道炎等,属于"热淋"范畴,"淋"有淋漓不尽之意。这是由于肾为水脏,管理着水液的分清泌浊。膀胱是下一站,贮藏和排泄尿浊。两者互为表里,互相配合,令水液排泄正常。若肾虚,水液得不到有效疏理,行进到下一站膀胱时便易堵塞,久了便会化热。湿热郁于膀胱,使膀胱的气化功能受到影响,尿液便下行艰涩,出现尿黄、尿灼热、尿频、尿急、尿短、尿痛等症状。既为湿热,当然要清热解毒。又因湿热为肾虚所引起,利尿、排泄浊物以及益肾便是重中之重。脾为后天,肾为先天,脾非先天之气不可化,肾非后天之气不能生,故而健脾利湿和胃也需做到。再者,肝肾同源,肾精与肝血的滋养分不开,肝血旺则肾精充。因此,疏肝益肝也很重要。

医案 16:

患者刘某某,女,28 岁,小便不利、肉眼血尿 1 天。现症见:初觉小便不利,继则寒战高热,腰痛,尿频、尿急、尿痛,肉眼可见血尿,尿液呈鲜红色,胁痛口苦,反酸欲呕,纳谷不香,苔黄腻,脉弦数。

辅助检查:血常规示白细胞 14.0×10^9/L,中性粒细胞百分比 87%。尿常规示红细胞满视野,白细胞(4+)。

西医诊断:急性肾盂肾炎。

中医诊断:淋证(湿热下注证)。

治法:疏肝理气,清热祛湿。

方药:柴胡、法半夏、白茅根各 30 g,黄芩、党参、生甘草各 12 g,滑石 10 g,生蒲黄 15 g,大小蓟各 15 g。5 剂,水煎服,日一剂。

患者服药 5 天,诸症悉减;继服 3 天后症状消失,尿常规正常。

临床心得:急性肾盂肾炎是由多种细菌感染,直接引起肾盂或肾实质的炎症,病理研究证实为双肾充血水肿。中医认为急性肾盂肾炎隶属于"淋证"范畴,究其原因多责之于湿热蕴结,气化不利。《素问》曰:"三焦者,决渎之官,水道出焉。"明确指出了三焦的主要生理功能:一是通行元气,二为水液运行的道路。淋证发病部位主要是在下焦,下焦包括胃以下的部位和脏器,如小肠、大肠、肾和膀胱等,而肾和膀胱与尿液的生成和排泄关系甚为密切。因此,湿热或热邪蕴结,常可导致三焦枢机不利,下焦水道涩滞,酿成淋证,从而出现发热恶寒、腰痛、小便不利等症。病位既然在下焦,又属湿热为患,热在湿中,热因湿郁而成,治疗大法理应以祛湿为要,兼以清热。方中柴胡苦平,透泄、清解少阳之邪气;黄芩苦寒,清热燥湿;法半夏辛苦温燥,辛散苦降,温燥化湿;加入白茅根、滑石增强清热利湿利尿之效;佐以党参、甘草益气健脾,扶正祛邪;生蒲黄凉血止血;大小蓟凉血通淋。从其组方配伍不难看出,恰与急性肾盂肾炎发病机制不谋而合,这也正是用小柴胡汤治疗急性肾盂肾炎的理论根据所在。临床实践也证明了用小柴胡汤治疗急性肾盂肾炎的正确性、可行性。

医案 17:

患者赵某某,女,45 岁,周身乏力、腰膝酸软 12 天,加重伴尿频、尿急、尿痛 2 天。现症见:周身乏力,腰膝酸软,尿频、尿急、尿痛,纳少,口渴而不欲饮,大便干,舌红,苔黄腻,脉滑数。

辅助检查:尿常规示白细胞(3+),红细胞少许,蛋白(1+)。

西医诊断:急性肾盂肾炎。

中医诊断:淋证(湿热下注证)。

治法:清热解毒,利湿通淋。

方药:蒲公英、石韦、马齿苋各 30 g,败酱草、萹蓄、瞿麦各 12 g,柴胡 15 g,黄柏、苦参各 9 g,车前子 15 g,栀子、竹叶各 10 g,滑石 24 g,白茅根 30 g。6 剂,水煎服,日一剂。

患者服药 6 天后诸症悉减,仅感腰酸乏力,嘱口服三金片清热利湿、六味地黄丸滋阴补肾 15 天,随访未再复发。

临床心得:急性肾盂肾炎的治疗重在清化下焦湿热,主要以清热利湿通淋为原则,若药力精专,始可速效,邪毒一去,正气始复。本方中,蒲公英清热解毒通淋;石韦上清肺热,下利膀胱,现代医学认为该药有抑菌作用;萹蓄、瞿麦、车前子、栀子、竹叶、滑石利尿通淋;柴胡清热疏肝解郁,通调气机;败酱草、马齿苋、黄柏、苦参清热解毒,利尿通淋,现代医学认为此几种药物有抑菌和杀菌作用;白茅根凉血止血。全方共奏清热解毒、利尿通淋、清泄湿热之功效,临床用之,多收良效。临床应用此方,必须把握属实、属热之病机,方为恰当。注意此病初起多为邪实,久病则由实转虚或虚实夹杂,所以要辨证准确。若兼正虚,须予以扶正清泄兼施,如健脾益气、通淋利湿,或补肾固涩、通淋利尿。在单独运用泄法症状缓解后,要根据患者阴虚、阳虚之不同,分别选用六味地黄丸或金匮肾气丸服之,以调整阴阳,保持平衡。

医案 18:

患者张某某,女,53 岁,间断性尿频、尿痛 10 余年。现症见:尿频、尿痛,腰酸困重,颜面部及下肢发胀,倦怠无力,舌淡胖,苔薄黄,脉沉细。

辅助检查:尿常规示红细胞(1+),白细胞(1+);尿培养示大肠杆菌>10×10^4/mL。

西医诊断:慢性肾盂肾炎。

中医诊断:淋证(湿热下注证)。

治法：益气健脾补肾，清利湿热。

方药：黄芪、半枝莲、蒲公英各 30 g，党参、茯苓、菟丝子、枸杞子、女贞子各 15 g，白术、陈皮、巴戟天、车前草各 10 g，冬瓜皮、薏苡仁各 15 g。15 剂，水煎服，日一剂。

患者服药 15 剂后，诸症减轻，但腰部仍酸困，劳累后加重；前方继服 60 剂后，诸症悉除，随访未复发。

临床心得：慢性肾盂肾炎病因病机多为久淋不愈，湿热耗伤正气，或老年多病以及劳累过度，房事不节，导致脾肾亏虚，处于湿热未尽，正气已伤，表现为虚实夹杂症候。在治疗方面，既要有整体观念，又要重视局部毒菌为患；既要调整整体机能的状况，又要有局部解毒的治疗。方中黄芪益气补脾，可调节机体免疫功能，提高机体抗病能力；党参、白术、茯苓、陈皮、薏苡仁可助黄芪益气健脾利湿；菟丝子、巴戟天温肾阳而不燥；女贞子、枸杞子滋肾阴而不腻；半枝莲、蒲公英清热通淋解毒，体外实验证实其有较广泛的抗菌作用；车前草、冬瓜皮导湿热从小便而出。全方共奏益气健脾补肾、清热利湿、标本兼顾之功效。

医案 19：

彭某某，女，42 岁，腰部酸软、小便频数灼热 9 个月。现症见：腰部酸软，小便频数灼热，全身倦怠乏力，眩晕头昏，面色萎黄，舌质暗红，苔白腻，脉沉涩。双肾区及肋膈角压痛、叩击痛。患者在他院被诊断为慢性肾盂肾炎，曾数次住院治疗。

辅助检查：尿常规示蛋白（1＋），红细胞（2＋），白细胞（1＋），上皮细胞（3＋）；血常规示白细胞 17×10^9/L，红细胞 4.6×10^{12}/L，血红蛋白 110 g/L。

西医诊断：慢性肾盂肾炎。

中医诊断：淋证（湿热下注证）。

治法：清利湿热，益气固肾。

方药：黄芪、生地黄、熟地黄、土茯苓、白花蛇舌草各 30 g，山茱萸、当归、泽泻、赤芍、白芍各 15 g，车前子、石韦、丹参各 20 g，蝉蜕、红花、甘草各 10 g，茜草 10 g，白茅根 30 g，蒲黄炭 20 g。10 剂，水煎服，日一剂。

患者服药 10 剂后，诸症状消失，唯有尿常规仍有白细胞（1＋）；继服 20 剂后，尿常规检查阴性；2 个月后尿培养阴性；之后间断服药半年，随访 2 年未再复发。

临床心得：慢性肾盂肾炎是反复尿路感染或尿路解剖异常而致的肾盂、肾盏的炎症性改变，其病机为肾气亏虚，膀胱湿热，瘀停下焦。因本病多反复发作，缠绵难愈，久病必虚，久病必瘀，肾气亏虚，固摄无力，致使膀胱气化不行，湿热稽留下焦,而变证迭出。方中黄芪、生地黄、熟地黄、山茱萸益气固肾,以壮根本;土茯苓、车前子、泽泻、石韦利湿通淋解毒;当归、丹参、赤芍、白芍、红花活血化瘀,使瘀去新血生;白花蛇舌草、蝉蜕清热解毒,疏风解痉,使湿热余邪得以彻底清除;茜草、白茅根、蒲黄炭凉血止血;甘草调和诸药。诸药合用,共奏益气固肾、利湿活血之功效。现代药理研究表明,白花蛇舌草能明显增强网状细胞及白细胞的吞噬能力;黄芪、当归、丹参、生地黄可提高机体免疫功能,且黄芪治疗微小病变肾病可使血浆蛋白水平提高,胆固醇明显下降;车前子、茜草可增强尿酸排泄,并对碳酸钙结石的形成有抑制作用。

医案20:

龙某某,女,63岁,肾盂肾炎病史20余年,加重伴腰酸3天。患者3天前劳累后出现腰膝酸软,尿频、尿急、微痛,尿色焦黄,少腹痛拒按,面色黧黑,口干苦,纳少眠差,手足心热,舌质红,苔薄黄,脉细数微涩。查体:两肾区叩击痛。

辅助检查:尿常规示红细胞1~5个/HP,脓细胞(2+);尿培养示大肠杆菌的菌落计数在10×10^4/L以上。

西医诊断:慢性肾盂肾炎。

中医诊断:淋证(湿热下注证)。

治法:活血化瘀,滋肾清利。

方药:丹参15 g,赤芍10 g,丹皮6 g,生地黄12 g,山茱萸6 g,金钱草20 g,山药15 g,栀子6 g,萹蓄10 g,车前草15 g,桃仁6 g,大黄9 g。5剂,水煎服,日一剂。

二诊:患者服药5剂后,尿频、尿急明显减轻,尿色转清,口干不显,少腹微痛。原方继服5剂。

三诊:患者诸症均痊愈,唯感腰痛微作,复查尿常规正常。原方加杜仲、续断各10 g,黄柏6 g,继服7剂。嘱患者平素常服中成药知柏地黄丸及丹参片以巩固治疗,随访2年未复发。

临床心得:应用本方时,辨证是根本。慢性肾盂肾炎为肾虚邪留、虚实夹杂之候,急性发作期为本虚标实之证,以标实为主;慢性稳定期则以本虚为主。活血益肾方虽以活血、益肾为基本治疗方法,但仍需根据形成"瘀"的不同病因病机来辨证论治。方中丹参、赤芍养血活血化瘀;丹皮、生地黄清热凉血,活血祛瘀;山茱萸滋肾养肝,健脾涩精;大黄、金钱草清热利湿,泻火通淋。全方共奏活血化瘀、滋肾清利之功效。

医案21:

患者刘某某,女,52岁,尿频、尿急、尿有余沥反复3年余,加重2周。现症见:劳累后尿频、尿急、排尿不畅症状加重,伴有小腹坠胀,腰酸膝软,肢冷乏力,舌淡胖,苔薄白,脉细无力。患者曾多次查尿常规均正常,偶有少量白细胞和红细胞,但每视野不超过5个;连续3次以上清洁中段尿细菌培养均阴性;妇科检查未见异常;泌尿科检查未见膀胱、尿道器质性病变。

西医诊断:尿道综合征。

中医诊断:淋证(脾肾亏虚,湿热下注证)。

治法:补气健脾,益肾补元,温阳化气。

方药:黄芪15g,炒党参15g,炒白术15g,茯苓12g,陈皮9g,柴胡9g,当归12g,升麻12g,熟地黄12g,山药12g,山萸肉12g,丹皮12g,泽泻12g,制附子9g,桂枝12g,炙甘草9g,大枣15g。14剂,水煎服,日一剂。

二诊:患者尿频、尿急、排尿不畅、小腹坠胀、肢冷均减轻,但见腰膝酸楚乏力。守方加杜仲15g,制黄精15g,继服14剂后诸症明显改善,后以原方巩固治疗1个月。随访2年,患者未复发。

临床心得:尿道综合征又称"无菌性尿频-排尿不适综合征",是指仅有尿频、尿急、尿痛症状,而中段尿细菌定量培养为阴性者。本病属于中医"劳淋"范畴。陈丽霞教授认为,本案患者年逾五旬,脾肾气虚,元气不足,肾阳亏虚。脾主肌肉;肾主水,主开阖;膀胱主气化。中气亏虚致脾气不充,则膀胱括约肌松弛;后天不养先天致肾气亏虚,则不能固摄和制约尿液;肾阳不足不能助膀胱气化,即可导致尿频数或排尿不畅。有时少数劳淋患者可伴有下焦湿热症状,但总属本虚标实之证。据《景岳全书》"凡热者宜清,涩者宜利,下陷者宜升提,虚者宜补,阳气不固者宜温补命门"原则,陈丽霞教授治疗本病运用补气益肾、温阳行水的方法,每多获效。因气属阳,温阳有助于化气行水。对兼有下焦湿热者,只有在补气益肾温阳的基础上再加用清热利湿法,才能取得较好效果。对病程较长的中老年患者,若一味清利,会更伤中气、元阳。补中益气汤升举脾肾阳气,使中气得补,脾运有权,气化正常,而得治本之道。用金匮肾气丸温肾化气,一方面可温煦膀胱助气化;另一方面能助局部血液运行,使药力直达病所。本案辨证正确,药证相符,切中病机,故而获效。

医案22:

患者李某,女,29岁,小便淋痛反复发作2年余。现症见:尿频、尿急、尿痛,尿液黄赤,艰涩难溺,灼痛难忍,素有腰脊酸痛,体倦乏力,头晕耳鸣,五心烦热,胃纳可,大便调,月经正常,带下色黄、量多、稠秽,舌红,苔薄黄,脉沉而细数。

西医诊断:尿路感染。

中医诊断:淋证(湿热下注证)。

治法:清热利湿。

方药:猪苓 10 g,茯苓 10 g,泽泻 10 g,滑石 15 g,阿胶 10 g,赤小豆 30 g,白芍 15 g,甘草 10 g。3 剂,水煎服,日一剂。

二诊:患者笑逐颜开,谓服药当晚尿急、尿痛便减轻;3 剂尽,痛苦全失,唯仍腰困烦热,眩晕耳鸣。此阴虚一时难复也。原方去白芍、甘草,加山药 15 g、丹皮 10 g,服 10 剂,并嘱患者少劳多逸,以除病根。

临床心得:脉症相参,此肾阴虚损、湿热下注证也。单纯清热利湿,则利去一分湿,伤其一分阴;而纯以滋阴,则又妨碍清湿热,致该病两年间屡治屡犯,终不愈也。当滋阴与清利并施,则阴虚可复,湿热可去。

医案 23:

患者韩某,女,31 岁,尿急、尿痛 4 个月余。患者 13 年前曾被诊断为急性膀胱炎,治愈后有轻微尿痛、腰痛。现症见:尿频、尿急,小便白天达 50 余次,夜间达 30 余次,尿时痛如刀割,有血丝、血块,尿道灼热,腰痛腹胀,左腰痛引及下肢亦痛,时头晕,心悸,少腹里急,口干渴甚,舌质红,舌苔白,脉细数。

西医诊断:尿路感染。

中医诊断:淋证(湿热瘀阻证)。

治法:清热利湿活血。

方药:猪苓 10 g,茯苓皮 10 g,泽泻 10 g,生薏苡仁 45 g,滑石 15 g(包煎),阿胶珠 10 g,大黄 3 g。5 剂,水煎服,日一剂。

二诊:患者尿频、尿急、尿痛症状明显缓解,已无肉眼血尿。原方生薏苡仁改为30 g,继服 5 剂。

临床心得:患者排尿时痛如刀割,左腰痛引及下肢亦痛,口干渴甚,属于里热挟瘀;尿频,头晕,心悸,少腹里急,属于湿热下注。结合舌脉,该患者证属湿热瘀阻,治以利湿化瘀,予猪苓汤加减。

医案 24:

患者鲍某某,男,72 岁,2 天前因腰部绞痛伴下腹部及左胁胀痛,于当地医院就诊,被诊为双肾多发结石伴左侧中度积水,最大结石 23 mm×18 mm,由于结石较大且为多发性,医院建议做手术治疗。患者害怕手术,转至我院要求中医中药治疗。现症见:患者体质较弱,面色无华,腰、腹、胁均感胀痛,舌体胖,边暗红,苔淡黄,脉弦细滑。

西医诊断:肾结石、肾积水。

中医诊断:石淋(气虚血瘀证)。

治法:破石通淋,理气行水。

方药:金钱草 40 g,海金沙(包煎)20 g,红参 6 g,鸡内金 15 g,瞿麦、石韦、怀牛膝、川牛膝、车前子(包煎)、枳壳各 10 g,滑石 5 g,木通 5 g。10 剂,水煎服,日一剂。

二诊:患者诉有结石排出,腰、腹、胁痛均感减轻。上方继服 14 剂。

三诊:患者症状基本消失,彩超示肾积水减轻,结石仍然存在,但数量减少,体积减小。上方红参改为 4.5 g,金钱草改为 30 g,继服 14 剂。

四诊:患者已无症状,复查彩超已无肾积水,肾盂内无结石光团及声影。

临床心得:本方治疗肾结石(较大型)有独特疗效。方中鸡内金、金钱草、海金沙有破石、化石、溶石之功效;瞿麦、石韦、车前子、滑石有清利湿热、制水通淋之功效;枳壳、川牛膝、木通有理气活络、通经疏道之能;怀牛膝培补肝肾,引药直达病所;红参益元阳之气。诸药皆降,唯红参独升,有升有降以调节气机,平衡阴阳,有利于强化排石作用。诸药由于筛选精良,配伍得当,切中病机,升、降、阴、阳有机结合,疗效自然相得益彰。

五、继发性肾病

医案 1:

患者张某,女,41 岁。患者 12 年前因双下肢水肿至当地医院就诊,发现尿蛋白阳性,未行肾穿刺,根据检验结果诊断为狼疮性肾炎,使用环磷酰胺、泼尼松规律治疗,并口服中药。患者因水肿时有反复,尿蛋白未转阴,泼尼松每天 10 mg 口服维持治疗至今。1 个月前患者水肿加重,伴乏力,至我院门诊就诊,查尿蛋白(3+),泼尼松改为每天 20 mg 口服,予羟氯喹 0.2 g 口服,每天 2 次,症状缓解不明显。患者为求系统中西医结合治疗,于我科就诊。现症见:双下肢中度水肿,乏力,四肢可见散在片状紫红色瘀血斑,无关节疼痛,无光过敏,饮食睡眠尚可,小便中有大量泡沫,大便日行 1～2 次,色不黑。体格检查:患者青年女性,神志清,精神可,满月面容,自主体位,查体合作;四肢可见散在片状紫红色瘀斑;双肺呼吸音清,未闻及干、湿性啰音,无胸膜摩擦音;心率 77 次/分,律齐,心音有力,各瓣膜听诊区未闻及病理性杂音。患者舌淡胖,苔白,脉沉细。

既往史:患者有高血压病史半年,血小板减少症 30 年,曾数次行骨髓穿刺。患者不能准确描述病理结果以及使用的激素、免疫球蛋白、升血小板药物。

过敏史:青霉素、头孢类药物过敏。

辅助检查:尿常规示白细胞(1+),蛋白(3+),亚硝酸盐(1+);肾功能示尿素氮 13.7 mmol/L,血肌酐 139.5 μmol/L,尿酸 770.0 mmol/L,二氧化碳结合力 20.43 mmol/L;尿液检查示尿微量白蛋白 198.6 mg/L,尿视黄醇结合蛋白

1.39 mg/L。腹部彩超示双侧慢性肾病、宫内节育器、宫颈多发囊肿、左侧附件区囊肿。CT 示右肾低密度灶，双侧肾盂扩张积水。

西医诊断：狼疮性肾炎。

中医诊断：水肿（脾肾阳虚证）。

治法：补肾健脾，温血通络。

方药：黄芪 50 g，当归 15 g，桂枝 15 g，赤芍 15 g，白芍 15 g，细辛 3 g，通草 6 g，鸡血藤 30 g，僵蚕 15 g，蝉衣 10 g，乌梢蛇 10 g，紫草 15 g，青风藤 15 g，穿山龙 30 g，益母草 30 g，白花蛇舌草 30 g，金樱子 15 g，芡实 15 g，白鲜皮 15 g。7 剂，水煎服，日一剂。

二诊：患者感乏力缓解，仍有双下肢水肿。中药上方加茯苓 20 g、泽泻 12 g 以加强利水之效，继服 14 剂。另嘱患者中药外敷，将适量芒硝置入棉布袋，外敷水肿的四肢，每日 1～2 次。

三诊：患者水肿明显好转，乏力缓解。患者感效果好，带 14 剂中药继服。

临床心得：中药治疗此类疾病，具有双向调节作用，能使亢进的体液免疫下降，使低下的细胞免疫上升；双向调节血管通透性，既能消除血管壁炎症，降低通透性以消炎、消肿，也能增加血管通透性以促进瘀血吸收。随着中医的传承与创新，中药的有效成分和药理作用方面的研究进展较快，例如发现龟甲有提高糖皮质激素水平的作用；土茯苓治疗口腔溃疡，有免疫抑制的作用；丹皮治疗皮下瘀点，有抗血管炎、抗栓塞的作用；白鲜皮、黄芩治疗皮疹、皮炎，有抗过敏的作用；女贞子有增多白细胞的作用等。

医案 2：

患者张某，女，24 岁。患者于 2 个多月前感冒后出现眼睑、颜面水肿，伴疲倦乏力、腰酸，逐渐肿及双下肢、腹部，遍及全身，在当地服用中药治疗（具体不详），水肿仍有反复。患者 1 个月前至省级医院求诊，尿常规示蛋白（3＋），潜血（2＋），红细胞 254.70/μL，白细胞 681.70/μL，管型 112.67/μL，予口服至灵菌丝胶囊、复方肾炎片、雷公藤多苷、阿魏酸哌嗪，症状缓解不明显。患者近两天尿量减少至300 mL/d，排浓茶色尿，无尿频、尿急、尿痛，大便成形，为求进一步诊疗，今日来我院门诊就诊。查尿常规示尿比重≥1.030，蛋白（2＋），潜血（3＋）；血生化示尿素氮 1.85 mmol/L，总蛋白 34.6 g/L，白蛋白 18 g/L，球蛋白 16.6 g/L，胱抑素 C 1.62 mg/L。现症见：患者神清，精神一般，全身重度水肿，腰酸，食欲缺乏，口干口苦，无恶心呕吐，无皮疹、关节痛、脱发，无发热恶寒，无腹痛腹泻，无咳嗽咳痰，夜寐差，梦多，小便量少，色黄，每天约 300 mL，大便干结，每 2 天一次，舌红，有瘀斑，苔黄，脉滑数。

既往史:患者 2006 年曾患过敏性紫癜、紫癜性肾炎,服用泼尼松半年(具体用量不详),出现左侧股骨头坏死后停药;2006 年行左侧股骨头开窗减压术。

辅助检查:免疫六项 + 抗可溶性抗原(ENA)抗体示总补体活性 20.0 IU/mL,补体 C$_3$ 0.402 g/L,补体 C$_4$ 0.146 g/L,抗双链脱氧核糖核酸(DNA)抗体阳性(1.7),抗核抗体阳性(2.6),抗狼疮细胞抗体阳性,抗核小体抗体阳性,抗组蛋白抗体阳性;24 h 尿蛋白定量 1.32 g,白蛋白 15.4 g/L。肾穿刺活检病理示狼疮性肾炎。

西医诊断:肾病综合征、狼疮性肾炎。

中医诊断:水肿(热毒血瘀证)。

治法:清热解毒,活血利水。

方药:薏苡仁 20 g,鱼腥草 20 g,丹参 20 g,玉米须 30 g,白花蛇舌草 30 g,半枝莲 30 g,益母草 30 g,赤芍 15 g,紫苏叶 10 g。7 剂,水煎服,日一剂。

二诊:患者全身水肿稍减轻,小便量增多,每天约 600 mL。舌红,有瘀斑,苔黄微腻,脉滑数。方药加强清热利水,加车前子 15 g,继服 7 剂。

三诊:患者诉小便量增多,水肿较前减轻,夜寐较前转安。舌暗红,苔黄,脉滑数。西医治疗上使用激素 500 g 冲击治疗 3 天,后使用半量激素加他克莫司、吗替麦考酚酯多靶点免疫抑制治疗。中药继续依前法,加牛膝 15 g 以加强活血利水之功效,继服 7 剂。

四诊:患者颜面痤疮明显,口干口苦,胃纳佳,心烦难寐,下肢水肿明显减轻,小便量多,每天 2000～2500 mL,舌红,苔黄腻,脉滑数。考虑激素为大辛大热之品,可加重患者的热毒症状。中药加清热活血之品,上方加黄柏 10 g,紫草 20 g,继服 7 剂。

五诊:患者双下肢水肿不明显,腰酸,纳眠可,口干,无口苦,二便尚可,舌暗红,苔薄黄,脉滑细数。患者热毒渐轻,阴虚本证渐显,上方去黄柏、鱼腥草、半枝莲,加女贞子、旱莲草各 15 g,继服 7 剂。

患者出院后坚持每周门诊随访治疗,中药以上方为基础,随症加减;西药维持小剂量激素加他克莫司、吗替麦考酚酯多靶点免疫抑制治疗,后逐渐减量,一年半后停用。半年前患者已停用中药,随访无明显不适,尿蛋白持续转阴。

临床心得:中医学认为狼疮性肾炎是肾阴亏虚、热毒内蕴所致,以肾虚为本,热毒为标。肾阴亏虚则易于蕴毒而生瘀热;热毒燔灼,耗伤阴血则肾阴更加亏虚;热毒搏结血分,血脉痹塞,则成为瘀血。热毒内蕴、瘀血停滞是导致狼疮性肾炎发生发展的主要因素,并贯穿疾病的始终。陈丽霞教授认为,治疗本病应遵循"急者治标,缓者治本"的原则,狼疮性肾炎在活动期时是以湿热邪壅盛为主要矛盾,宜治标为主,清热解毒法是其有效的治疗方法。在本病各阶段均有瘀血发生,活血化瘀的中药应贯穿始终。本案为青年女性患者,既往有紫癜性肾炎病史,服用泼尼松半年后出现左侧股骨头坏死。此次因外感后出现全身高度水肿、少尿,肾组织病理诊断为狼疮性肾炎。中医证属热毒血瘀,治疗以清热解毒、活血利水为法。方中白花蛇舌草、鱼腥草、半枝莲清热解毒,丹参、赤芍、益母草活血利水,薏苡仁、玉米须利水消肿,紫苏叶宣上利下,诸药合用,共奏清热活血利水之功效。随着病情进展,加用激素等辛热之品,患者热毒更甚,加用黄柏、紫草清热解毒,凉血活血。之后患者病情缓解,热毒标证渐轻,而肾阴亏虚本证渐显,故加用二至丸养阴清热。本例患者经中西医结合治疗后,目前已停用所有药物,随访半年病情控制良好,尿蛋白持续转阴。

医案3:

患者黄某,女,23岁。患者于17个月前于咽喉疼痛后出现颜面水肿,继而出现双下肢水肿,当时未伴有皮疹,遂至当地某医院就诊,自诉诊为肾炎,使用泼尼松50 mg治疗,服用1周后眼睑及双下肢水肿完全消退,后自行停用激素。9个月前,患者再次发生咽痛,伴有腹痛腹泻、恶心呕吐,随即出现颜面及双下肢水肿再发并加重,遂就诊于当地诊所,使用泼尼松45 mg及青霉素类抗生素治疗,自诉使用抗生素后出现四肢及胸前区红色出血性皮疹,高出于皮面,压之不褪色,伴痒,无疼痛,经一系列对症支持治疗(不详)后双下肢水肿有所消退,但四肢及胸前区皮疹未消。之后患者继续口服泼尼松45 mg,共服用2个月,水肿完全消退后自行停药。患者1个月前再发咽痛、腹痛、腹泻及关节酸痛,继而颜面及双下肢水肿,未经治疗,现为系统治疗来我院就诊。现症见:患者神志清,精神疲倦,颜面、双下肢水肿,前胸及四肢有红色出血性皮疹,有瘙痒感,关节酸痛,无脱发,腹痛、腹胀、腹泻,水样便,便后腹痛可减轻,食欲减退,伴恶心、呕吐,无反酸嗳气,尿量较前减少,有泡沫,无尿频、尿急、尿痛,时有口腔溃疡,有雷诺现象,无头晕头痛,无咳嗽咳痰,无胸闷气促,睡眠一般,体重无明显变化,舌红,苔少,脉细滑。体格检查:面部潮红,四肢及胸前皮肤可见多处皮疹及出血点,双下肢重度水肿,按之凹陷,腹部膨隆,移动性浊音阳性。

辅助检查:免疫六项+抗ENA抗体示补体C_3、补体C_4降低,抗核抗体、抗双链DNA抗体、抗SSA抗体、抗SSB抗体(+);24 h尿蛋白定量3.8 g。

西医诊断:肾病综合征、狼疮性肾炎。

中医诊断:水肿(阴虚证)。

治法:养阴利水。

方药:猪苓15 g,茯苓15 g,泽泻15 g,牛膝15 g,女贞子15 g,墨旱莲15 g,

玉米须 30 g,紫苏叶 10 g。5 剂,水煎服,日一剂。

二诊:患者颜面、双下肢水肿稍减轻,已无新发皮疹,舌暗红,苔少,脉细滑略数。方药以养阴利水为主,佐以清热活血,前方加车前子、益母草各 15 g,白茅根 30 g,继服 7 剂。

三诊:患者双下肢中度水肿,颜面水肿不明显,无关节酸痛,无腹痛腹泻,舌暗红,苔少,脉滑细数。肾组织电镜示狼疮性肾炎。中药依前法,上方加丹参20 g,继服 7 剂。西医治疗予多靶点疗法,给予甲泼尼龙＋吗替麦考酚酯＋他克莫司联合抑制免疫。

四诊:患者双下肢轻度水肿,口干口苦,心烦,胃纳佳,夜寐差,舌红,苔黄腻,脉滑数。因使用大剂量激素及免疫抑制剂,患者热象明显。中药上方去二至丸,加重清热解毒利湿之品,加白花蛇舌草 30 g,半枝莲、薏苡仁各 20 g,继服14 剂。

经治疗后,患者双下肢水肿不明显,复查 24 h 尿蛋白定量为 1.5 g,免疫六项＋抗 ENA 抗体示补体 C_3、补体 C_4 较前升高,抗核抗体、抗双链 DNA 抗体滴度明显降低,抗 SSA 抗体、抗 SSB 抗体均为阴性。

患者出院后每月一次随访及门诊治疗,中药以上方为基础,随症加减,西药维持小剂量甲泼尼龙＋吗替麦考酚酯＋他克莫司联合抑制免疫。目前患者无明显不适,颜面及双下肢水肿消退,尿蛋白转阴。

临床心得:本案为青年女性患者,反复颜面及全身水肿 17 个月,不规律服用激素,入院后肾组织病理确诊为狼疮性肾炎。患者素体阴虚为本,加之反复不规律使用激素,导致肾阴更加亏虚,舌脉为其佐证。患者此次因水肿再发伴咽痛、四肢及胸前红色皮疹入院。热毒侵于皮肤则见红色皮疹,侵于咽喉则见咽痛,热毒为患,燔灼营血,则血稠为瘀;热毒迫血妄行,血不循经,溢于脉外,则致血瘀。故初诊以二至丸和五苓散养阴利水为主,佐以清热活血。后因使用激素等辛热之品,加重热毒,故加用白花蛇舌草、半枝莲、薏苡仁等清热解毒之品。经治疗后,患者双下肢水肿消退,狼疮免疫学指标明显好转。目前患者门诊西药维持小剂量甲泼尼龙＋吗替麦考酚酯＋他克莫司联合抑制免疫,中药继续以养阴清热利水为法,尿蛋白持续转阴。本案是中西医结合治疗狼疮性肾炎的典型案例。

医案 4:

患者李某,女,8 岁。患者 1 个月前接触橡胶制品后出现双下肢皮下出血点伴腹痛,四肢关节疼痛,至当地儿童医院查尿常规示蛋白(2＋),潜血(1＋),24 h 尿蛋白定量为 1.6 g,静滴阿莫西林抗感染,口服维生素 C、氯雷他定抗过敏,治疗后过敏性紫癜间断发作,尿蛋白波动于(一)~(1+)。现症见:精神倦怠,双下肢及臀部满布鲜红色皮疹、瘀斑,四肢关节疼痛,无明显腹痛,无发热,无血尿,大便调,舌红,苔薄黄,脉数。

西医诊断:过敏性紫癜、紫癜性肾炎。

中医诊断:血证-紫斑(血热蕴盛,迫血妄行)。

治法:清热凉血,活血消斑。

方药(六味地黄丸加减):水牛角 30 g,生地黄 15 g,牡丹皮 10 g,当归 10 g,白芍 10 g,紫草 10 g,旱莲草 10 g,茯苓 10 g,薏苡仁 10 g,丹参 10 g,川芎 5 g,甘草 5 g。7 剂,水煎服,日一剂。

嘱患者参加有氧运动,促进新陈代谢,采用低脂或无脂肪饮食,避免过敏物质,保持大便通畅和心情乐观开朗。

二诊:患者双下肢及臀部散在暗红色皮疹、瘀斑,四肢关节无明显疼痛,无明显腹痛,大便调,舌淡红,苔薄黄,脉细数。辅助检查:24 h 尿蛋白定量为1.2 g。治法:清热凉血,益气养阴。方药:水牛角 30 g,生地黄 15 g,丹皮 10 g,当归 10 g,白芍 10 g,小蓟炭 10 g,紫草 10 g,旱莲草 10 g,茯苓 10 g,薏苡仁10 g,三七 10 g,黄芪 10 g,女贞子 10 g,甘草 5 g。7 剂,水煎服,日一剂。

此后患者按上述治则调理 3 个月,四肢及躯干部皮疹消退。1 年后随访,患者皮疹未见复发,24 h 尿蛋白定量逐步降低,尿蛋白多次复为阴性,血尿波动于(十一)~(1+),24 h 尿蛋白定量降至 0.2 g 以下。

临床心得:本例患者属于紫癜性肾炎发病之初,诱因为外感病邪,病机主要为血热内蕴,灼伤血络,以致迫血妄行,外溢肌肤,故而多用凉血活血止血之药。疾病后期久则伤及脾肾,致使脾肾气阴两虚,故而后期在凉血止血的基础上,着重兼顾气阴两虚之证候。

医案 5:

患者秦某,女,38 岁。患者 5 年前产前孕检时发现尿潜血(2+),红细胞200 个/HP,尿蛋白阴性;后患者妊娠足月行剖宫产,妊娠及术后多次复查尿常规均提示尿潜血,未见蛋白尿。患者 3 年前无明显诱因出现双下肢散在皮下出血点,无腹痛及四肢关节痛,当地医院门诊诊疗排除乙肝相关性肾炎及系统性红斑狼疮等继发性因素,诊断为过敏性紫癜、紫癜性肾炎,给予口服氯雷他定及法莫替丁等治疗后双下肢皮下出血点消失,尿潜血未见消退。1 个月前患者体检发现尿蛋白,波动于(1+)~(2+),遂至我院诊疗。现症见:精神一般,无发热,无肉眼血尿,无四肢关节疼痛,间有腰酸乏力,口干多饮,食欲缺乏,睡眠一般,大便调,舌淡红,苔薄白,脉沉细。

西医诊断:过敏性紫癜、紫癜性肾炎。

中医诊断:血证-紫斑(脾肾气虚,气不摄血)。

治法:补益脾肾,益气摄血。

方药(归脾汤加减):炙黄芪 30 g,党参 30 g,白术 15 g,酸枣仁 15 g,当归 10 g,茯苓 10 g,龙眼肉 10 g,木香 10 g,远志 10 g,大枣 10 枚,炙甘草 5 g。14 剂,水煎服,日一剂。

嘱患者参加有氧运动,促进新陈代谢,采用低脂或无脂肪饮食,避免过敏物质,保持大便通畅和心情乐观开朗。

二诊:患者腰酸乏力减轻,口干多饮缓解,纳可,睡眠一般,大便调,舌淡红,苔薄白,脉沉细。辅助检查:尿常规示蛋白(1+),潜血(1+)。治以补益脾肾,益气摄血。方药:炙黄芪 30 g,酸枣仁 30 g,白术 15 g,党参 15 g,当归 10 g,茯苓 10 g,龙眼肉 10 g,木香 10 g,炙远志 10 g,大枣 10 枚,炙甘草 5 g。30 剂,水煎服,日一剂。

三诊:患者自诉精神一般,腰酸乏力减轻,口干多饮减轻,纳眠可,大便调,舌淡,苔薄白,脉沉细。辅助检查:尿常规示蛋白(-),潜血(1+)。治法:补益脾肾,益气摄血。方药:炙黄芪 30 g,酸枣仁 30 g,白术 15 g,党参 15 g,当归 10 g,茯苓 10 g,龙眼肉 10 g,木香 10 g,炙远志 10 g,大枣 10 枚,女贞子 20 g,旱莲草 20 g,炙甘草 5 g。30 剂,水煎服,日一剂。

此后患者按上述治则方药加减治疗 2 年余,腰酸乏力、口干等气阴两虚证候明显减轻;尿常规示蛋白(-),潜血波动于(-)~(1+)。

临床心得:本案的主要病机为气虚不能摄血,脾虚不能统血,以致血溢脉外。本证多见于病程较长,久病不愈的患者,由于长期的反复出血,气随血脱,以致气血两虚,心脾不足,气血统摄失常,而见血尿反复发作,气血亏虚,脏腑经络、四肢百骸、肌体失于濡养,出现乏力、腰酸等;脾气亏虚,不能运化水谷,则见食欲缺乏;舌质淡,脉沉细均为气血亏虚之候。

医案 6:

患者高某,男,76 岁。患者 9 年前无明显诱因出现尿中泡沫增多,就诊后被诊为高血压肾损害,口服黄葵胶囊、肾炎康复片等治疗,尿蛋白未能转阴;6 年前始出现双下肢水肿反复发作,劳累后加重,用药后好转;1 年前于我院诊为糖尿病肾病,经中西医结合治疗后好转。患者 1 周前水肿加重,查尿蛋白(3+),为求系统中西医结合治疗,于我科门诊就诊。现症见:双下肢水肿,小便泡沫较多,时有胸闷,服用速效救心丸及休息后可缓解,腰痛,时有咳嗽,咳少量白黏痰,纳眠可,二便调。体格检查:患者老年男性,发育正常,营养良好,神志清,精神可;眼睑水肿,双眼视力欠佳,听力欠佳,伸舌右偏;双肺呼吸音粗,未闻及干、湿性啰音;心率80次/分,律齐,心音有力,各瓣膜听诊区未闻及病理性杂音;双下肢轻度水肿。患者舌质暗红,苔白,脉浮。

既往史:高血压病史40余年,冠心病史30年,糖尿病史10余年。

辅助检查:尿常规示蛋白(3+),葡萄糖(3+);尿液检查示尿微量蛋白4141.9 mg/L;血肌酐270.7 μmol/L。

西医诊断:糖尿病肾病。

中医诊断:肾消(脾肾亏虚证)。

治法:滋阴补肾,健脾祛湿。

方药:生地黄20 g,山药20 g,酒萸肉12 g,泽泻15 g,茯苓15 g,丹皮9 g,半夏9 g,陈皮12 g,金樱子20 g,芡实30 g,黄芪20 g,猪苓15 g,车前子15 g,生白术15 g,萹蓄30 g。7剂,水煎服,日一剂。

二诊:患者尿中泡沫减少,下肢水肿较前稍减轻,眠差,舌红,苔少,脉濡。中药以调和营卫、滋阴固涩为主,整方如下:桂枝9 g,白芍10 g,生地黄20 g,山茱萸12 g,山药15 g,丹皮10 g,泽泻10 g,茯苓15 g,法半夏9 g,陈皮10 g,草薢30 g,金樱子15 g,芡实30 g,五味子10 g,玄参30 g,决明子30 g,生龙骨30 g,生牡蛎30 g,黄芪30 g,茯苓皮30 g,猪苓10 g,生白术10 g,土茯苓60 g,车前草20 g。14剂,水煎服,日一剂。

三诊:患者尿中泡沫明显减少,双下肢水肿明显减轻,睡眠改善,咳嗽、咳痰较前好转,纳可,二便调,舌质淡红,苔薄白,脉弦滑。患者自觉服药后效果好,上方中药带药14剂继服。

临床心得:西医认识的肾病蛋白尿,是各种原因导致肾脏的滤过膜出现了问题。通俗地说,就是肾脏的膜漏了个洞,原来出不去的蛋白大分子现在可以出去了,进入尿液就出现了蛋白尿。此处说的蛋白,实际相当于中医理论中的"精微物质"。在人的五脏之中,统摄精微的主要部位是脾、肾,所以出现蛋白尿,中医要考虑脾和肾的问题。脾居中焦,主运化水湿,如果脾气不足运化失调,水液代谢就会失常。肾"受五脏六腑之精而藏之",就是把对人有益的精华物质封藏起来。蛋白属于一种精微物质,精微宜藏不宜泻。当人出现肾虚,则封藏失守,精微就会外泄,出现蛋白尿,因此脾肾两虚是蛋白尿的主要病因。

医案7:

患者崔某,女,59岁。患者10个月前无明显诱因出现双下肢水肿,伴胸闷、憋喘、干咳,至某医院住院治疗,住院10余天后好转出院,后多次因水肿、胸闷于门诊及住院治疗。现患者双下肢水肿伴胸闷,为求系统中西医结合治疗,于我科就诊。现症见:双下肢水肿,伴胸闷、憋喘,后背胀痛,干咳、无痰,无头晕、头痛,无发热、恶寒,无胸痛,纳可,眠一般,小便有时量少,大便干,两日一行。

体格检查:患者中年女性,神志清,精神可;双肺呼吸音粗,未闻及干、湿性啰音,无胸膜摩擦音;心率 89 次/分,律齐,心音有力,各瓣膜听诊区未闻及病理性杂音。患者舌质红,苔薄白,脉弦。

既往史:糖尿病史 8 年,高血压病史 1 年,冠心病史 10 个月。

辅助检查:胸部 CT 示①符合支气管炎、双肺炎症 CT 表现;②双肺间质性病变;③心脏增大、心包积液;④双侧胸膜增厚;⑤双侧胸腔积液。B 型利钠肽 10900 ng/L;D-二聚体 624 μg/L;肝功能、肾功能、心肌酶示尿素氮22 mmol/L,尿酸 561.7 μmol/L,血肌酐 265 μmol/L。

西医诊断:糖尿病肾病。

中医诊断:肾消(气阴两虚证)。

治法:补气滋阴,利水消肿。

方药:黄芪 50 g,桂枝 12 g,生白术 30 g,防己 10 g,白花蛇舌草 20 g,莪术 15 g,浙贝母 15 g,穿山龙 30 g,水蛭 6 g,土茯苓 30 g,萆薢 20 g,丹参 30 g,威灵仙 15 g,生牡蛎 30 g,金樱子 20 g,芡实 20 g,水红花子 15 g,大腹皮 12 g。7 剂,水煎服,日一剂。

二诊:患者服用上方 7 剂后,水肿较前缓解,仍偶感胸闷。上方加丹参20 g,酸枣仁 12 g,柏子仁 12 g,继服 14 剂。

三诊:上方服用 14 剂后,患者水肿较前明显好转,胸闷好转,睡眠较前改善,血糖控制可。

临床心得:糖尿病肾病是在糖尿病基础上发展而来的,其病机是一个动态演变的过程,主要是肺胃肾三脏受累,早期气阴两虚,病变后期阴损及阳,阴阳俱虚。气虚则帅血运行无力,阴虚则脉道失于润泽、血行滞涩,以及久病入络皆可形成血瘀。糖尿病肾病的病机当属本虚标实。因此,应抓住气阴两虚,血阻络脉之病机,进行标本同治,延缓和防止病情发展。

医案 8:

患者麻某,男,32 岁。患者 2 年前开始出现双下肢水肿,至社区医院就诊,发现尿蛋白阳性(具体不详),被诊为糖尿病肾病,自服利尿剂后好转;20 天前劳累后出现双下肢水肿加重,伴有排尿困难,至我院门诊就诊,口服盐酸坦索罗辛缓释片后好转;今为求系统中西医结合治疗,于我科门诊就诊。现症见:双下肢中度水肿,排尿困难,尿量较前减少,纳眠可,大便正常。体格检查:患者青年男性,神志清,精神可,发育正常,营养中等;腹平坦,未见肠形及蠕动波,腹壁软,无压痛，无反跳痛，肝脏、脾脏、腹部包块未触及，双肾脏、膀胱可触及，全腹叩诊鼓音，叩诊无移动性浊音；双下肢中度水肿，双足背动脉搏动减弱。患者舌边尖红，苔白，脉滑。

既往史：糖尿病史近 20 年，发现血压升高 1 年余。

辅助检查：膀胱残余尿超声示膀胱残余尿 90 mL。腹部彩超示双肾弥漫性病变，前列腺增大。

西医诊断：糖尿病肾病。

中医诊断：水肿（湿浊壅滞证）。

治法：补肾助阳，行气利水。

方药：熟地黄 20 g，黄芪 30 g，太子参 15 g，萸肉15 g，泽泻 15 g，茯苓 30 g，山药 15 g，附子 10 g，桂枝 10 g，猪苓 15 g，冬瓜皮30 g，大腹皮 15 g，水蛭 6 g，白花蛇舌草 30 g，鬼箭羽 15 g，水红花子 30 g，莪术 15 g，玄参 15 g，苍术 15 g。7 剂，水煎服，日一剂。

二诊：患者双下肢水肿稍有缓解，仍存在排尿困难，舌边尖红，苔白，脉滑。中药上方去水红花子，加砂仁 20 g、炙甘草 9 g、龟甲 10 g，14 剂，水煎服，日一剂。

三诊：患者双下肢水肿明显缓解，排尿困难稍好转，舌质红，苔白，脉滑。上方继服 14 剂，水煎服，日一剂。

临床心得：糖尿病肾病各期，首先应注意护理预防。①饮食护理：优质低蛋白饮食，低盐、低脂、低磷饮食；②生活护理：适当休息，劳逸结合；③情志护理：保持心情舒畅，避免烦躁、焦虑等不良情绪。其次，对糖尿病、糖尿病肾病患者进行知识教育，适当运动应贯穿于整个治疗过程。对于糖尿病肾病早期患者，打太极拳、徒步行走等轻缓运动均是较好的锻炼方式；对于中晚期患者，活动量应适当控制。

医案 9：

患者王某，男，58 岁。患者 1 年前无明显诱因出现双下肢水肿，至当地医院就诊，检查示尿蛋白阳性，口服呋塞米、黄葵胶囊、肾炎康复片、百令胶囊、阿魏酸哌嗪片，效果尚可；后反复发作，行肾穿刺活检术示符合增生性糖尿病肾病以及间质内小动脉、细小动脉硬化，口服甲泼尼龙片 4 mg（每天 1 次）、吗替麦考酚酯分散片 0.75 g（每天 3 次），服用 1 个月后症状消失，遂停药。20 天前患者劳累后出现双下肢水肿，至当地医院查血白蛋白 13 g/L，尿白蛋白（3＋），继续口服呋塞米、黄葵胶囊、肾炎康复片、百令胶囊、阿魏酸哌嗪片等药，效果欠佳；今为求系统中西医结合治疗，于我科就诊。现症见：双下肢中度水肿，略乏力，略胸闷气短,饮食睡眠尚可,小便中多泡沫,大便正常。患者述 1 个月内体重增长 3 kg。体格检查:患者中年男性,神志清,精神可,查体合作;双肺呼吸音低,未闻及干、湿性啰音,无胸膜摩擦音;心率 65 次/分,律齐,心音有力,各瓣膜听诊区未闻及病理性杂音。患者舌质暗红,苔白腻,脉滑。

既往史:糖尿病史 19 年,伴发糖尿病性周围神经病、糖尿病性周围血管病。

辅助检查:尿液检查示 $β_2$ 微球蛋白 0.72 mg/L,尿微量白蛋白 827.8 mg/L,尿视黄醇结合蛋白 0.93 mg/L;血生化示总蛋白 33.3 g/L,白蛋白 17.4 g/L,低密度脂蛋白胆固醇 5.54 mmol/L,脂蛋白(a)817.9 mg/L;尿常规示蛋白(3＋)。下肢动静脉彩超示双下肢动脉硬化,双侧胫前动脉局限性狭窄,右侧股静脉瓣、腘静脉瓣功能不全。

西医诊断:糖尿病肾病。

中医诊断:水肿(瘀水互结证)。

治法:活血化瘀,利水消肿。

方药:桃仁 10 g,红花 10 g,当归 15 g,川芎 10 g,茯苓 20 g,泽泻 15 g,白芍 15 g,猪苓 15 g,生白术 15 g,附子 9 g,干姜 6 g,桂枝 10 g,车前子 15 g,赤芍 9 g,甘草 6 g,益母草 30 g,冬瓜皮 30 g,黄芪 20 g,僵蚕 15 g,蝉蜕 12 g,乌梢蛇 15 g。7 剂,水煎服,日一剂。

二诊:患者感乏力较前缓解,仍下肢水肿,仍偶有胸闷、气短。上方赤芍加至 12 g,继服 14 剂。

三诊:患者胸闷、气短症状明显缓解,下肢水肿好转,略感乏力,中药前方继服 14 剂。

临床心得:陈丽霞教授认为,糖尿病肾病病理机制涉及多脏,但以肾为本,基本病机特点是本虚标实,疾病不同发展阶段,病机重点不同。此病早期应注重滋补肝肾,临床常用肾气丸加减,水肿明显者可合用真武汤、实脾饮,轻度蛋白尿者酌情配伍萆薢、石菖蒲等利湿化浊药物,症状严重者应注重滋补脾肾。临床上陈丽霞教授常重用黄芪,认为黄芪入肺胃而补气,走经络而益营,疗皮水风湿之疾,善达皮腠,专通肌表。药理研究表明,黄芪确实能够客观降低患者的尿蛋白,改善肾功能,减轻水肿。同时,陈丽霞教授强调活血药物的应用能明显改善患者病情,如水蛭能破瘀血而不伤新血,又能利水道,合理运用能降低尿蛋白,改善肾功能。

医案 10:

患者苟某,女,66 岁,15 年前因多饮、尿多,于当地医院就诊,因血糖升高,被诊为 2 型糖尿病。患者最高血糖为 21 mmol/L,服用瑞格列奈控制血糖,效果欠佳。3 年前患者尿常规示蛋白(3＋),被诊为糖尿病肾病。现症见:腰酸乏力,泡沫尿,面色黑,畏寒自汗,尿频尿急,下肢水肿,耳鸣,纳寐欠佳,大便干,舌紫暗,脉弦细。查体:血压 220/110 mmHg,双下肢水肿。

辅助检查:尿常规示蛋白(1＋),血肌酐 170 μmol/L。

西医诊断:糖尿病肾病。

中医诊断:肾消(脾肾亏虚证)。

治法:健脾补肾,消症破血散结。

方药:黄芪 30 g,党参 20 g,丹参 20 g,地黄 20 g,山药 20 g,三棱 10 g,莪术 10 g,路路通 12 g,积雪草 10 g,穿甲粉 6 g,天花粉 10 g,葛根 10 g,枳壳 12 g,蒲公英 12 g,牡蛎 12 g,夜交藤 10 g,杜仲 10 g,黄芩 10 g,煅磁石 12 g,牛蒡子 10 g,大黄 6 g。7 剂,水煎服,日一剂。

患者服用中药 2 个月后,诸症缓解,1 个月前始服用雷公藤免煎剂,现血肌酐波动于 180~190 μmol/L,复查尿常规示尿蛋白(一)。

临床心得:上方以黄芪、党参、山药健脾益肾,丹参、三棱、莪术、路路通、积雪草、穿甲粉消症破血散结,地黄、天花粉、葛根滋阴清热,煅牡蛎降蛋白尿,夜交藤助眠,杜仲补益肝肾,煅磁石改善耳鸣,枳壳行气,黄芩、牛蒡子、蒲公英清热解毒,大黄清热泻火。

医案 11:

患者程某,男,70 岁。患者于 30 余年前因腰椎间盘突出就诊时发现血压显著升高(具体不详),短期口服降压药物治疗后,未再规律服药;2007 年因吐词不清、双手不自主抖动至当地医院就诊,住院期间发现血肌酐升高,尿常规提示蛋白尿、血尿,被诊为脑卒中、肾功能不全,其后曾多次住院治疗;半月来,无明显诱因出现步态不稳,伸舌左偏,双下肢乏力较前加重,于我院门诊查肾功能示尿素氮 16.7 mmol/L,血肌酐 258 μmol/L,尿酸 583 μmol/L。现症见:乏力,易疲劳,步态不稳,吐词不清,口角流涎,手指麻木,无发热咳嗽,无尿频尿急,无双下肢水肿,小便量可,大便每日一次,成形,纳可,睡眠一般,舌质暗红,苔黄有裂纹,脉沉。

西医诊断:高血压肾病、慢性肾衰竭。

中医诊断:肾衰病(气阴两虚兼血瘀)。

治法:益气养阴,活血通络。

方药(参芪地黄汤合补阳还五汤加减):黄芪 30 g,桃仁 10 g,红花 10 g,川芎 10 g,生地黄 10 g,泽泻 10 g,牡丹皮 10 g,地龙 15 g,当归 15 g,党参 15 g,山药 15 g,山茱萸 15 g,茯苓 15 g,赤芍 15 g。14 剂,水煎服,日一剂。

二诊：患者症状稍缓解，仍觉乏力，易疲劳，吐词不清，口角流涎，手指麻木。效不更方，上方继服14剂。

三诊：患者诉偶头昏、乏力，可自行缓慢行走，吐词不清较前缓解，小便可，大便每日一次，成形，纳可，寐安，舌质暗红，苔黄有裂纹，脉沉。上方继服14剂。

四诊：患者诉偶头昏、乏力，吐词清楚，小便量可，大便每日一次，成形，纳可，眠安，舌质暗红，薄黄少裂纹，脉沉。效不更方，嘱续上方4剂。复查肾功能示尿素氮15.3 mmol/L，血肌酐195 μmol/L，尿酸544 μmol/L，钠146.0 mmol/L。

临床心得：患者老年男性，先天禀赋不足，劳役负重，又嗜食肥甘厚腻，损及脾胃。脾乃后天之本，气血生化之源，脾胃受损则水谷精微化生、输布失司，各脏腑组织失于濡养，故发为精神欠佳、倦怠乏力。患者先天不足，后天失养，久病入肾络，肾失封藏，水谷精微直趋下行，发为泡沫尿；病重损及肾的开阖功能，瘀血浊毒不得排出体外，蕴结体内，瘀血阻滞加之气阴两虚，阴虚风动，故见吐词不清、口角流涎、手指麻木等症。其舌质暗红，苔黄腻有裂纹，脉沉，四诊合参，本病当属中医学"肾衰病"范畴，证属气阴两虚兼血瘀，予参芪地黄汤合补阳还五汤加减，共奏益气养阴、活血通络之效。清代叶天士在《临证指南医案》中有云："初病在经，久病入络，以经主气，络主血。"肾衰病病程长，迁延不愈，在辨证论治基础之上给予活血化瘀药，能够起到改善肾脏供血、保护肾功能的作用，临床验证有效。

医案12：

患者王某，男，57岁。患者1年前出现双下肢水肿，于当地医院治疗后好转，之后水肿反复发作，近20天水肿加重，为求系统中西医结合治疗，来医院就诊。现症见：双下肢中度水肿，略乏力，略胸闷气短，饮食睡眠尚可，小便中多泡沫，大便每日一行，质可，舌质暗红，苔白腻，脉滑。体格检查：血压116/73 mmHg；双肺叩诊呈清音，双侧肺呼吸音低，未闻及干、湿性啰音；心率65次/分，律齐，心音有力，各瓣膜听诊区未闻及病理性杂音。

既往史：2型糖尿病史19年。

辅助检查：尿液检查示β_2微球蛋白0.72 mg/L，尿微量白蛋白827.8 mg/L，尿视黄醇结合蛋白0.93 mg/L；尿常规示蛋白（3+）；血生化示总蛋白33.3 g/L，白蛋白17.4 g/L，球蛋白15.9 g/L，白蛋白/球蛋白比值1.1，低密度脂蛋白胆固醇5.54 mmol/L，胆碱酯酶14186 U/L，脂蛋白（a）817.9 mg/L，超氧化物歧化酶59.00 U/mL。

西医诊断:糖尿病肾病Ⅲ期。

中医诊断:水肿(瘀水互结证)。

治法:活血化瘀,利水消肿。

方药:桃仁 10 g,红花 10 g,当归 15 g,川芎 10 g,茯苓 20 g,泽泻 15 g,丹皮 15 g,猪苓 15 g,生白术 15 g,附子 9 g,干姜 6 g,桂枝 10 g,车前子 15 g,赤芍 9 g,甘草 6 g。10 剂,水煎服,日一剂。

二诊:患者双下肢水肿减轻仍感乏力,略胸闷气短,饮食睡眠尚可,小便中多泡沫,大便每日 1～2 次,质可,舌质暗红,苔白腻,脉滑。修改方药为桃仁 10 g,红花 10 g,当归 15 g,川芎 10 g,茯苓 20 g,泽泻 15 g,白芍 15 g,猪苓 15 g,生白术 15 g,附子 9 g,干姜 6 g,桂枝 10 g,车前子 15 g,赤芍 9 g,甘草 6 g,益母草 30 g,冬瓜皮 30 g,黄芪 20 g,僵蚕 15 g,蝉蜕 12 g,乌梢蛇 15 g。14 剂,水煎服,日一剂。

临床心得:《灵枢·水胀》对水肿的症状做了详细描述,如"水始起也,目窠上微肿,如新卧起之状,其颈脉动,时咳,阴股间寒,足胫肿,腹乃大,其水已成矣。以手按其腹,随手而起,如裹水之状,此其候也"。患者年过五旬,脾肾亏虚,气血难以运行,导致瘀水互结,发为水肿。临床辨证时要注重水肿的性质以及水肿最先出现的部位。

医案 13:

患者丁某某,女,24 岁,患狼疮性肾炎 2 年余,曾经中西医治疗,临床症状时好时坏。现症见:形体消瘦,面部红斑,腰酸,疲劳无力,四肢关节酸痛,小便清,大便偏干,舌暗红,苔薄黄,脉沉细略数。查体:心肺无异常,腹软,肝脾肋下未触及,双肾区轻度叩击痛,双下肢胫前轻度凹陷性水肿。

辅助检查:尿常规示蛋白(2＋);血沉 40 mm/h;肾功能示血肌酐 136 μmol/L;抗核抗体阳性。

西医诊断:狼疮性肾炎。

中医诊断:水肿(热蕴营分,肾虚络瘀)。

治法:清营凉血,补肾化瘀。

方药:金银花、野菊花、紫花地丁、蒲公英、黄芪、土茯苓各 15 g,半枝莲、商陆各 6 g,赤芍、茜草、秦艽各 10 g,金荞麦 30 g。15 剂,水煎服,日一剂。

二诊:患者临床症状明显好转,复查尿常规示蛋白(＋－),血沉 26 mm/h,血肌酐 122 μmol/L。上方继服 30 剂。

三诊:患者面部红斑消退,双下肢水肿消失,腰酸乏力及关节疼痛等症状均消失。复查尿蛋白阴性,血沉 10 mm/h,血肌酐 112 μmol/L。原方去商陆,加桑寄生 10 g,继服 30 剂以资巩固。

临床心得:中医认为,狼疮性肾炎是由于机体阴阳气血失调,复加热毒入里燔灼阴血,以致肾络瘀阻,气机不畅,肾之开阖失司,不能分清泌浊,导致水湿潴留而水肿,精微下泄而成蛋白尿。其外在病因为热毒,而血瘀为其内在的继发性病理因素,二者互为因果,在疾病的发展过程中持续存在。故治当兼顾,清热解毒与活血化瘀并用,以阻断其病理过程,使邪去而络通。

医案 14:

患者姜某某,男,13 岁。患者 5 天前皮肤出现瘀点、瘀斑,伴口干口渴、腹胀,未予治疗,昨天突然腹痛,今日来我院就诊。查体:手足及臀部瘀点、瘀斑,色或红或紫,触之碍手,压之不褪色;体温 38.4 ℃,眼睑微水肿,双肺呼吸音粗,心率 102 次/分,脐周压痛。患者舌质红,苔薄黄,脉滑数。

辅助检查:血常规示白细胞 14.5×10⁹/L,中性粒细胞百分比 87%;尿常规示潜血(3+),蛋白(3+)。

西医诊断:过敏性紫癜性肾炎。

中医诊断:紫斑(血热妄行证)。

治法:祛风凉血,补肾滋阴。

方药:荆芥、防风、石斛、旱莲草、延胡索各 6 g,金银花、连翘、生地黄、牡丹皮、小蓟、侧柏叶、茜草、白芍各 10 g,白茅根 30 g,三七粉 3 g。7 剂,水煎服,日一剂。配合泼尼松 25 mg 口服,每日一次。

二诊:患者皮肤瘀斑结痂,腹痛好转,无发热,仍腹胀,心烦。上方继服 7 剂。

三诊:患者症状基本好转;尿常规示潜血(-),蛋白(1+)。上方继服 7 剂。

四诊:复查尿常规无异常,嘱患者逐渐停用激素,上方间断服用半年。随访 1 年,患者未复发。

临床心得:小儿紫癜性肾炎属中医学"紫斑""尿血""水肿"等范畴。由于小儿形体不足,气血未充,卫外功能不固,易受外邪入侵,热伏血分,内搏营血,灼伤脉络,迫血妄行,留于肌肤,积于皮下而成紫癜。先天之肾不足,外邪内侵脏腑,损伤肾络,而为血尿。感受外邪应祛风解表,血热应凉血止血,尿血应养阴补肾、清热凉血。从表证、血证、肾病角度,强调祛表邪、凉血热、养真阴,故用祛风凉血滋肾之方。方中荆芥、防风祛风解表,金银花、连翘泻火解毒;生地黄、牡丹皮清营凉血,养阴生津;小蓟、侧柏叶凉血止血,解毒利尿;三七粉、茜草凉血活血止血;石斛、旱莲草养肾阴;白茅根清热凉血,生津止血。诸药合用,外风得解,血热得清,肾阴得保,共奏良效。

医案 15：

患者冯某某，男，10 岁，2 个月前因着凉引起上呼吸道感染，发热、咽痛明显，1 周后出现眼睑水肿，两下肢点状出血并对称分布，略突出于皮肤，伴脚踝关节疼痛，血尿，无腹痛及黑便。患者于当地医院被诊为过敏性紫癜并发肾炎，使用地塞米松及脱敏药物、青霉素等治疗 1 个月余，效果不明显。现症见：患儿精神尚可，眼睑无水肿，纳食可，双下肢皮肤见弥漫性大小不等鲜红色及暗红色出血点（新旧交替），舌质红，苔薄黄腻，脉细数。

辅助检查：血常规检查正常；尿常规示蛋白（3＋），红细胞（3＋），白细胞 0～5 个/HP；双肾 B 超未见异常。

西医诊断：过敏性紫癜性肾炎。

中医诊断：紫斑、尿血（风热内蕴，迫血妄行）。

治法：疏风清热，凉血活络。

方药：银柴胡、五味子各 10 g，乌梅、牡丹皮各 9 g，防风、蝉蜕各 5 g，紫草 30 g，仙鹤草、白茅根、茜草各 15 g，生甘草 3 g。7 剂，水煎服，日一剂。

二诊：患者紫癜消退明显；尿常规示蛋白（1＋），红细胞（1＋）。上方继服 30 剂。

三诊：患者紫癜完全消退，尿常规检查正常。随访 1 年，患者未复发。

临床心得：陈丽霞教授认为，小儿紫癜性肾炎的发病与过食燥热、荤腥动风之物有关；病机为湿热毒邪内蕴，损伤血络；治宜疏风清热，凉血活络。本方中银柴胡甘寒益阴，清热凉血；防风疏风化湿；五味子酸甘育阴；蝉蜕疏风退热；紫草凉血透疹；白茅根、牡丹皮清热凉血止血。诸药合用，清中有疏，凉而不滞，故能收良效。

医案 16：

患者李某某，女，23 岁，过敏性紫癜反复发作 3 年，经泼尼松、环磷酰胺、阿司咪唑及中药治疗无效；1 周来，双下肢水肿，并伴有双下肢皮肤散在的瘀点、瘀斑，小便量少，时有尿血。

辅助检查：尿常规示红细胞（4＋），蛋白（2＋），颗粒管型（2＋）；肾功能示尿素氮 12.92 mmol/L，血肌酐 199.4 μmol/L。

西医诊断：过敏性紫癜性肾炎。

中医诊断：紫斑（湿热瘀阻证）。

治法：清热活血，利水消肿。

方药：益母草、防己各 30 g，丹参 20 g，桃仁、红花、川芎、赤芍、牡丹皮、地龙、炒大黄、泽兰、川牛膝各 10 g。7 剂，水煎服，日一剂。配合雷公藤多苷

20 mg 口服,每天 3 次;呋塞米 40 mg 口服,每天 2 次。

二诊:患者水肿尽消,瘀点、瘀斑消失,尿血减少。停用呋塞米,中药上方继续服用 14 剂。

三诊:患者症状消失,尿常规及肾功能检查转为正常。中药上方继服30剂。嘱患者逐渐撤减雷公藤多苷,3 个月后停服。随访 1 年,患者未复发。

临床心得:过敏性紫癜性肾炎往往既有肾内损害,又有肾外症状,临床上很难用中医某个疾病来概括。本病为外感风热毒邪所致,气火逆乱、血热互结是本病病初的主要病理机制。而瘀血沉积于肾,是本病迁延不愈的根本所在。因此,活血化瘀应成为治疗本病的基本大法。应用活血化瘀药物,不仅在治愈率、治疗时间、有效率、改善肾功能及长期缓解率等方面疗效显著提高,而且不良反应明显减轻。这可能与活血化瘀药物增加纤溶酶活性,促进纤维蛋白溶解,扩张血管,增加器官血流量,抑制血小板聚集和改善微循环等作用有关。

医案 17:

患者刘某某,男,58 岁,因"肾移植术后 8 个月,少尿 1 周"就诊。患者每天尿量 100～300 mL,舌质紫暗,苔薄黄腻,脉弦。血压 138/89 mmHg。

辅助检查:肾功能示血肌酐 213 μmol/L,尿素氮 13.5 mmol/L,血环孢霉素浓度 180 μg/mL;尿常规示蛋白(1+),红细胞、白细胞均为阴性;彩超示移植肾血管阻力指数偏高。

西医诊断:肾移植术后慢性排异。

中医诊断:癃闭(肾虚血瘀证)。

治法:活血化瘀,清热利湿。

方药(血府逐瘀汤加减):桃仁 9 g,当归、赤芍、泽泻、川牛膝、制大黄、黄芩各 15 g,车前草、益母草各 30 g,乌梅炭、玉米须各15 g,红花、枳壳、炙甘草各 6 g。14 剂,水煎服,日一剂。

二诊:患者尿量较前增多。复查肾功能示血肌酐 191 μmol/L,尿素氮 8.7 mmol/L;尿常规示蛋白阴性。上方去乌梅炭、玉米须,继服 30 剂。

三诊:患者尿量恢复正常(1800 mL/24 h);复查血肌酐 121 μmol/L,尿素氮7.1 mmol/L;舌质红,苔薄白。上方继服 14 剂以巩固疗效。

临床心得:移植肾慢性排异可由感染、免疫抑制剂用量不足等因素诱发,对移植肾的功能和形态造成损害,其发生机制目前尚不清楚。临床常见肾功能减退,可无症状,或伴多种表现,如不同程度的蛋白尿或血尿,血压增高,尿量减少,彩超示移植肾血管阻力指数增高等。其症状及实验室检查结果无特异性,确诊需依赖移植肾穿刺活检,但因受检查费用和患者接受程度等因素的限制,肾穿刺检查未能广泛开展。目前,对临床诊断或可疑病例,应先排除免疫抑制剂中毒的可能性,控制诱因,并尽早开始中西医抗凝治疗,以控制或减轻病情。本病中医辨证分析:患者手术前处于肾衰竭晚期,多为久病重病,属肾虚血瘀湿滞;手术耗气伤络,又生新瘀。手术后因移植肾功能的发挥,正虚邪实状况有所改善。但随时间日久,机体产生一系列免疫损伤,使血管受阻,血流不畅,形成气滞血瘀、痰浊互结、以邪实为主的病理状态。患者临床表现虽然各异,然察其舌象,均见舌质紫暗或紫红,苔白腻或黄腻。故予活血化瘀、理气化浊治之取效。血府逐瘀汤功效为活血化瘀,行气止痛,能气血同治,祛瘀生新。方中桃仁、红花、赤芍活血化瘀;牛膝祛瘀通脉,引血下行;枳壳开胸行气,气行则血行;制大黄泻火清热,攻积祛瘀;乌梅炭酸敛收涩;玉米须利尿消肿;益母草利水祛瘀;甘草则调和诸药。综观全方,以活血祛瘀为主,兼顾行气清热利湿。临证时方药灵活加减,则方证相扣,疗效显著。

医案 18:

患者覃某,男,56 岁,高尿酸血症 10 余年,慢性肾脏病史 2 年。现症见:双下肢水肿,腰酸,乏力,口干口苦,尿少,大便干,舌质暗淡,苔薄黄腻,脉弦滑。

辅助检查:尿常规示蛋白(3＋),潜血(2＋);肾功能示尿素氮 19.3 mmol/L,血肌酐 283 μmol/L,尿酸 685 μmol/L。

西医诊断:尿酸性肾病。

中医诊断:水肿(水瘀互结证)。

治法:益气健脾,补肾养肝,活血利尿排毒。

方药:威灵仙、草决明、山楂、何首乌、金钱草、益母草各 15 g,炙黄芪 30 g,桂枝、白术、茯苓、猪苓、泽泻、枸杞子、杜仲各 20 g,萆薢 12 g,大黄 9 g,川芎、当归各 12 g,鸡血藤 30 g。14 剂,水煎服,日一剂。

二诊:患者水肿明显减轻,腰酸乏力症状缓解。复查尿常规示蛋白(2＋),潜血(1＋);肾功能示尿素氮 13.7 mmol/L,血肌酐 211 μmol/L,尿酸 556 μmol/L。上方继服 14 剂。

三诊:患者已无水肿,症状明显缓解。复查尿常规示蛋白(1＋),潜血(＋－);肾功能示尿素氮 10.6 mmol/L,血肌酐 188 μmol/L,尿酸 470 μmol/L。上方去桂枝、茯苓、猪苓、泽泻,继服 30 剂。

四诊:患者无不适感。复查尿常规示蛋白(1＋),潜血(＋－);肾功能示尿素氮 8.8 mmol/L,血肌酐 165 μmol/L,尿酸 413 μmol/L。患者上方继服 30 剂后,门诊间断服用本方,复查血肌酐、尿酸、尿蛋白均无较大幅度增长。

临床心得:本方以益气健脾、补肾养肝、活血利尿排毒为法,能降低尿酸值,减轻肾损害,恢复肾功能,有较好的临床疗效。陈丽霞教授认为,尿酸性肾病的病机多为脾肾阳虚或肝肾阴虚。本方中威灵仙、草决明、枸杞子、杜仲补肾益肝,滋阴壮阳;何首乌、益母草养血活血;黄芪、白术、茯苓健脾益气,补后天以益先天;金钱草、萆薢清热解毒,利水通淋;大黄通腑泄浊排毒;桂枝、猪苓、泽泻利尿消肿;川芎、当归、鸡血藤活血化瘀通络。全方攻补兼施,可有效改善肝、脾、肾三脏功能。

第二节 心系疾病

医案 1:

患者王某,女,57 岁,冠心病史 2 年余,长期口服冠心丹参滴丸,效果不佳,时有心慌胸闷,自汗出,稍有劳累即见心前区疼痛。现症见:周身乏力,时有自汗出,胸闷气短,活动后见心前区疼痛,可放射至肩背部,纳眠差,二便尚可,舌质紫暗,苔薄白,脉细涩无力。

辅助检查:心电图示窦性心律,ST-T 改变。

西医诊断:冠心病、稳定型心绞痛。

中医诊断:胸痹(心脉瘀阻,气虚血瘀)。

治法:益气活血。

方药(桂枝加葛根汤加减):葛根 20 g,桂枝 15 g,赤芍 20 g,甘草 10 g,黄芪 20 g,丹参 20 g,红花 15 g,桃仁 10 g,当归 15 g,大枣 5 枚。5 剂,水煎服,日一剂。

二诊:患者服用 5 剂后复诊,诉汗出改善明显,乏力减轻,气短、胸闷较前均有改善,夜间睡眠改善。上方加麦冬 15 g,五味子 12 g,继服 14 剂。随访患者症状基本消失,病情稳定。

临床心得:方中桂枝祛风解肌,调和营卫;葛根升阳发表,宣通阳气,解经脉气血之壅滞;配伍活血化瘀药。诸药合用,宣阳通络,使气血调和。

医案 2:

患者孙某,女,65 岁,患扩张性心肌病 3 年余,长期口服西药,病情尚平稳;1 个月前因劳累出现心慌、胸闷、憋喘,夜间无法平卧,颜面部及四肢见凹陷性水肿,腹胀,食欲缺乏,小便量少,大便难行。患者舌暗淡,苔少,脉沉数。查体见:患者神志清,精神差,半卧位,心率 117 次/分,血压 162/95 mmHg;面色苍白,口唇发绀,颈静脉怒张,肝颈静脉回流征(+);心脏听诊闻及奔马律;腹部膨隆,叩诊移动性浊音(十);下肢重度凹陷性水肿。

辅助检查:胸部 CT 示肺瘀血,胸腔积液,心脏扩大;心脏彩超示心房、心室均见扩大,左心射血分数下降。

西医诊断:扩张性心肌病。

中医诊断:胸痹(心脉瘀阻,气虚血瘀)。

治法:温阳通络。

方药(麻黄附子细辛汤加减):桂枝 12 g,麻黄 10 g,制附子 15 g,细辛 5 g,川芎 12 g,茯苓 10 g,车前子 30 g,炒白术 15 g,桔梗 20 g,山茱萸 30 g,楮实子 30 g,生姜 10 片,炙甘草 10 g,大枣 10 枚。5 剂,水煎服,日一剂。

二诊:患者自觉尿量增加,水肿明显改善,胸闷、憋喘减轻,夜间可间断睡眠。上方加焦三仙各 15 g,炒白术改为生白术,患者服用 10 剂后症状大减。

临床心得:麻黄附子细辛汤温阳散寒,可疏其气血,令其调达,温暖阳气,以司其职,使得阳气充足,血运畅通。桂枝、甘草辛甘化阳,温通心脉;再佐以利湿之品,使得水运调和,故见症状改善。

医案 3:

患者王某,男,47 岁,近期劳累后出现胸闷、气短,严重时可见心前区疼痛,非休息不能缓解,且见咳嗽,痰少色白难咳,怕冷,手脚冰凉,舌淡苔白,脉沉缓。

辅助检查:心电图示窦性心律不齐,ST-T 低平。

西医诊断:稳定型心绞痛。

中医诊断:胸痹(胸阳不振,寒凝心脉)。

治法:温阳止痹。

方药:瓜蒌 15 g,薤白 10 g,延胡索 15 g,太子参 15 g,桂枝 6 g,制附子 6 g,焦三仙各 15 g,桃仁 10 g,制香附 10 g,丹参 20 g,茯神 20 g。5 剂,水煎服,日一剂。

二诊:患者自觉胸闷、心痛明显好转,精神振奋,纳食增进,咽部稍感干燥,舌质暗,苔薄微黄,脉沉。当予宣痹通阳、行气和血、健运脾胃,参以清利咽喉之品。上方去桂枝、附子,加青果 15 g、麦冬 15 g、五味子 15 g 滋阴生津利咽。患者服用 5 剂后胸闷、心痛、心悸等症状消失,唯夜间易醒,后以宣痹通阳、养心安神之品调治而愈。

临床心得:患者素体阳虚,胸阳不振,心气不足,复因寒邪侵袭,阻碍胸阳,心脉痹阻,以致胸痹心痛发作。《素问·调经论》曰:"寒气积于胸中而不泻,不泻则温气去,寒独留,则血凝泣。"故患者常易在气候突变,特别是受寒时卒然发作。治以振奋心阳,宣痹通络。予温阳药中掺入益阴之品,可调节阴阳,阴中求阳,阳中求阴,防止患者有阴阳互损之变化。本案运用瓜蒌薤白白酒汤加减,取得了良好疗效。

医案4:

患者朱某,男,69岁,有冠心病史9年,因"反复胸闷、胸痛9年,加重1周"就诊。现症见:时有胸闷、胸痛,活动及情绪激动时明显,疼痛牵涉至左肩背,伴见心悸、气短,自觉气紧、乏力、喉中有痰、手足厥冷等,常嗳气、呃逆、腹胀,平素情绪容易紧张。诊见唇色暗淡,手足不温,舌淡红,苔薄白腻,脉沉细而滑。

西医诊断:冠心病、稳定型心绞痛。

中医诊断:胸痹(心阳气虚,痰浊痹阻)。

治法:益气通阳,化痰宽胸。

方药(十味温胆汤合枳实薤白桂枝汤加减):白参片20 g,丹参20 g,制远志10 g,法半夏10 g,枳实10 g,茯苓15 g,炒瓜蒌10 g,薤白10 g,桂枝10 g,陈皮10 g,厚朴10 g,炙甘草10 g。5剂,水煎服,日一剂。

二诊:患者诉服药后胸闷、胸痛未再发作,平时仍有气短,腹部胀满,呃逆,大便溏,舌红,苔薄白稍腻,脉细。予香砂六君子汤合枳实薤白桂枝汤加减:白参片10 g,丹参20 g,炒白术10 g,茯苓20 g,陈皮10 g,法半夏10 g,广木香6 g,砂仁10 g,炙甘草10 g,炒瓜蒌5 g,薤白10 g,桂枝6 g。10剂,水煎服,日一剂。后随访,诸症未反复。

临床心得:《金匮要略》云"夫脉当取之太过不及,阳微阴弦,即胸痹而痛",提出阳微阴弦为胸痹心痛病的主要病机。本案患者胸闷、神疲乏力、手足厥冷,为阳微阴弦之胸痹。久病必虚,心气亏虚,气虚推动乏力,则气郁胸膈,痰湿内生。故选用十味温胆汤益气化痰,枳实薤白桂枝汤通阳行气宽胸。十味温胆汤源自《世医得效方》,主治心胆虚怯,触事易惊,气郁生涎,变生诸症;具有益气、化痰、化瘀之效。方中白参补气宁神,益智养心;法半夏、陈皮、茯苓、枳实健脾,理气化痰;丹参活血化瘀;制远志安神定志;炙甘草培补心气。诸药合用,共奏益气化痰活血之功效。枳实薤白桂枝汤出自《金匮要略》:"胸痹,心中痞气,气结在胸,胸满,胁下逆抢心,枳实薤白桂枝汤主之。"两方合用,共奏益气通阳、化痰宽胸之功效。后以香砂六君子汤收功,以治其气虚痰湿之本。

医案5:

患者田某,女,65岁,因"心前区阵发性刺痛3年"就诊。患者3年前无明显诱因出现心前区刺痛,呈阵发性,夜间疼痛更为明显;近2周心前区刺痛发作更为频繁,故前来就诊。现症见:心前区阵发性刺痛,疼痛可牵涉至右胸部,痛处固定,休息后缓解不明显,无心悸、气促、晕厥等情况,平素饮食尚可,小便可,大便调,舌苔薄黄腻,脉细。

西医诊断:心绞痛。

中医诊断:胸痹(痰瘀闭阻证)。

治法:化痰祛瘀,通络止痛。

方药:丹参 30 g,檀香 10 g,砂仁 10 g,炒瓜蒌10 g,薤白 10 g,郁金 20 g,法半夏 9 g,延胡索 15 g,浙贝母 20 g,三七粉 9 g。7 剂,水煎服,日一剂。

二诊:患者诉心前区刺痛较前明显减轻,近日兼见头痛,巅顶为甚,同时伴有呕逆,口干,纳食减少,夜寐一般,大便正常,舌苔薄黄腻,脉滑数。予通窍活血汤合黄芩温胆汤加减,共 7 剂。

三诊:患者心前区痛已止,头痛已消失,舌苔薄黄,脉细滑。予通窍活血汤合颠倒散加味,击鼓再进,防其复发。

临床心得:本病患者以胸部刺痛为主要不适,痛处固定,入夜尤甚,提示瘀血在胸;苔黄腻,提示痰浊内结。本病乃属痰瘀闭阻心脉之证。《金匮要略》云:"胸痹,不得卧,心痛彻背者,瓜蒌薤白半夏汤主之。"故以瓜蒌薤白半夏汤合丹参饮通心脉之痰瘀闭阻,颠倒散行气止痛。丹参饮出自《时方歌括》,谓其"治心痛胃脘诸痛多效"。该方具有活血化瘀、行气止痛的功效,由丹参、檀香、砂仁组成。丹参味苦微寒,化瘀不伤气血;檀香辛温行气;砂仁行气解郁。全方气血并治,重在化瘀,瘀血化、气机畅,则诸痛自愈。颠倒散,又名木金散,出自《医宗金鉴》,由郁金、广木香组成,郁金主血瘀,广木香主气郁,二者合而疏郁化瘀。丹参饮和颠倒散常合用,治疗合并有血瘀之证。胸痛大减之后,出现头痛,并伴有呕逆,提示痰瘀上扰清窍,予通窍活血汤合黄芩温胆汤化痰祛瘀,则诸症自愈。

医案 6:

患者蔡某,男,62 岁。患者胸闷憋气,善太息,右肋疼痛 10 余年,曾经省内某医院确诊为冠心病、石性胆囊炎;近日来,入夜则发胸痛,痛如针刺,放射到背部,每次持续 3～5 分钟,伴胸闷紧束感,痰涕黄稠,咽干喜饮,大便不成形,日行 2～3 次,小便正常,舌淡,边红有瘀点,苔薄白,脉细涩。

西医诊断:心绞痛。

中医诊断:胸痹(胸阳痹阻,气血瘀滞)。

治法:温通胸阳,活血祛痰。

方药:丹参 10 g,当归 5 g,檀香 5 g,瓜蒌 15 g,薤白 9 g,赤芍 9 g,清半夏 6 g,茯苓 10 g,苏梗 9 g,炙甘草 6 g。5 剂,水煎服,日一剂。

二诊:患者胸痛程度及疼痛次数均减,但仍有胸闷、气短,痰涕多,苔白厚,脉涩。分析上述诸症乃痰瘀互阻之候,治宜燥湿化痰、活血化瘀。予半夏 9 g,

陈皮 9 g,茯苓 10 g,紫苏 10 g,杏仁 9 g,丹参 10 g,降香 6 g,川芎 9 g,川朴 9 g,甘草 6 g。5 剂,水煎服,日一剂。患者服药后胸痛不明显,胸闷、气短、痰多明显减轻。效不更方,继服 5 剂后,胸痛未再发作。

临床心得:瓜蒌薤白半夏汤出自《金匮要略》,由瓜蒌实、薤白、半夏、白酒组成;功能为通阳散结,祛痰宽胸;用于主治胸痹而痰浊较甚,胸中满痛彻背,不能安卧者。丹参饮出自《时方歌括》,由丹参、檀香、砂仁组成;功能为活血祛瘀,行气止痛;用于气血瘀滞,心胃诸痛。以上二方,陈丽霞教授临证合参,随证加减应用,主治气滞、血瘀、痰阻、寒凝之胸痹,每获良效。

医案 7:

患者张某,女,52 岁。患者诉胸闷、心悸、气短,曾于省级医院行动态心电图检查示窦性心动过缓,经中西医治疗,效果不佳,现规律服用心宝丸,今日自觉症状加重。现症见:心悸,气短,乏力,汗出,面色无华,畏寒肢冷,失眠易醒,腹胀,大便不成形,舌淡苔白,脉细缓。

西医诊断:心律失常。

中医诊断:心悸(心脾两虚,心阳虚衰)。

治法:健脾养心。

方药:党参 20 g,黄芪 30 g,炒白术 15 g,茯神 10 g,当归 12 g,龙眼肉 20 g,木香 6 g,酸枣仁 20 g,吴茱萸 10 g,陈皮 12 g,茯苓 15 g,砂仁 30 g,肉桂 5 g。7 剂,水煎服,日一剂。

二诊:患者诉腹胀、大便不成形较前好转,仍有畏寒不适。上方加防风 10 g、淫羊藿 10 g,肉桂改为 10 g,5 剂,水煎服,日一剂。

三诊:患者大便较前好转,心慌胸闷好转,畏寒肢冷改善。

临床心得:窦性心动过缓为临床常见症状,严重影响患者的生活质量,安装起搏器增加经济负担且需承担手术风险,中药治疗往往能起到不错的效果。《丹溪心法》云:"人之所主者心,心之所养者血,心血一虚,神气不守,此惊悸之所肇端也。"此患者为心脾不足,心阳衰退,其心脾气血不足为本,心阳虚衰为标。气血亏虚致心血不足,血为阴液,阴损及阳,久则伤及心阳,心阳不足,则阴寒内生,故见心悸、胸闷、乏力等。《景岳全书》云:"善补阳者,必于阴中求阳,则阳得阴助而生化无穷;善补阴者,必于阳中求阴,则阴得阳升而泉源不竭。"故予归脾汤加减,以补益心脾,阴阳相生。

医案 8:

患者刘某,女,42 岁,既往"心肌病"病史 3 年,未规律治疗。现症见:烦躁不安,心悸气短,胸闷憋喘,动则汗出,肢体水肿,食欲缺乏,小便量少,大便尚可,舌淡红,苔白腻,脉细弱无力。

西医诊断:心肌病。

中医诊断:心悸(心阳衰败证)。

治法:回阳救逆。

方药:茯苓 30 g,人参 4 g,干姜 10 g,制附子 10 g,炙甘草 6 g,麦冬 10 g,五味子 9 g,车前子 15 g,防己 10 g。3 剂,水煎服,日一剂。

二诊:患者胸闷气短较前改善,烦躁稍安,尿量稍有增加。嘱患者注意生活饮食调护,上方继服 7 剂。

三诊:患者烦躁纠正,水肿较前明显改善,胸闷气急缓解。

临床心得:茯苓四逆汤由四逆汤加人参、茯苓组成。四逆汤回阳救逆,以固肾本;人参补五脏,壮元气,安精神,益气生津;茯苓重用以健脾益气,宁心安神,淡渗利湿,助姜附温阳利水以消阴翳,助人参安神以止烦躁,参、苓相配,益气健脾,补土以制水也。诸药合用,心、肾、脾三阳得回而本固,阳复则阴生也。

医案 9:

患者刘某,男,63 岁,诉 3 年前与家人争吵后出现心悸胸闷,2 年前被诊为冠心病,服用阿司匹林肠溶片、瑞舒伐他汀钙片、银杏叶滴丸,效果不佳。现症见:心烦易怒,口苦,心下痞满,舌红,苔黄腻,脉弦滑。

西医诊断:冠心病。

中医诊断:胸痹(肝郁化火,胃逆痰阻)。

治法:疏肝解郁,和胃降浊。

方药:柴胡 12 g,郁金 12 g,延胡索 12 g,川楝子 12 g,炒枳实 12 g,法半夏 9 g,黄芩 12 g,生姜 10 g,大黄 9 g,甘草 6 g。5 剂,水煎服,日一剂。

二诊:患者自觉胸痛症减,心烦口苦缓解。上方加白芍 12 g,焦三仙各 15 g,10 剂后患者复诊诉症状大减。

临床心得:上方为大柴胡汤加减所得。大柴胡汤为仲景群方中开郁泻火第一方,既能开肝胆之郁,又能下阳明之实,治气分,调血分。柴胡疏肝解郁,调理气机。柴胡治中,大黄导下,二焦并治。大黄加枳实有承气汤之效。芍药柔肝缓急止痛,与大黄相配可治腹中实痛,与枳实相伍可以理气和血,以除心下满痛,且平肝胆之火逆;枳实配芍药,可破气活血。

医案 10:

患者麻某,男,67 岁,胸闷痛、憋气 1 年,半个月前因心悸、头晕入院治疗,治疗后出院。现症见:胸闷痛,乏力,汗出,颈项不适,口苦,纳眠可,二便调,舌暗红,苔薄腻,脉弦滑。

辅助检查:心电图、血脂均正常。

西医诊断:心绞痛。

中医诊断:胸痹(脾气不足,痰瘀阻络)。

治法:补脾益气,活血化痰。

方药:生黄芪 20 g,全瓜蒌 12 g,薤白 9 g,党参12 g,麦冬 12 g 五味子 12 g,丹参 30 g,红花 10 g,降香 5 g,檀香 6 g 茯苓 30 g,生葛根 30 g。7 剂,水煎服,日一剂。

二诊:患者诉胸闷憋喘较前稍有改善,仍见心慌乏力,口干咽干,不欲饮,舌暗红,苔薄少津,脉弦滑。上方生黄芪加至 30 g,加沙参 12 g,桃仁 9 g,红花 9 g,三七粉 6 g。服 7 剂。

三诊:患者胸闷、气短、乏力较前明显改善,守方继服 10 剂后诸症大减,病情趋于稳定。

临床心得:本案患者乏力汗出,系气虚不固,气虚推动无力,易致痰凝血瘀,为本虚标实之证。治当补脾益气固其本,活血化痰治其标。方中生黄芪、党参、茯苓补气健脾,固表止汗;全瓜蒌、薤白化痰散结,行气宽胸,为治胸闷憋气之要药;红花、丹参、降香、檀香行气活血化瘀;麦冬、五味子滋阴收敛止汗;生葛根解肌,直接扩张血管,降低外周阻力,缓解颈项不适。诸药合用,标本兼顾,证症结合,收效良好。二诊患者胸憋闷减轻,口干咽干、苔薄少津为津伤之象,前方加沙参滋阴润燥;另加桃仁、红花、三七粉活血止痛,改善血瘀。终见症减。

医案 11:

患者佘某,女,56 岁,反复发作性胸闷心慌 2 个月。近 2 个月患者胸闷心慌反复发作,伴汗出。查动态心电图示①窦性心律;②偶发房性期前收缩伴见短阵房速、成对房早;③频发多形性室性期前收缩。予琥珀酸美托洛尔口服,仍时有心慌发生。既往高血压病史 6 年,糖尿病史 3 年余。现症见:心慌胸闷频作,乏力神疲,头昏沉不适,口干口苦,急躁易怒,四肢麻木不适,纳食差,夜间多梦易醒,二便调,舌淡红,苔薄黄,脉促。

西医诊断:心律失常。

中医诊断:心悸(心肝火旺,气滞血瘀)。

治法:疏肝解郁,活血化瘀。

方药:栀子 12 g,牡丹皮 12 g,香附 10 g,苍术 10 g,川芎 12 g,焦三仙各 15 g,桂枝 9 g,白芍 15 g,生牡蛎 30 g,生龙骨 30 g,远志 10 g,僵蚕 12 g,全蝎 6 g,天麻 9 g,炙甘草 6 g。7 剂,水煎服,日一剂。

二诊:患者口干口苦改善,心慌胸闷改善,仍诉夜间眠差,故加夜交藤 15 g、酸枣仁 15 g、石菖蒲 12 g 以安神宁志。

三诊:服药 10 剂后,患者心慌胸闷消失,饮食睡觉均得到明显改善。

临床心得:《薛氏医案》言:"肝气通则心气和,肝气滞则心气乏。"上方以越鞠丸为主方,行气解郁,郁解则肝气舒;加远志定心气,止惊悸,兼能行气散郁;牡丹皮苦寒清热,辛行苦泄,入心肝血分,既能清热凉血,又能活血化瘀;桂枝温阳通脉;天麻、龙骨、牡蛎平肝降逆;白芍养血柔肝;加虫类药物全蝎、僵蚕以搜风通络止痛;香附理气解郁,川芎活血止痛,二者合用,使气血调和。

医案 12:

患者蔡某,女,53 岁,半年前无明显诱因出现胸闷痛、气短,每次持续 3～5 分钟后可自行缓解,半年间反复发作,多在劳累与情绪激动时加重,休息后缓解。现症见:乏力,胸闷,时有心前区疼痛,可放射至肩背部,饮食尚可,夜间眠差,梦多,二便调,舌红,苔白,脉细弦。既往有高血压病史、糖尿病史。

辅助检查:心电图示 ST-T 改变。

西医诊断:心绞痛。

中医诊断:胸痹(气阴两虚,瘀血内阻)。

治法:益气养阴,活血化瘀。

方药:黄芪 30 g,丹参 20 g,生地黄 20 g,麦冬 15 g,五味子 12 g,山萸肉 12 g,当归 12 g,川芎 9 g,百合 12 g,合欢皮 12 g,夜交藤 12 g,酸枣仁 30 g。7 剂,水煎服,日一剂。

二诊:患者胸闷气短较前改善,偶有胸闷发作。上方加桂枝 6 g,三七 9 g,白芍 9 g 以增活血止痛之效。

三诊:患者 2 周后前来复诊,诉症状消失;后中药持续调服半年,病情平稳,患者无不适。

临床心得:胸痹总属本虚标实之证。本虚主要是气虚、阴虚,标实有血瘀、寒凝、气滞、痰浊。陈丽霞教授认为,心气虚和心阴虚是胸痹的根本原因,故治疗从益气、养阴、活血入手。治疗上常用黄芪、甘草、太子参、五味子等药物益气补气。心阳虚衰,则温煦、推动之力减弱,故酌加山萸肉、桂枝、肉桂等药物温补阳气。心阴不足,水不济火,则虚热内生,心失所养,血脉不畅,可见心悸、烦躁、失眠多梦等,故常用生地黄、玄参、麦冬等药物养阴生津,除烦益气。

医案 13:

患者徐某,女,73 岁,胸闷气短反复发作 8 年余,加重半月。现症见:心慌、胸闷、气短,情绪波动时明显,伴反酸嗳气,胃脘部隐痛不适,无恶心呕吐,纳可,眠差,多梦易醒,难以入眠,大便稀,不成形,舌红,苔黄腻,脉弦。既往高血压病史 10 余年,现口服硝苯地平缓释片降压,血压控制不佳;既往糜烂性胃炎病史 3 年,不规律服用奥美拉唑、贝那替嗪等。

辅助检查:心电图示Ⅱ、Ⅲ、aVF 导联 ST-T 下移 0.05～0.1 mV。

西医诊断:冠心病。

中医诊断:胸痹(气郁湿阻证)。

治法:疏肝理气和胃,清热燥湿。

方药:柴胡 12 g,法半夏 9 g,党参 12 g,黄芩 9 g,枳实 9 g,厚朴 12 g,陈皮 10 g,苍术 12 g,黄连 9 g,丹参 12 g,酸枣仁 30 g。5 剂,水煎服,日一剂。

二诊:患者诉胸闷发作减少,嗳气、胃痛症状减轻,仍见活动后气短,纳眠差,大便稀。上方加木香 6 g,川芎 12 g,焦三仙各 15 g,继服 5 剂。

三诊:患者症状较前明显好转,守方继服。

临床心得:本病主症为胸闷、胃痛,患者诉胸闷于情绪激动时诱发,乃肝胃气机郁滞所致。情绪激动,肝郁气滞,失于疏泄,则肝气横逆犯胃,致胃失和降,气血运行不畅,肝胃气逆于心,导致心脉瘀阻,引起胃心痛。陈丽霞教授认为,胃心痛应顺气解郁,开痹宽胸。故以小柴胡汤疏肝解郁,平胃散理气宽胸。配伍酸枣仁养心安神;黄连、枳实燥湿和胃;丹参、川芎活血通络止痛;木香、焦三仙顺气解郁,健脾和胃。

医案 14:

患者马某,女,79 岁,半年前无明显诱因出现胸闷,自觉气短,喜叹息,无胸痛及肩背部放射性疼痛;近 1 周胸闷较前加重,自觉心悸气短,乏力,动则加重;舌质暗红,苔薄白,脉细弱。既往糖尿病史 10 余年,现应用胰岛素治疗,血糖控制尚可。

辅助检查:心电图示偶发房性期前收缩,Ⅱ、Ⅲ、aVF 导联 T 波低平,$V_4 \sim V_6$ 导联 T 波倒置。

西医诊断:冠心病。

中医诊断:胸痹(气虚痰瘀证)。

治法:补气化痰,活血化瘀。

方药:黄芪 30 g,黄精 20 g,丹参 12 g,茯苓 15 g,泽泻 12 g,桃仁 12 g,红花 12 g,川芎 12 g,赤芍 12 g,水蛭 6 g,酸枣仁 30 g,焦三仙各 15 g。7 剂,水煎服,日一剂。

二诊:患者诉乏力好转,心慌胸闷发作减轻,自觉口干。前方茯苓减量至 9 g,泽泻减量至 9 g,加天花粉 30 g、五味子 12 g。7 剂,水煎服,日一剂。

三诊:患者胸闷心悸较前好转。上方去泽泻,加丹皮、枳实、厚朴各 12 g,继服 7 剂。

后患者坚持前来门诊中药随证调理,病情稳定。

临床心得:患者乏力气短,动则加剧,提示为气虚之证。气为血之帅,气行则血行,气虚无力鼓动血液运行,可见瘀阻之症。故治疗上补气的同时兼以活血,加用虫类药物活血通络;并加焦三仙调理脾胃,助运化。

医案 15:

患者张某,49 岁,心悸反复发作半年。既往高血压病史多年,不规律用药,血压控制不佳。现症见:心慌胸闷时有发作,未诉胸痛及放射性疼痛,偶有头晕,情绪激动及活动后加重;平素畏寒肢冷,下肢尤甚;乏力,纳眠差,多梦易醒,二便调;舌尖红,苔白,脉细数。

辅助检查:动态心电图示①房性期前收缩,成对出现,短阵房速;②多源性期前收缩。

西医诊断:心律失常。

中医诊断:心悸(上热下寒证)。

治法:清上温下。

方药(乌梅丸加减):乌梅 30 g,花椒 6 g,细辛 6 g,制附子 6 g,桂枝 12 g,干姜 6 g,党参 30 g,当归 15 g,黄连 15 g,黄柏 9 g,黄芪 30 g,升麻 6 g,延胡索 15 g,郁金 12 g,丹参 6 g。7 剂,水煎服,日一剂。

二诊:患者心悸改善,胸闷减轻,自觉畏寒怕冷改善明显,要求进一步改善睡眠。上方加酸枣仁 30 g,合欢皮 12 g,远志 12 g,继服 7 剂。

临床心得:心悸病机分“虚”“实”两类。虚者为气血阴阳亏虚,心失所养;实者为水饮、痰湿、瘀血扰动心神,心神不宁。陈丽霞教授认为,患者舌尖红为心火旺盛,而畏寒肢冷则是肾阳亏虚表现,此为水火不济、上热下寒之证,故用乌梅丸。该方集酸苦辛甘、大寒大热于一体,辛甘助阳、酸苦坚阴、温清互用而调理阴阳,平定寒热。

医案 16:

患者孟某,男,59 岁,近 3 个月内偶发心胸疼痛,尤其在夜晚或阴雨天频发,胸痛发作时,舌下含服硝酸甘油可使疼痛缓解;近 1 周来,发作频繁,且疼痛持续时间较长,痛引肩背部,伴有气短、倦怠乏力,肢体沉重,舌质紫暗,舌体胖大有齿痕,苔腻,脉沉涩。

辅助检查:心电图示窦性心律,ST 段下移,T 波倒置;心脏彩超示左房增大,左室舒张功能低下,射血分数为 59%。

西医诊断:心绞痛。

中医诊断:胸痹(胸阳不振,痰瘀互结)。

治法:活血化瘀,通阳豁痰。

方药(桂枝茯苓丸加减):桂枝 10 g,茯苓 10 g,赤芍 10 g,白芍 10 g,牡丹皮 10 g,桃仁 10 g,川芎 10 g,延胡索 15 g,瓜蒌 25 g,薤白 15 g,半夏 9 g,陈皮 10 g,麸炒枳实 10 g,甘草 6 g,郁金 10 g,石菖蒲 20 g。7 剂,水煎服,日一剂。

二诊:患者服上方后,症状有所改善,自诉胸痛发作次数明显减少,现感觉气短、乏力,口干,心烦,少寐,食欲缺乏,易叹息,舌质略红,脉细弱。此乃气阴两虚,神不守舍所致;治以益气养阴宁神法,加活血通脉药。拟方如下:党参 15 g,麦冬 15 g,五味子 10 g,当归 10 g,川芎 10 g,郁金 10 g,丹参 20 g,黄芪 30 g,酒黄精 30 g,酒萸肉 10 g,百合 30 g,合欢皮 30 g,柴胡 10 g,炒枣仁 15 g,炒鸡内金 15 g,焦山楂 15 g。10 剂,水煎服,日一剂。

三诊:患者症状有所改善,自诉胸痛未明显发作,现觉头晕、健忘、不寐、腰膝无力、胁肋胀痛、口燥咽干、五心烦热、舌红少苔,脉细数。此乃肝肾亏虚,心神失养所致;治以补益肝肾、宁心安神法,加活血通脉药。拟方如下:熟地黄 10 g,山药 10 g,牡丹皮 10 g,茯苓 10 g,牛膝 10 g,阿胶 10 g,桑寄生 20 g,肉苁蓉 10 g,当归 10 g,赤芍 12 g,丹参 10 g,知母 10 g,酸枣仁 20 g,麦冬 10 g,五味子 10 g。14 剂,水煎服,日一剂。

以上方加减治疗月余,患者胸痛未再发作,其余诸症亦消失,复查心电图示大致正常心电图。

临床心得:本例初诊为痰瘀互结之胸痹,治当活血化瘀,通阳豁痰,故用桂枝茯苓丸活血化瘀,缓消症块;川芎、延胡索活血止痛;瓜蒌、薤白、半夏、陈皮通阳泄浊,豁痰通痹;枳实行气,气行则血行。方证相合,胸痛明显缓解。二诊出现气阴两虚之证,改用生脉散加黄芪、酒黄精、酒萸肉益气养阴,当归、川芎、丹参活血通脉,枣仁、百合、合欢皮安神宁心,柴胡疏肝理气,鸡内金、山楂调理脾胃。三诊出现肝肾亏虚症状,在六味地黄丸基础上加牛膝、桑寄生、肉苁蓉补益肝肾;当归、赤芍、丹参、知母活血化瘀,清心除烦;阿胶、酸枣仁养血安神;麦冬、五味子滋阴润燥。

医案 17:

患者王某,女,38 岁。患者诉 1 年来因工作紧张出现胸闷胸痛、气短乏力、心烦不安、失眠多梦、头昏沉、记忆力减退、纳少、眠差,舌质淡,苔白腻,脉弱。

辅助检查:心电图示大致正常心电图。

西医诊断:失眠。

中医诊断:不寐(肝木虚寒,疏泄不利)。

治法：滋水涵木。

方药：乌梅 20 g，炮附子 12 g，蒲黄 12 g，当归 12 g，党参 12 g，桂枝 10 g，椒目 6 g，干姜 6 g，黄连 9 g，黄柏 9 g，细辛 6 g，黄芪 20 g，酸枣仁 30 g。7 剂，水煎服，日一剂，分两次温服。

二诊：患者诉上述诸症大减，因眠差，上方加石菖蒲 12 g、远志 12 g、合欢皮 12 g，继服 7 剂。

临床心得：《内经》云："木生酸，酸入肝，以酸泻之，以酸收之。"君乌梅之大酸，是伏其主也。佐黄连泻心除痞，黄柏滋肾，椒、附温肾，细辛、干姜散肝，当归、桂枝引血归经。全方寒热并用，五味兼收，故患者能诸症皆消。

医案 18：

患者徐某，男，59 岁，因"劳累后胸痛半月"就诊。患者既往有心绞痛病史，近半月稍有劳累即出现左侧心前区疼痛，伴气短憋闷，乏力，食欲缺乏，餐后腹胀，眠差，小便尚可，大便偏干，舌紫暗，苔薄，脉细弦。

辅助检查：心电图示窦性心律，ST-T 改变。

西医诊断：心绞痛。

中医诊断：胸痹（心脾气虚，痰瘀互阻）。

治法：补益心脾，通脉化浊。

方药：黄芪 30 g，党参 15 g，白术 15 g，茯苓 20 g，川芎 12 g，桃仁 12 g，丹参 12 g，木香 10 g，清半夏 9 g，厚朴 12 g，瓜蒌 12 g，酒大黄 9 g，炙甘草 12 g。7 剂，水煎服，日一剂。

二诊：患者胸闷稍有改善，疼痛发作较前减少，自觉眠差，大便稍稀。上方白术改为炒白术，厚朴、茯苓减量，继服 7 剂。

三诊：患者自觉胸痛症状明显缓解，对症调整方药，改善乏力、失眠诸症。患者对治疗表示满意。

临床心得：痰浊是导致心脉痹阻的一种重要病理产物。由于人们饮食的改变，今人多贪杯嗜饮，嗜食肥甘厚腻，使痰浊留于胸中，阻遏心阳，困阻脾胃，且痰浊与血瘀相互影响。桃仁、丹参等活血药物与瓜蒌、半夏等豁痰开窍药物一起使用，痰瘀并治，效果良好。

医案 19：

患者林某，男，46 岁，2 个月余前无明显诱因出现心慌胸闷，自觉心脏欲跳出胸外，影响睡眠。现症见：心悸怔忡，夜间多梦易醒，心慌气短，夜间汗出，偶有心前区隐痛，自觉乏力，纳少眠差，二便尚可，舌淡，苔薄白，脉细弱。

辅助检查：24 h 动态心电图示间歇性二度Ⅰ型房室传导阻滞。

西医诊断:心律失常。

中医诊断:心悸(心阳亏虚证)。

治法:温补心阳,养心安神。

方药:酸枣仁 30 g,党参 20 g,黄芪 15 g,代赭石 10 g,茯苓 16 g,茯神 20 g,泽泻 9 g,麦冬 15 g,知母 9 g,黄连 15 g,肉桂 6 g,山萸肉 12 g,石菖蒲 12 g。7 剂,水煎服,日一剂。

二诊:患者夜间睡眠好转,仍有心悸发作。上方加当归 12 g、桃仁 12 g、焦三仙各 15 g 以活血通络,健脾和胃。继服 7 剂。

三诊:患者表示因心跳导致的惊醒明显减少,后随证调整方药,1 个月后症状大减。

临床心得:患者夜间出现的心悸怔忡多与迷走神经张力增高有关,多数患者会出现因心悸导致不寐的状况。故应用酸枣仁汤以调整阴阳,养血滋阴。酸枣仁入心肝而安神魄,茯苓、茯神安神健脾,知母、麦冬清热养阴,佐以桃仁等活血行气以除烦,黄连、肉桂组成交泰丸以交通心肾,达成水火既济之效。酸枣仁汤在一定程度上具有抗抑郁、抗焦虑、催眠、镇静、安神的作用,长期服用无明显不良反应。本证患者后续随证加减药物,坚持服用才能取得良好的治疗效果。

医案 20:

患者林某,女,47 岁,半年前无明显诱因出现心慌,自觉心中悸动不安,自测心率为 70～80 次/分;近两天失眠后突然心慌加重,自服酒石酸美托洛尔缓释片 23.75 mg,每天 1 次;现为求中西医结合治疗,来医院就诊。现症见:因心慌而胸闷不适,心中悸动不安,劳累后及活动后加重,精神不振,乏力,饮食尚可,眠稍差,难以入眠,睡后多梦,小便尚可,大便调,舌暗,苔白,脉弦细结代。

西医诊断:心律失常。

中医诊断:心悸(痰瘀互结,气血亏虚)。

治法:祛瘀化痰,益气养血。

方药:瓜蒌 15 g,薤白 9 g,丹参 12 g,法半夏 9 g,陈皮 9 g,枳壳 12 g,麦冬 12 g,太子参 12 g,郁金 12 g,地黄 9 g,当归 10 g,赤白芍各 12 g,桃仁 10 g,黄芪 20 g,炙甘草 9 g。7 剂,水煎服,日一剂。

二诊:患者诉有夜间惊醒,心悸不适,胸闷较前改善,大便次数较前增多,舌暗淡,苔薄,脉结代。上方去桃仁,加生龙骨、生牡蛎以重镇安神,加酸枣仁以安神助眠。继服 7 剂。

三诊:患者心中悸动不安较前明显改善,夜间睡眠改善,精神较前好转。患者继服汤药,诸症渐消。

临床心得:心悸病因众多,外感、内伤均可出现。先天不足,体质虚弱,饮食劳倦,七情所伤,外邪侵袭等,均可导致气血不足、心脾失养或者痰瘀内蕴;或烦躁怒气伤肝,肝气郁结导致气机阻滞,血脉不畅,瘀阻心脉,而见心神不安。故治疗上应补中有消、消中有补,消补兼施,才能达到扶正不碍邪,祛邪不伤正的效果。上方中瓜蒌、薤白通阳散结,涤痰开窍,二者共用,散胸中之寒痛,化凝聚之痰结;陈皮、半夏燥湿化痰行气;枳壳、郁金理气和中,活血解郁;太子参、麦冬滋阴;地黄、当归、赤白芍养血;黄芪益气;龙骨、牡蛎重镇安神,平肝潜阳,化痰软坚;酸枣仁安神宁志。诸药合用,共奏调肝益心之效。

医案 21:

患者曹某,女,48 岁,2 年前因工作压力过大出现入睡困难,约半小时才能入睡,多梦易醒,偶有心慌,无恶寒发热,无头痛头晕,无恶心呕吐。以上症状间歇性出现,患者未就诊,亦未进行治疗。1 个月前,患者无明显诱因入睡困难加重,约 2 小时才能入睡,多梦易醒,醒后再难入睡,伴心慌,整晚睡眠时间约 4 小时,发作次数较前明显增加,曾来我院内科门诊就诊,口服阿普唑仑片、舒眠胶囊治疗,因担心药物不良反应,未规律服用;今为求系统中医治疗,前来我科就诊,门诊以"不寐"收入院。患者既往高血压病史 6 年,血压最高150/100 mmHg,平时服用硝苯地平缓释片,血压控制在 140/90 mmHg;糖尿病史 1 年,平时服用阿卡波糖片控制血糖;慢性浅表性胃炎病史 6 年。现症见:入睡困难,约 2 小时才能入睡,多梦易醒,醒后难再睡,偶有心慌,整晚睡眠时间为 3~4 小时,晨起明显疲乏感,伴头痛头晕,胃脘部不适,纳少,夜尿频,大便调,舌淡胖尖红,苔薄白,脉弦细数。体格检查:一般情况可,心肺(一),定向力、计算力、自知力均正常,情绪平稳,兴趣减低,精力减退,言语流利,语调平稳,回答切题,无奇异动作,自我评价较高,反应正常,思维清楚,无自杀念头及行为,体重无明显变化,记忆力减退。

辅助检查:匹兹堡睡眠质量指数(PSQI)为 16 分,考虑存在焦虑症状。

西医诊断:失眠。

中医诊断:不寐(心脾两虚证)。

治法:补养心脾,养血安神。

选穴:百会、安眠、印堂、交信、神门、心俞、脾俞、足三里、三阴交、照海、申脉、颈夹脊,普通针刺,日行一次。

二诊:患者自诉约半小时可入睡,睡眠质量明显提高,少梦,夜间醒来次数较前减少,醒后可再睡,整晚睡眠时间约 5 小时,晨起感觉良好,无头重头昏,胃脘部不适有所减轻。患者病情明显好转,继续原方法治疗。

临床心得:忧思过度,伤及心脾,脾虚生化乏源,营血亏虚,不能奉养心神,则不寐;气血虚弱,不能上奉于脑,则头晕、头痛;生化之源不足,血虚不能上奉于心,心失所养,致心神不安,故多梦易醒。取心经原穴神门宁心安神,心俞、脾俞补益心脾,三阴交协调脾肾气机,申脉、照海平调阴阳。神门为手少阴心经之原穴,可调理手少阴经经气,宁心安神;三阴交为足三阴经之交会穴,又是脾经经穴,可补脾土,主运化,调血气。两穴中,神门善走气分,以调气为主;三阴交善行血分,以养营为要。两穴和用,一气一血,一心一肾,共奏调气血合阴阳,交通心肾,养心安神之功效。

医案22:

患者王某,女,37岁,1年余前无明显诱因逐渐出现入睡困难,睡后易醒;20余天前因工作压力出现难以入眠,心悸,口干口苦,纳食少,腹胀满,手足怕冷,大便干,2~3日一行。患者舌暗红,苔薄黄,脉细。

西医诊断:失眠。

中医诊断:不寐(肝郁脾虚证)。

治法:疏肝健脾解郁,宁心安神。

方药:柴胡12 g,桂枝6 g,黄芩12 g,姜半夏9 g,厚朴9 g,砂仁12 g,生龙骨30 g,生牡蛎30 g,知母30 g,芍药12 g,夜交藤15 g,合欢皮15 g,远志12 g,石菖蒲12 g,酸枣仁30 g。7剂,水煎服,日一剂。

二诊:患者诉情绪较前改善,夜间睡眠时长较前增加,精神恢复。上方去柴胡、黄芩,加附子9 g、仙灵脾15 g,14剂,水煎服,日一剂。

三诊:患者病情好转,睡眠改善。嘱其增加运动,规律作息,调整饮食,舒畅情绪,避免失眠的再次发生。上方继服14剂以巩固疗效。

临床心得:失眠是以睡眠障碍为主要症状的疾病,表现为难以入眠、睡眠状态维持困难、早醒,对日间社会活动及职业功能造成明显的影响及相关后果,且非由药物或乙醇、环境变化及精神类疾病和器质性病变等因素引发。失眠人群近年来出现年轻化趋势。失眠除了导致机体功能损害外,还易诱发抑郁症等精神障碍。本例患者情志失常是不寐的主要病因,治疗当以调肝安魂、利胆化痰为主。当代人面临的压力与日俱增,各种因素致肝失疏泄,气机郁结,郁结日久化火,母病及子,耗伤心血,扰动心神,引发不寐。《灵枢·本神》云:"肝藏血,血舍魂。"肝的功能失调,会导致心烦易怒、惊恐、坐卧不安等情绪表现;肝为木,木盛则伐土,土虚则气血化生乏源,水湿不化。故上方以柴胡疏肝解郁、调达肝气为君,其顺肝性而疏肝气,为调畅气机及情志之要药。芍药性寒,重在养血,寒温并用,补养共济;加知母滋阴柔肝,以防"柴胡劫肝阴",二者为臣药。酸枣仁、夜交藤补肝宁心,安神助眠;桂枝、黄芩调和营卫之气,助阴阳出入;半夏、厚朴、砂仁调理脾胃;龙骨、牡蛎和解清热,镇静安神;合欢皮、石菖蒲、远志宁心益志。诸药合用,起到缓解焦虑、安神助眠的效果。

医案 23:

患者陈某,男,69 岁,有慢性支气管炎病史,每于劳累、情绪激动、受凉后出现咳嗽、气急、憋喘等症,每次应用多种抗生素治疗,咳嗽时有发作;1 周前受凉后出现咳嗽气急,逐渐伴有胸闷憋喘,无胸痛及放射性疼痛,后逐渐出现周身水肿,心慌,憋喘加重,动则气喘,咳嗽咳痰,夜间不能平卧,影响睡眠,烦躁易怒,小便量少,大便 3 日一行,舌暗红,苔少,脉滑。听诊双下肺可闻及湿啰音及哮鸣音;心音强弱不等,心率 101 次/分,心律不齐;腹部膨隆,叩诊移动性浊音阳性。

辅助检查:血生化示脑钠肽(BNP)1037 pg/mL,超敏肌钙蛋白 0.066 ng/mL,肌红蛋白 313.53 ng/mL。

西医诊断:肺心病。

中医诊断:喘证(阳虚水泛证)。

治法:温阳利水。

方药:桂枝 10 g,制附子 10 g,干姜 10 g,党参 20 g,黄芪 30 g,茯苓 30 g,泽泻 12 g,车前子 30 g,葶苈子 20 g,炒杏仁 12 g,大腹皮 30 g,茯苓皮 30 g,薏苡仁 12 g,枳实 12 g,香附 9 g,酒大黄 12 g。5 剂,水煎为汁,早晚温服。

二诊:患者自觉小便量较前增加,大便已行,胸闷憋喘稍有改善,下肢水肿较前减轻,稍觉口干。上方桂枝加至 15 g,加太子参 15 g,麦冬 15 g,五味子 15 g 以益气养阴,再服 7 剂。患者应用利尿剂、强心扩血管药物的同时应用中药,胸闷憋喘、水肿改善非常明显,极大地改善了病情,提高了患者的生活质量。

临床心得:《景岳全书·肿胀》云:"水肿证,以精血皆化为水,多属虚败,治宜温脾补肾,此正法也。"《证治准绳》云:"若心气不足,肾水凌之,逆上而停心者,必折其逆气,泻其水,补其阳。"二者皆提示心衰见水肿患者治以温阳利水。方中桂枝、附子温阳通脉;黄芪、茯苓益气养阴,健脾利水;葶苈子、炒杏仁泻肺降气;茯苓皮、桑白皮、泽泻、车前子等相互配合以利水消肿;香附、枳实调气,可改善水液代谢;酒大黄活血逐瘀通便。肺与大肠相表里,故应注意保持大便通畅。

医案 24:

患者丛某,女,54 岁。患者 4 年来夜不能寐,依赖于地西泮等药物入眠,睡眠时间短,入睡后 2～3 小时即醒;近 1 周无明显诱因出现入睡更加困难,整夜难眠,加倍口服药物不能起效。现症见:心烦易怒,疲倦乏力,胸脘痞满嘈杂,口干口苦,不欲进饮食。患者面色无华,舌苔黄厚腻,脉沉细。

西医诊断:失眠。

中医诊断:不寐(脾虚热蕴,上扰心神)。

治法:调理中焦,开结除痞。

方药:白术 9 g,黄芪 12 g,龙眼肉 12 g,茯苓 9 g,枣仁 12 g,当归、远志各 6 g,人参 6 g,木香 6 g,黄芩 12 g,黄连 9 g,炙甘草 9 g。7 剂,水煎服,日一剂。

二诊:患者诉失眠症状改善不明显。上方加酸枣仁 30 g,白术加至 12 g,去木香,5 剂,水煎服,日一剂。

三诊:患者睡眠稍有改善,烦躁易怒明显。考虑患者目前为脾虚热盛,应调理中焦,故调整方药为甘草泻心汤加减。予黄连 12 g,黄芩 12 g,党参 12 g,干姜 9 g,陈皮 12 g,姜半夏 9 g,鸡内金 9 g,炙甘草 10 g,茯苓 20 g,柴胡 12 g。5 剂,水煎服,日一剂。

四诊:患者精神好转,诉夜间可入眠,胸闷脘痞较前好转,大便稍干。后随证调整方药,治疗 2 个月余,患者症状逐步好转,夜间睡眠可维持 5～6 小时。

临床心得:胃不和则卧不安。饮食不洁,肠胃受损,饮食停滞,可酿生痰热,热气上扰心神,使得夜不得眠。脾胃位于中焦,持中央以运四旁,是人体气血、阴阳、气机升降之枢纽和交通之要道。故本方重用甘草以补虚建中,缓客气之逆,益中州之虚;大枣补脾和中;半夏燥湿化痰,散结除痞;黄连、黄芩苦寒降泄,清心除烦。全方寒热并用,调理阴阳;辛苦合用,调畅气机,复其升降;补泻兼施,调其虚实。故在治疗失眠诸症中,本方可取得令人满意的效果。

医案 25:

患者滕某,女,42 岁。患者诉夜间眠差 3 年余,近 1 周眠差,难以入眠,口服阿普唑仑药物助眠,每晚仅能入睡 3～4 小时。现症见:精神不振,烦躁易怒,头晕乏力,食欲缺乏,口臭,小便尚可,大便干结难行,舌红,苔白,脉弦。

西医诊断:失眠。

中医诊断:不寐(浊气上扰,神不守舍)。

治法:通腑降气安神。

方药:酸枣仁 30 g,火麻仁 20 g,白芍 20 g,香附 9 g,炒杏仁 12 g,白术 12 g,陈皮 9 g,大黄 6 g。7 剂,水煎服,日一剂。

临床心得:情绪障碍会引起内脏功能紊乱等躯体症状,同时也会通过中枢神经系统对胃肠道平滑肌进行调节。《素问·逆调论》云:"胃者,六腑之海,其气亦下行,阳明逆,不得从其道,故不得卧。"可见,从"调和脾胃"入手治疗失眠是传统中医治疗的手段之一。《景岳全书·不寐》中记载:"有邪而不寐者,去其邪而神自安也。"人能寐者,由于阳气之潜藏;其不能寐者,由于阳气之浮越。究其所以浮越者,实因脏腑之气化有升无降也。脾胃调和则阴阳平衡协调,机体功能处于正常状态。气机升降有序,水谷精微化生有源,营卫和调,则寤寐有常,昼精夜暝。故本方用麻子仁丸润肠泄热,行气通便;大便通下则胃热得泄,浊气得降,脾阴得养,心神得安,卧得寐。方中火麻仁润肠通便,为君药;酸枣仁宁心安神助眠,为臣药;白芍养阴和里,可配伍柴胡疏肝理气,且防"柴胡劫肝阴";香附行气温中;杏仁降气润肠;白术、陈皮行气健脾;大黄泄热逐瘀通便。综上,脾胃功能状态与睡眠密切相关,"胃不和"如痰热内扰、食滞胃脘、脾胃虚弱、中土阴虚、寒热错杂之痞证等常常会导致失眠的发生。中医在治疗上积累了丰富的经验,根据不同证型进行辨证论治,均取得了良好效果。

医案 26:

患者徐某,男,36 岁。患者 2 周前因受凉出现发热,未予重视,后出现咳嗽咳痰,现咳嗽咳痰消失,出现胸闷心悸,于省级医院诊断为病毒性心肌炎,接受抗病毒、营养心肌、改善心肌供血、控制心室率等治疗,仍觉夜间心悸明显,现为求中医治疗,来医院就诊。现症见:无明显诱因即可出现心慌胸闷,心中悸动不安,劳累后更觉胸闷明显,夜间较白日明显,未诉胸痛及放射性疼痛,自觉乏力,不欲活动,潮热汗出,食欲缺乏,眠差,夜间偶有惊醒,小便黄,大便调,舌红,苔花剥黄腻,脉细。

辅助检查:心电图示窦性心动过速,ST-T 改变。

西医诊断:病毒性心肌炎。

中医诊断:心悸(热毒外侵,心神失养)。

治法:清热解毒,复脉养心。

方药:连翘 30 g,苦参 12 g,黄连 9 g,蒲公英 30 g,金银花 20 g,板蓝根 20 g,淡竹叶 12 g,玄参 12 g,地黄 12 g,麦冬 10 g,远志 12 g,酸枣仁 20 g。7 剂,水煎服,日一剂。

二诊:患者诉心慌改善明显,夜间可以安稳睡眠,未再出现惊醒,舌诊见舌红少津,意欲益气养阴,故去清热苦寒之品。予太子参 12 g,麦冬 12 g,五味子 9 g,苦参 9 g,黄连 9 g,淡竹叶 9 g,甘松 9 g,炙甘草 9 g,地黄 9 g 以滋阴清热养心。7 剂,水煎服,日一剂。

三诊:患者精神佳,诉心悸胸闷发作明显减少,活动后不适明显减轻。上方继服 7 剂。

四诊:患者再次前来时已无明显症状,予通脉养心丸口服 14 日后痊愈。

3个月后回访,患者未复发。

临床心得:心悸是临床常见疾病,常见于西医中的心律失常如心动过速、房颤、病态窦房结综合征以及冠心病、心功能不全、心肌炎、神经症等。《素问·痹论》云"心痹者,脉不通,烦则心下鼓",指出心悸时患者的自我感受。其发病与风、寒、湿三气杂至相关,外邪是其病因之一。风、寒、暑、湿、燥、火六淫之中,火热毒邪最为伤心。因心火之明,依赖心阴的滋养,火热毒邪伤及心阴,心阳无心阴相制,则心火愈烈。根据同气相求的原理,火热毒邪更易凑于心,使心阴更伤,心失阴液滋养,则心神不宁,导致心悸及胸闷等症的发生。本病患者见潮热汗出,舌红苔黄,可见热毒未清,故先用清热解毒之品。患者药后热毒渐退,气阴消耗明显,故调整方药为益气养阴之品,兼以清心,末期则以扶正补虚为主。除根据患者所处阶段,采用不同的治则外,尚可选用部分具有明确调整心律的药物,如苦参、甘松、黄连等,以起到良好的治疗效果。

医案27:

患者李某,女,29岁,因"产后心烦易怒2个月"就诊。患者诉产后出现烦躁易怒、夜间眠差诸症;近2个月症状加重,夜间失眠,急躁易怒,自觉乏力明显,精神不振,心悸心慌,时有汗出,晨起口干口苦。现症见:面色无华,精神倦怠,焦虑不安,小便黄,大便干,2～3日一行,舌质暗红,苔少,脉弦。

辅助检查:心电图检查无异常,甲状腺功能检测无异常。

西医诊断:产后抑郁症。

中医诊断:百合病(气阴两虚证)。

治法:养阴安神。

方药:百合20 g,生地黄20 g,麦冬12 g,玄参12 g,丹参20 g,赤芍15 g,浮小麦30 g,陈皮15 g,枳实15 g,厚朴6 g,合欢皮30 g,柏子仁20 g,夜交藤20 g,焦三仙各15 g。7剂,水煎服,日一剂。且与患者家属沟通,要求患者家人分担部分照顾幼童的责任。

二诊:患者精神状态转佳,夜间睡眠改善,偶有腹胀。上方加木香5 g,砂仁12 g,继服7剂。

三诊:患者诸症明显好转,故上方随证加减滋阴活血益气药物,且嘱患者增加户外运动,调整心态。后期随访,患者一般状况良好。

临床心得:百合地黄汤是张仲景《金匮要略》中治疗百合病的专方,主要病机为心肺阴虚血燥,百脉失和,适用于郁证、脏躁、不寐等多种病症。现代药理研究也表明了百合地黄汤具有良好的抗抑郁、抗焦虑、调节亚健康状态、改善睡眠等作用。中医所讲的百合病,其主症包括两方面:一是《金匮要略·百合狐蜜阴阳毒病脉证治》中的"如有神灵者,身形如和",二是口苦、小便赤、脉微数等阴虚内热的症状。本例患者产后劳累,情志不畅,郁而化火,导致心肺阴虚内热,扰乱心神,夜眠不安,阳不入于阴;进一步耗伤津液,可见烦躁、出汗等症。患者思虑过度,劳伤心脾,脾胃虚弱,气血运化失职,无以滋养,故见心悸;脾胃运化不足,故见腹胀、食欲缺乏;阴虚内热,消耗津液,故见便秘。因此,予百合地黄汤加减。百合养肺阴,清气分热,为君药;生地黄滋肾阴,益心营,清血分热。二者味甘性微寒,入心经,相合而用更增滋阴清热之效。玄参、麦冬、生地黄为增液汤,有增液清热、润肠通便之效。玄参、麦冬益气养阴,加浮小麦可敛汗生脉。合欢皮、夜交藤、柏子仁养心安神;枳实、厚朴下气除满,健脾消积;陈皮、木香、砂仁理气健脾,调畅中焦气机。

医案 28:

患者李某,女,33 岁。患者家人诉患者近一年来无明显诱因出现情绪低落、少言,畏惧社交;近 3 个月病情愈加严重,怕生,多疑,易落泪,情绪低落,少气懒言,无法外出,乏力,纳食少,夜眠差。因患者及家人想寻求中医治疗,特来我院。现症见:面色㿠白,神疲懒言,舌淡,苔少,脉细。

西医诊断:抑郁症。

中医诊断:百合病(心胆气虚证)。

治法:益气滋阴。

方药:百合 12 g,生地黄 20 g,麦冬 12 g,玄参 12 g,赤芍 9 g,阿胶 20 g,白术 12 g,山药 12 g,酸枣仁 20 g,炒谷芽 15 g,炒麦芽 15 g,焦山楂 15 g,柴胡 6 g,香附 6 g,炙甘草 12 g。7 剂,水煎服,日一剂。同时建议患者于精神卫生中心就诊,行中西医结合治疗。

二诊:家人诉患者病情好转,饮食睡眠较前改善,愿意与家人交流互动,虽仍拒绝外出,但在家中情绪稳定,可正常生活。效不更方,继服 14 剂。嘱其规律作息,增加运动,增加阳光照射时长。

三诊:患者精神明显好转,可与医生交流。上方继服 14 剂。

临床心得:抑郁症属于中医"脏躁""郁证""百合病"范畴。《证治汇补》曰:"七情不快,郁久成病。"情志致病学说源于《黄帝内经》,认为导致情志异常的因素包括社会、自然、机体及心理四个方面。情志致病的机制在于脏腑气机的紊乱,涉及心、肝、肾等脏。其发病以肝肾渐虚为病理基础,加之思虑过度,暗耗心血,或忧郁恼怒,痰蒙清窍。临床中常见情绪低落患者,伴有不思饮食,不欲外出,起居失常,夜不得眠。患者多疑善虑,气机抑郁不舒,郁火内生,一则化生痰浊,二则损伤心肺之阴。阴血不足,则心胆自怯。随着病情的发展,各脏腑功能失调,阴阳不交,神志失守,出现精神改变。现代研究表明,百合类方在改善抑郁、焦虑等精神异常状态及其伴随症状方面与抗抑郁、抗焦虑类西药作用相似。当今社会,随着生活节奏的加快,竞争更加激烈,情志病的发病率不断增高,中药治疗情志病的意义更为重大。张仲景所立百合诸方中均以百合为用,发挥百合安心、定胆、益志、养五脏的作用。临床中,百合病症状变化多端,治疗时应谨遵"观其脉证,知犯何逆,随证治之"的原则。

医案 29:

患者蔡某,男,78 岁。患者 7 年前无明显诱因出现反复的胸闷、气促,于当地医院诊断为慢性心力衰竭,长期口服西药治疗,症状时有反复。2 周前,患者劳累后出现胸闷气短加重,伴有双下肢水肿,现为求中西医结合治疗,来我院就诊。现症见:胸闷气短,憋喘明显,活动后加重,夜间时有憋醒,时有心前区隐痛,未诉放射性疼痛,自觉呼吸不畅;双下肢凹陷性水肿,眼睑水肿,腹胀,食欲缺乏,畏寒肢冷,眠差,神疲,小便清长,大便每日一行;舌淡胖,苔白腻,脉沉。既往高血压病史 40 余年,现口服非洛地平缓释片,血压控制不佳;既往慢性肾衰竭病史 2 年。体格检查:血压 157/98 mmHg;心率 102 次/分,律齐,心尖部可闻及 Ⅱ 级吹风样收缩期杂音;双肺呼吸音粗,双肺底可闻及湿啰音;双下肢中度凹陷性水肿。

辅助检查:心脏彩超示左心房增大,左室充盈异常,二尖瓣中度返流,左心收缩功能下降,射血分数为 49%。BNP 3723 pg/mL。

西医诊断:慢性心力衰竭、慢性肾衰竭。

中医诊断:喘证(阳虚水泛证)。

治法:温阳利水。

方药(真武汤加减):制附子 9 g,桂枝 20 g,茯苓 30 g,白术 15 g,白芍 15 g,生姜 15 g,杏仁 12 g,葶苈子 15 g,大腹皮 15 g,茯苓皮 15 g,炙甘草 9 g。7 剂,水煎服,日一剂。同时予强心、利尿、改善心功能西药治疗。

二诊:患者胸闷憋喘改善,小便量增加,水肿改善,脉沉但较前有力。患者感乏力,故加黄芪 20 g、麦冬 9 g 益气滋阴,以防利尿太过伤阴。继服 7 剂。

三诊:患者胸闷憋喘改善明显,可见喜色;后门诊继续随证调整中药,随访半年,嘱节饮食、调情志、生活规律。患者病情稳定,未再出现胸闷憋喘发作。

临床心得:心力衰竭多见本虚标实之证,其本虚多为心阳虚。心为火脏,为阳中之阳,血脉运行多依赖于心阳心气的温煦及推动作用。心阳对心乃至五脏功能的运行,维持人体活动具有重要作用。若心阳不足,则心脏搏动无力,血行不畅,脉络瘀阻,寒凝心脉,可见胸闷憋喘诸症。心阳虚损久则损及肾阳,使心肾阳气俱虚,则阳虚阴寒,继而血瘀、痰浊、水饮并见,病发于心,见胸闷、心悸、气短、水肿、少尿等症状。因此,治疗时需恢复阳气,气行则血行,阳运则水行,心脏功能才能恢复。真武汤为张仲景为阳虚水泛证所立,温阳药物与利水药物共用,温补脾肾之阳补其本,分利水湿去其标,补消兼施,扶正祛邪。同时,补阴药物与利水药物共用,可利水不伤正,祛邪的同时不碍脏腑精气恢复。诸药同用,温补心肾,行气利水。

医案 30:

患者杨某,男,57 岁,心慌胸闷时有发作 3 年余,加重 1 周。患者有高血压病史,现口服厄贝沙坦氢氯噻嗪片降压,血压控制在 140～160/80～95 mmHg;既往糖尿病史 2 年,现口服二甲双胍片及阿卡波糖片,血糖控制尚可。现症见:时有心慌、胸闷、气短,伴胸骨后疼痛,多于活动后出现,须休息后且含化硝酸甘油才能缓解;未诉憋喘,自觉乏力明显,精神疲惫,饮食睡眠稍差,大小便正常;口唇发绀,舌暗,苔薄白,脉沉涩。

辅助检查:心电图示①偶发房性期前收缩,短阵出现;②ST-T 改变。

西医诊断:心绞痛。

中医诊断:胸痹(气虚血瘀证)。

治法:活血化瘀。

方药:黄芪 30 g,党参 15 g,丹参 20 g,檀香 9 g,砂仁 9 g,白术 12 g,枳壳 9 g,三七 6 g,川芎 12 g,桃仁 9 g,酸枣仁 15 g。7 剂,水煎服,日一剂。

二诊:患者胸闷较前改善,心慌改善,自诉仍有胸骨后闷痛,偶有刺痛。上方加红花 6 g,酒大黄 12 g,继服 7 剂。

三诊:患者神志清,精神佳,胸闷憋喘明显改善,胸骨后闷痛发作较前明显减少,一般活动后不再有胸闷气短出现。效不更方,继服前方 7 剂后,诸症尽消,患者无明显不适,生活质量得到极大提高。

临床心得:胸痹是指以胸部闷痛,甚则胸痛彻背,喘息不得卧为主症的一种疾病。轻者感胸闷如窒,呼吸欠畅;重者则有胸痛;严重者心痛彻背,背痛彻心。其与西医的心血管疾病相对应。冠心病在心血管系统疾病中最为常见,严重威胁人类健康,长期应用西药治疗效果随用药时长逐步递减。故中医药的治疗显得尤为有意义。张仲景在《金匮要略·胸痹心痛短气病脉证治》中云:"夫脉当取太过不及,阳微阴弦,即胸痹而痛,所以然者,责其极虚也。"指出胸痹的主要病机是本虚,后续出现瘀、痰等标实诸症。《素问·调经论》云:"人之所有者,血与气耳。"气血是构成人体和维持人体正常生命活动和功能的基本物质。《太平圣惠方》中指出"脏腑不和,气血虚弱"是"胸痹噎塞"的病因。故本病的治疗以补气活血养心为基本法则。方中黄芪可补气,兼能升气,善治胸中大气(宗气)下陷;现代药理研究表明,黄芪还具有扩张血管,改善血液黏稠度,增加心肌细胞的钙浓度的作用。党参补气生津;丹参入血分以活血行血;檀香、砂仁、枳壳行气止痛;三七、川芎活血止血,活血定痛;桃仁、酒大黄活血通便;酸枣仁安神助眠。

医案 31:

患者高某,男,59 岁。患者诉平素入睡困难,夜间易醒,醒后难以入眠;2 周前受凉后出现心烦气躁,饮食无味,入睡较前更加困难,口服阿普唑仑效果不佳,每日睡眠时间不足 4 小时,伴有多梦。现症见:精神疲乏,面部潮红,心烦汗出,偶有胸闷心慌,食欲缺乏,面白,舌淡,苔薄白,脉弦细。

西医诊断:失眠。

中医诊断:不寐(营卫不和证)。

治法:调和营卫,益心养肝。

方药:桂枝 12 g,白芍 12 g,生姜 3 片,炙甘草 9 g,大枣 6 枚,酸枣仁 30 g,当归 9 g,栀子 9 g,知母 12 g,茯苓 9 g,生龙骨 15 g,生牡蛎 15 g。7 剂,水煎服,日一剂。

二诊:患者诉仍出汗,自觉较前汗出增多,但心烦症状好转,入睡困难稍有改善,用助眠药物后可睡 4 小时。嘱上方桂枝减量至 9 g,继服 5 剂。

三诊:患者精神较前明显好转,诉夜间睡眠质量改善,晨起后可觉身体轻松自在,入睡时间较前缩短。后期持续门诊对症调整方药,坚持用药半年,患者睡眠质量良好,不再影响生活和工作。

临床心得:从中医角度来讲,失眠属于"不寐""不得卧"。《灵枢·邪客》云:"卫气独卫其外……行于阳则阳气盛,阳气盛则阳跷陷,不得入于阴,阴虚,故目不瞑。"《灵枢·营卫生会》曰:"老者之气血衰,其肌肉枯,气道涩,五脏之气相搏,其营气衰少而卫气内伐,故昼不精,夜不瞑。"卫气日间行于阳,则阳气盛大,精神兴奋;夜间行于阴,则收敛精神,助人入眠。患者夏日贪凉,致卫气不能温煦肌表,则精神不振,且卫气不能固护营阴,则见汗出。同时,因耗伤营阴,营阴不足,卫气浮越,故夜间难以入眠。患者失眠的主要病因为卫气衰少,营气内伐,阳不入阴。故治疗上应用桂枝汤加减调节营卫,加以酸枣仁汤补养心肝气血,知母、栀子等清热除烦,当归补养营血,芍药养血柔肝。因手足阳明经是卫气自阳入阴的门户,故再加茯苓健脾益胃,调理中焦。生龙骨、生牡蛎可安神潜阳。诸药合用,可改善睡眠质量。

医案 32：

患者赵某，女，53 岁，因"心慌胸闷反复发作 7 年余，加重 2 周"就诊。患者 7 年前劳累后出现心慌胸闷憋喘，于当地医院诊为心律失常，口服美托洛尔、稳心颗粒等治疗，效果尚可；2 周前劳累后出现胸闷气短，双下肢水肿。患者纳眠差，二便调，舌暗红，苔白腻，脉沉。

西医诊断：心功能不全。

中医诊断：胸痹（瘀水互结证）。

治法：温阳通络，理气行血。

方药：桂枝 20 g，肉桂 3 g，赤白芍各 10 g，茯苓 20 g，丹参 30 g，炙甘草 10 g，生姜 3 片，大枣 5 枚。7 剂，水煎服，日一剂。

临床心得：慢性心力衰竭是大多数心血管疾病的终末阶段，也是患者死亡的主要原因。随着社会老龄化加剧，人们饮食及生活习惯的改变，心血管疾病的发病率逐年上升。慢性心衰临床多见左心衰，以肺水肿及心的有效输出量降低为主要表现，患者多表现为呼吸困难、乏力、水肿等症状。《素问·痹论》中就有记载："心痹者，脉不通，烦则心下鼓，暴上气而喘。"西医治疗常以强心、利尿、扩血管为主，但随着患者心功能水平的下降，远期疗效并不乐观。随着中医治疗优势的显现，中医药治疗该病逐渐受到重视。中医认为，心主血脉，血脉凝滞则发为痹痛。陈丽霞教授认为，血脉凝滞的原因主要有三个方面：一为心阳不足，不能温煦；二为心阴亏虚；三为气血不足，单纯运行障碍。《难经·十四难》云"损其心者，调其营卫"，为心系疾病的治疗提供了思路。《灵枢·营卫生会》曰："人受气于谷，谷入于胃……其清者为营，浊者为卫，营在脉中，卫在脉外。"营气循经而行，卫气昼行于阳，夜行于阴，循环往复，与循环系统相似。桂枝汤方为调和营卫的代表方，可宣通气机，调节气血的生成及运行。清代邹澍认为桂枝"用之道有六，曰和营，曰通阳，曰利水，曰下气，曰行瘀，曰补中"。桂枝补中有通，补而不涩，芍药则"破阴结，布阳和"，两药一阴一阳，一营一卫，相须为用，调和营卫气血。

医案 33：

患者陈某，女，72 岁，既往冠状动脉粥样硬化性心脏病史 3 年余，现口服阿司匹林、曲美他嗪治疗；既往糖尿病史 5 年，现口服二甲双胍、阿卡波糖、瑞格列奈治疗，血糖控制尚可。患者 3 年前无明显诱因出现胸闷憋喘。现症见：胸闷不舒，无憋喘，活动及情绪激动时明显，休息后缓解不明显，无胸痛及放射性疼痛；自觉胃脘部胀满，双下肢轻度凹陷性水肿，食欲缺乏，时有恶心，眠差，小便尚可，大便干，3 日一行；舌淡，苔薄白，脉细。

辅助检查:心电图示①窦性心律;②偶发房性期前收缩,有时成对出现,有时成短阵性房速;③偶发室性期前收缩;④全程 ST 段时有下移 0.05～0.1 mV,伴 T 波低平。心脏彩超示左室充盈异常,二尖瓣轻度关闭不全,左室射血分数为 57%。

西医诊断:冠心病。

中医诊断:胸痹(脾胃虚弱证)。

治法:健脾和胃。

方药:太子参 15 g,炒白术 15 g,茯苓 30 g,苍术 9 g,厚朴 9 g,薏苡仁 15 g,白扁豆 12 g,山药 15 g,莱菔子 9 g,炒谷芽 30 g,炒麦芽 30 g,鸡内金 10 g,石菖蒲 10 g,甘草 9 g。7 剂,水煎服,日一剂。

二诊:患者诉水肿较前改善,小便量增多,食欲较前增加,运动耐受程度较前改善,仍有大便干。上方炒白术改为生白术,莱菔子改为 15 g,继服 7 剂。

三诊:患者各种症状均减轻。上方加砂仁 9 g,合欢皮 12 g,继服 7 剂。后患者门诊规律就诊,随症调整中药。随访半年,患者病情稳定,生活质量得到极大改善。

临床心得:《医门法律》云:"胃气强则五脏俱盛,胃气弱则五脏俱衰。"李东垣《脾胃论》记载:"脾胃既虚,不能升浮,为阴火伤其生发之气……血减则心无所养。"脾胃为后天之本,气血生化之源,也是宗气充盛的关键。若脾胃运化失职,则水湿痰浊内生,上泛阻遏胸阳;转输失利,则水饮内停;宗气不足,不能贯心脉而行气血,则导致痰瘀、水饮、湿浊壅滞三焦。唐代孙思邈在《备急千金要方》中言:"心劳病者,补脾气以益之,脾王则感于心矣。"《丹溪心法·水肿》云:"水肿,因脾虚不能制水,水渍妄行,当以参术补脾,使脾气得实,则自健运,自能升降。运动其枢机,则水自行。"故对冠心病患者,调其脾胃,祛其痰瘀,可健脾气以扶正气,祛痰瘀以通血脉。

医案 34:

患者陈某,男,55 岁。患者 3 年前无明显诱因出现活动后胸闷气短,双下肢偶有水肿发作,且时有心前区刺痛不适,持续 3～5 分钟,休息或含化速效救心丸可缓解,未见肩背部疼痛;平素喜暖怕冷,饮食睡眠尚可,二便正常;舌红,苔白厚腻,脉弦。既往高血压病史 10 余年,现口服非洛地平早 10 mg、晚 5 mg 降压,血压控制尚可。

西医诊断:心力衰竭。

中医诊断:水肿(阳虚水泛证)。

治法:温阳利水,活血化瘀。

方药:人参 9 g,黄芪 30 g,瓜蒌 12 g,薤白 9 g,茯苓 20 g,葶苈子 20 g,麦冬 12 g,五味子 9 g,葛根 12 g,川芎 12 g,赤芍 12 g,三七粉 6 g,鹿角胶 6 g,丹参 12 g,僵蚕 9 g,土鳖虫 9 g。7 剂,水煎服,日一剂。

二诊:患者下肢水肿减轻,仍有乏力气短,未诉心前区刺痛发作,仍觉怕冷。上方加附子 9 g、桂枝 6 g 以温阳,继服 7 剂。

三诊:患者觉精神大好,乏力减轻。上方茯苓、葶苈子减量。后患者门诊规律就诊 2 个月余,随证调整方药,病情稳定,未再出现心绞痛发作,自觉生活质量得到极大改善。

临床心得:气虚阳微、血瘀水停是心力衰竭的基本病机。心气心血亏虚是基本的病理变化,贯穿在整个疾病的发生发展过程中。故治疗多以益气温阳、活血利水为主。同时,心衰治疗过程中应注意五脏的生克制化及整体观念,治疗时应注意调整多脏,平衡阴阳。方中附子、桂枝温心肾之阳,黄芪益脾补气,葶苈子泻肺平喘。《景岳全书》云"心本乎肾",故用鹿角胶入肾益精血,从肾治心。附子、桂枝温阳,麦冬、五味子养阴生津,阳得阴助则生化无穷。气机调畅则气血运行无碍,故应注意中药的四气五味、升降沉浮。方中黄芪配葶苈子一升一降,攻补兼施。丹参、赤芍、川芎、三七粉活血化瘀;僵蚕、土鳖虫入络搜风,祛痰化瘀;瓜蒌、薤白宽胸理气化痰浊。诸药合用,共奏益气温阳、活血利水之效。

医案 35:

患者张某,男,39 岁,半年前无明显诱因出现头晕,偶有头痛,劳累后加重,余无明显不适;监测血压发现血压升高,最高时 180/110 mmHg。患者未规律口服降压药物,舌红,苔少,脉弦滑。

西医诊断:高血压。

中医诊断:眩晕(痰浊内蕴证)。

治法:化痰息风。

方药:清半夏 9 g,白术 12 g,天麻 12 g,茯苓 15 g,陈皮 9 g,胆南星 9 g,钩藤 12 g,僵蚕 9 g,全蝎 9 g,葛根 9 g,鸡血藤 12 g,白芍 9 g,炙甘草 9 g。7 剂,水煎服,日一剂。

二诊:患者头晕较前减轻,偶有头痛,自觉反应较前灵敏。血压较前下降,门诊测量为 143/79 mmHg。上方加黄连 9 g,竹茹 15 g,地龙 6 g,继服 14 剂。

三诊:患者无明显不适。患者风痰之象较前得以纠正,故上方去胆南星、茯苓、陈皮,加当归 12 g、黄芪 12 g、生地黄 9 g。

临床心得:眩晕是目眩和头晕的总称,痰浊内蕴型临床最为常见。中医认为,眩晕的主要病机为风、虚、瘀、痰、火等。多种因素导致脾失健运,痰浊内生,痰蒙清窍,则发生眩晕。此患者脉象弦滑,弦主风,滑主痰。方中半夏燥湿化痰,天麻祛风通络止眩晕,白术燥湿健脾,再配合陈皮、茯苓祛湿健脾利水,甘草健脾调中并调和诸药,能够达到杜绝痰湿产生的目的,从而有助于患者尽快康复。黄连、茯苓、半夏、甘草、竹茹、陈皮等药物具有清热除湿、除烦安神的作用,还具有理气化痰的功效,对于痰热扰心失眠、心虚胆怯失眠、胆气郁阻失眠、胃气失和失眠等,都有一定的疗效。全蝎、僵蚕等虫类药物与钩藤等既有相须之功,又有相使之力,具有息风止痉、攻毒散结、通络止痛的作用,使息风之力更强。佐以鸡血藤、白芍养血益肝。

医案 36:

患者徐某,女,34 岁。患者 1 年余前无明显诱因出现头昏沉,于当地医院行颅脑 CT 检查无明显异常。现症见:头昏沉,乏力,精神不振,伴耳鸣,夜间眠差,小便尚可,大便不成形,舌暗,苔薄,脉沉涩。测量血压为 152/93 mmHg。

西医诊断:高血压。

中医诊断:眩晕(气血亏虚证)。

治法:益气活血祛风。

方药:黄芪 40 g,当归 12 g,川芎 9 g,桃仁 12 g,红花 12 g,赤芍 12 g,茯苓 9 g,白术 9 g,牛膝 9 g,生地黄 9 g,地龙 9 g,鸡血藤 12 g,煅牡蛎 9 g,煅龙骨 9 g。7 剂,水煎服,日一剂。

二诊:患者头昏沉稍有改善,乏力减轻,夜间仍耳鸣明显,苔薄腻,脉弦。上方加天麻 9 g,钩藤 9 g,酸枣仁 30 g,合欢皮 9 g,半夏 9 g,陈皮 12 g,升麻 6 g。继服 7 剂,水煎服,日一剂。

三诊:患者头昏沉明显改善,乏力减轻,夜间睡眠较前明显好转。后随证调整方药,门诊调理 3 个月余,患者病情稳定,未再发作。

临床心得:眩晕可由风、痰、湿、虚引起,故有"无风不作眩""无痰不作眩""无虚不作眩"的说法。张介宾有"无虚不作眩"之说,其《景岳全书·眩运》云:"眩运一证,虚者居其八九,而兼火、兼痰者不过十中一二耳。"《灵枢·口问》曰:"上气不足,脑为之不满,耳为之苦鸣,头为之苦倾,目为之眩。"《灵枢·海论》亦曰:"髓海不足,则脑转耳鸣。"其虚或因"髓海空虚",或因"气血亏虚",或因"肝肾不足"。人体经脉需赖气血的充盈濡养才能够正常运行。该患者因阳气弱,经脉失于温煦,故其脉拘而为弦;清阳不能够达于巅顶,虚风窃居阳位而出现头晕、耳鸣等上部症状;气血致使人体不能得到完全充养,则易出现困乏等症。故上方以补阳还五汤加减,重用黄芪以大补患者元气,补气行气以活血化瘀;当归性味甘辛温,赤芍性味苦凉,二者能活血祛瘀,清热凉血;川芎性味辛温,能活血行气,祛风止痛;桃仁性味甘平,能破血祛瘀,润燥滑肠;红花性味辛温,配伍鸡血藤活血通经,祛瘀止痛;地龙即蚯蚓,性味咸寒,能清热止痉,通络除痹;茯苓、白术和黄芪健脾益气;煅龙骨、煅牡蛎平肝潜阳,收敛固涩,安神。诸药互相配合,可使气旺血行,瘀去络通,诸症自可渐愈。

医案 37:

患者夏某,女,55 岁。患者 3 年前劳累后出现心悸心慌,未予重视,后反复发作,行动态心电图示频发室性期前收缩,口服美托洛尔治疗,效果一般。近10 天,患者心悸加重,伴有胸闷,心前区针刺样疼痛,时感气短,自汗出,饮食尚可,夜间眠差,睡后易醒,大小便尚可,舌暗红,边有瘀斑,脉细。

西医诊断:心律失常。

中医诊断:心悸(气虚血瘀证)。

治法:益气活血,通络止痛。

方药:桃仁 12 g,红花 12 g,当归 20 g,熟地黄 20 g,白芍 20 g,川芎 12 g,甘松 20 g,党参 12 g,丹参 12 g,麦冬 20 g,五味子 12 g,酒萸肉 12 g,酸枣仁 30 g,百合 12 g。水煎服,一日一剂,共服 7 剂。

二诊:患者自觉心悸症状较前明显改善,心悸发作次数减少,疼痛发作次数减少,夜间睡眠改善。上方继服 14 剂。

三诊:患者症状缓解明显,无明显不适。嘱患者继服中药 3 个月。半年后回访,患者病情稳定,一般状况良好,未再就医。

临床心得:桃红四物汤,方名始于见《医宗金鉴》,亦称"加味四物汤",由四物汤加桃仁、红花组成,共有当归、熟地黄、川芎、白芍、桃仁、红花六味药,具有养血补血、活血祛瘀的功效。本方以强劲的破血之品桃仁、红花为主,力主活血化瘀;甘温之熟地黄、当归滋阴补肝,养血调经;芍药养血和营,可增补血之力;川芎活血行气,调畅气血,为血中之气药。全方配伍得当,使瘀血祛、新血生、气机畅,化瘀生新。加麦冬、五味子益气生津;酸枣仁、百合养心阴,助眠;甘松、党参、丹参活血通络,止痹痛;酒萸肉补益肝肾,安五脏,通九窍。诸药合用,可起到活血化瘀、通络止痛的效果。

医案 38:

患者金某,男,56 岁。患者 2 年前无明显诱因出现胸闷心悸,休息后不能缓解,在当地医院诊为冠心病、心力衰竭、心房纤颤,口服沙库巴曲缬沙坦钠片、螺内酯片等治疗;2 天前饱食后出现胸闷憋喘加重,夜间无法平卧,痰多色黄,呼吸粗重,恶心,烦躁,眠差,小便色黄,大便不成形,舌边尖红赤,苔黄厚腻,脉弦滑。

心电监护示心率 130～160 次/分,血氧饱和度 95%～99%。查体见口唇发绀,双肺呼吸音粗,双肺底可闻及湿啰音。

西医诊断:心力衰竭。

中医诊断:喘证(痰瘀阻络证)。

治法:清热化痰祛瘀。

方药:黄连 12 g,枳实 9 g,厚朴 9 g,竹茹 9 g,清半夏 9 g,陈皮 12 g,茯苓 30 g,黄芩 9 g,杏仁 9 g,桔梗 9 g,丹参 20 g,生地黄 9 g,葶苈子 12 g,车前子 12 g。水煎服,日一剂,先服用 5 剂。

二诊:患者胸闷憋喘症状减轻,痰量减少,心悸明显好转,夜间可平卧,小便色清,大便成形。上方继服 7 剂。

临床心得:心衰多为虚实夹杂之证,临证时应鉴别虚实,判断治疗以补虚为主还是以泻实为主。黄连温胆汤主治痰热内扰,可调畅气机、清化痰热,气机宣畅则心脉得通。方中黄连为君药,具有清心除烦、苦寒泻火的作用;丹参具有养血活血之效,可同治痰瘀;茯苓健脾渗湿,使湿去痰消;枳实化痰散痞,破气消积;竹茹甘寒,可除烦止呕、清热化痰;半夏燥湿化痰;陈皮理气调中,燥湿化痰;杏仁、桔梗上行肺气;葶苈子下气行水,通调水道;车前子利尿通淋。该方为治疗痰热阻滞的代表方,治疗心血管系统疾病效果较好。

医案 39:

患者刘某,女,48 岁。患者近 3 个月因思虑过度,时有失眠;近 1 周出现心悸明显,伴周身乏力明显,口干,无口苦,畏寒,饮食尚可,眠差,小便正常,大便干结,舌红少苔,脉结代。

西医诊断:失眠。

中医诊断:不寐(气阴亏虚证)。

治法:益气养阴。

方药:炙甘草 15 g,生地黄 30 g,麻仁 10 g,麦门冬 10 g,桂枝 9 g,生姜 9 g,阿胶 6 g,人参 6 g。4 剂,水煎服,日一剂。

二诊:患者心悸明显好转,口干及乏力症状改善,夜间睡眠质量提高,舌质淡红,苔薄白。上方继服 7 剂。

临床心得:张景岳在《景岳全书》中言:"盖寐本乎神,神其主也,神安则寐,神不安则不寐。"心藏神,心为"君主之官,神明出焉"。人的睡眠为神的阴阳状态的转换,失眠即"不寐"。失眠的基本病机为阳不入阴,而气血起到至关重要的作用。由气阴亏虚引起的失眠为临床最常见的失眠证型之一。心悸是人体内阴阳失衡及气血亏损所致,失眠患者临床中多会伴随心悸症状。炙甘草汤中桂枝、生姜温心气;人参、地黄补肾气,收外散之阳;炙甘草、阿胶、麦门冬、麻仁性平,甘药健脾,使外脱之心神得以收回。各药组成阴阳相得,寒热相错,有放有藏,符合心的正常气机。治疗从土入手,引阳入阴。桂枝配阿胶,导君火之神,阴阳和而上下交,精血生而经脉平,阴阳和而神自生,神安则眠安。

医案 40:

患者徐某,男,73 岁,咳嗽气喘 10 余年,双下肢水肿 10 余天。患者有慢性阻塞性肺疾病、高血压、冠心病史。患者既往每于受寒之时经常发作胸闷气喘;10 余天前受寒后出现胸闷憋喘明显,双下肢逐渐出现水肿,咳嗽咳痰,色白量多;2 天前出现夜间无法平卧。现症见:乏力,怕冷,无汗,无发热,纳眠差,小便量少,大便 2 日未行,舌暗,苔白腻,脉沉细。嘱患者入院治疗。患者诉长期应用静脉抗生素治疗,现拒绝使用西药治疗,经反复沟通后,暂予中药口服。

西医诊断:肺心病。

中医诊断:喘证(外寒内饮证)。

治法:解表化痰。

方药:炮附子 10 g(先煎),麻黄 12 g,干姜 9 g,细辛 9 g,桂枝 9 g,白芍 12 g,炙甘草 10 g,五味子 15 g,茯苓 12 g,半夏 9 g,葶苈子 9 g。水煎服,日一剂,共 5 剂。

二诊:患者胸闷气急稍有改善,咳嗽咳痰减轻,仍觉乏力,夜间仍不能完全平卧。上方附子加量至 15 g,加山萸肉 20 g,水煎服,继服 5 剂。

三诊:患者症状较前减轻,咳嗽咳痰明显减少,精神转佳,饮食改善。嘱上方继服 10 剂。

临床心得:小青龙汤出自《伤寒杂病论》,由麻黄、桂枝、芍药、五味子、细辛、半夏、干姜共七味药物组成。该方具有解表化饮、宣肺止咳之效,是治疗寒饮咳喘的经典名方。《伤寒论》第 40 条:"伤寒表不解,心下有水气,干呕,发热而咳,或渴,或利,或噎,或小便不利、少腹满,或喘者,小青龙汤主之。"第 41 条:"伤寒,心下有水气,咳而微喘,发热不渴,服汤已,渴者,此寒去欲解也,小青龙汤主之。"《金匮要略·痰饮咳嗽病脉证并治》第 35 条:"咳逆,倚息不得卧,小青龙汤主之。"清代温病学大家吴鞠通于《温病条辨·下焦》第 47 条指出:"秋湿内伏,冬寒外加,脉紧无汗,恶寒身痛,喘咳稀痰,胸满,舌白滑,恶水不欲饮,甚则倚息不得卧,腹中微胀,小青龙汤主之。"小青龙汤解表化饮,临床以咳喘、咳吐清稀痰涎,无汗,恶寒,舌苔白而水滑,脉沉弦为辨证要点。其症状往往有遇寒加重之特点。本案患者以寒盛阳虚为发病的关键,故用小青龙汤外散风寒,内化水饮,辅四逆汤以温补脾肾而助阳。方中以麻黄解表散寒,利水平喘;桂枝发汗解表,扶阳化气。麻、桂相须为用,共起发汗祛邪之效。干姜、细辛、半夏温肺化饮,配五味子敛肺止咳,补肺生津;加芍药益阴和营,则辛散发汗而不耗气伤津,酸敛而不留邪,二者相反相成,相得益彰。况且五味子、白芍的配伍,本身就有止咳平喘的功效。五味子止咳平喘之功,古代本草书籍已有定论;现代中药药理研究证实,白芍能缓解支气管痉挛而具平喘之效。二药的配伍能增强本方平喘之力。茯苓健脾利水,葶苈子宣肺利水,二者共用以消水饮,减轻心脏负荷。炙甘草益气和中,调和诸药。诸药合用,共奏解表散寒、温肺化饮之效。

医案 41:

患者李某,男,67 岁。患者 1 年前在大怒后出现阵发性头晕,后反复发作,每于情绪激动时加重,发作时自觉颈项部僵硬不适。患者无视物旋转,无恶心呕吐,自觉口干口渴,时有汗出,饮食睡眠尚可,小便黄,大便黏,舌暗红,苔白腻,脉弦滑。既往高血压病史 3 年,血压最高时 180/90 mmHg。患者现口服缬沙坦氨氯地平片,血压控制不佳。

西医诊断:高血压。

中医诊断:眩晕(湿热郁滞证)。

治法:解表清里。

方药:葛根 30 g,黄连 9 g,黄芩 9 g,土茯苓 30 g,清半夏 15 g,白术 12 g,防风 15 g,泽泻 9 g,木香 10 g,柴胡 9 g,石菖蒲 10 g,煅龙骨 15 g,煅牡蛎 15 g。7 剂,水煎服,日一剂。

二诊:患者头晕改善,大便干。嘱上方加白芍 9 g,白术加至 30 g,去防风、木香,继服 10 剂。

三诊:患者眩晕症状消失,二便正常。后随症调整中药,调理 2 个月余。患者身体状况良好,精神状况良好,无不适。

临床心得:患者平素情志不调,肝郁克脾,脾不化湿,湿气内盛,加之肝郁日久化热,热与湿搏,发为湿热;湿热日久,壅塞经络,经络气机不畅,清阳不能上升,导致眩晕。方中重用葛根为君药,既能解表清里,又可升发脾胃清阳之气。现代药理研究表明,葛根中的葛根总黄酮对脑血管扩张作用明显,能温和地改善脑循环和外周循环;葛根素可显著改善人脑中动脉后脑微循环。黄芩、黄连合用清热燥湿,土茯苓燥湿解毒,共起清热燥湿之效。柴胡、木香疏肝理气;半夏、白术健脾化痰;防风祛风解表;泽泻利水渗湿;煅龙骨、煅牡蛎固表收敛,止汗安神;石菖蒲理气活血,去湿散风。

医案 42:

患者于某,女,52 岁。患者诉 3 个月前因家庭琐事与家人发生争吵,继而出现心慌胸闷,后心慌胸闷反复发作。现患者心烦胸闷,心慌时有发作,情绪不佳,急躁易怒,口苦口干,夜间多梦,头昏沉不适,食欲缺乏,二便无异常,舌红,苔薄黄,脉数。既往冠心病史,未口服药物。既往 2 型糖尿病史,现应用二甲双胍片、阿卡波糖片治疗,血糖控制不佳。

辅助检查:动态心电图示①窦性心律;②偶见房性期前收缩,伴见短阵房速,有成对房早出现;③全程 ST-T 可见下移 0.05 mV。

西医诊断:冠心病。

中医诊断:心悸(心肝火旺证)。

治法:清热疏肝。

方药:香附 10 g,栀子 10 g,丹皮 10 g,苍术 10 g,川芎 10 g,焦神曲 10 g,白芍 12 g,生牡蛎 30 g,生龙骨 30 g,僵蚕 9 g,全蝎 9 g,炙甘草 9 g。7 剂,水煎服,日一剂。

二诊:患者心慌胸闷较前明显好转,仍觉夜间眠差。上方加酸枣仁 30 g,合欢皮 15 g 继服。

三诊:患者诸症缓解,嘱调理情志,增加运动,中药随证加减,服用 2 个月。后随访患者未再发作。

临床心得:本病病位虽在心,但与肝密切相关。此患者心悸发作起于争吵,且每次加重均与情绪变化有关。戴思恭所言:"郁者,结聚而不得发越也,当升者不得升,当降者不得降,当变化者不得变化也。"《丹溪心法》云:"气血冲和,万病不生,一有怫郁,诸病生焉,故人身诸病,多生于郁。"何梦瑶《医碥》云:"百病皆生于郁,人若气血流通,病安从作? 一有怫郁,当升不升,当降不降,当化不化,或郁于气,或郁于血,病斯作矣。""郁滞"为百病之始,贯穿疾病发生发展之全过程,可根据病邪深浅之不同,将"郁滞"分为"气机之郁""水液之郁""血络之郁""痰瘀为郁""正虚而郁"五个阶段,然五个阶段之间并非相互完全孤立,界限也并非完全分明,但究其本不外乎气机壅塞、津液凝结、血脉瘀阻三个方面。本案患者以肝失疏泄为先,气滞则血阻,郁久而化火。故治疗以调畅气机,清心肝火热为主。上方由越鞠丸加减而来。越鞠丸由香附、川芎、苍术、栀子、神曲五味药组成,用于治疗气、血、痰、火、湿、食之郁证。费伯雄《医方论》曰:"气郁者香附为君,湿郁者苍术为君,血郁者川芎为君,食郁者神曲为君,火郁者栀子为君。"方中以越鞠丸为主方,行气解郁,郁解则肝气疏。香附辛香入肝,行气解郁为君药,以治气郁。川芎辛温入肝胆,为血中气药,既可活血祛瘀治血郁,又可助香附行气解郁;栀子苦寒清热泻火,以治火郁;苍术辛苦性温,燥湿运脾,以治湿郁;神曲味甘性温入脾胃,消食导滞,以治食郁。四药共臣佐。因痰郁乃气滞湿聚而成,若气行湿化,则痰郁随之而解,故方中不另用治痰之品。后加白芍养血柔肝,配伍生龙骨、生牡蛎平肝安神养血,全蝎、僵蚕活血通络。最终患者气血调畅,诸症皆消。

医案 43:

患者张某,女,47 岁,心慌胸闷半年余。半年前,患者劳累后出现心慌胸闷,后反复发作,逐渐加重。现症见:气短乏力,腰膝酸软,不能劳作,自觉心中烦乱不堪,五心烦热,纳少,眠尚可,二便正常,舌淡红少津,苔薄白,脉细。

辅助检查:心电图示窦性心动过速,ST-T 改变。

西医诊断:心动过速、心肌缺血。

中医诊断:心悸(肝肾阴虚证)。

治法:滋阴养血。

方药:生地黄 30 g,玄参 20 g,知母 9 g,白芍 12 g,麦冬 12 g,五味子 12 g,丹参 12 g,丹皮 9 g,延胡索 12 g,甘松 12 g,酒萸肉 9 g。7 剂,水煎服,日一剂。

二诊:患者心慌症状明显缓解,五心烦热明显改善。患者大便次数增多,故生地黄减量至 20 g,玄参改为 12 g,去丹参,加黄芪 12 g、党参 12 g、淫羊藿 6 g,继服 10 剂。

电话随诊,患者用药 10 剂后症状明显改善,可下地劳作。

临床心得:《千金翼方》曰:"人年五十以上,阳气日衰,损与日至,心力渐退。"患者年近五十,肾气渐衰,天癸衰少,冲任亏虚,精亏无以化血,导致肝肾失养,阴虚血少,出现脏躁心悸。方以生地黄滋阴养血为君,以玄参、麦冬、五味子为臣。李东垣《脾胃论》云:"热伤元气,以人参、麦门冬、五味子生脉。脉者,元气也,人参之甘,补元气、泻热火也;麦门冬之苦寒,补水之源而清肃燥金也;五味子之酸以泻火,补庚大肠与肺金也。"知母辛苦寒凉,下则润肾燥而滋阴,上则清肺金而泻火,乃二经气分药也;丹皮治血中伏火,除烦热。二者合用,共奏滋阴除烦之效。白芍、延胡索同用养血柔肝,使肝气调达;酒萸肉补肾填精;甘松醒脾健胃,理气定悸。后予黄芪、党参健脾益气,培补中焦,调理后天之本;予少量淫羊藿温通肾阳,阳中求阴。

医案 44:

患者田某,女,21 岁,情绪低落伴失眠 4 个月余。患者 4 个月前因失恋出现情绪低落,后逐渐出现注意力不集中,不欲与家人交流,胸胁胀满,恶心欲呕,不欲进饮食,入睡困难,多梦易醒,月经紊乱,经行腹痛,舌红,苔白微腻,脉滑。

西医诊断:抑郁症。

中医诊断:郁证(肝郁气滞证)。

治法:疏肝解郁,理气化痰。

方药:陈皮 12 g,半夏 9 g,茯苓 12 g,竹茹 12 g,枳壳 9 g,炒白术 12 g,远志 9 g,柴胡 12 g,郁金 12 g,合欢皮 15 g,石菖蒲 9 g,大枣 6 枚,茯苓 20 g,茯神 20 g,炙甘草 9 g。7 剂,水煎服,日一剂。

二诊:患者情绪好转,可以进饮食,恶心欲呕改善。嘱上方继服 10 剂,增加户外运动,尽量每天户外运动时间不少于 1 小时。

三诊:患者情绪明显好转,可以坚持户外运动,可与他人交流,因月经期将至,减枳壳、柴胡等行气之品。后电话随诊,患者已正常生活和工作。

临床心得:《证治汇补·郁证》指出:“郁病虽多,皆因气不周流。”《素问·举痛论》也有“百病皆生于气”的说法。二者皆表明抑郁症以“郁”为病机关键所在。与之相关的脏腑中,“郁”与肝的关系最为密切。肝主疏泄,司情志。除肝外,胆也是调节情志的重要脏腑。《备急千金要方》说:“胆腑者,主肝也。肝合气于胆,胆者中清之腑也。”可见肝胆在生理上是相互沟通的。此患者为情志刺激导致肝失疏泄,气机不畅,逐渐出现湿停痰结,终致痰气郁结,郁、虚、瘀交错,共扰心神,加重不寐。故予温胆汤加减疏肝解郁,理气化痰。方中陈皮、半夏燥湿化痰,降逆和胃,为君药;竹茹清热化痰,除烦止呕,胆气清肃则烦呕得止;枳壳破气消痰,与半夏相配,气顺痰消,气滞得畅,胆胃得和;茯苓健脾渗湿,以绝生痰之源,且有宁心安神之功;大枣与甘草、茯苓为伍健脾祛湿,补益中焦脾胃;柴胡、郁金疏肝理气;远志、石菖蒲、合欢皮、茯神宁神益智;炙甘草健脾和中,调和诸药。整方化痰而不燥,清热而不过寒,使痰热得化,胆热得清,共奏理气化痰之功效。

第三节　内科各系统疾病

医案 1:

患者李某,男,50 岁。患者诉由于长期伏案工作,于 10 年前出现颈部僵硬不适、疼痛,严重时伴头晕,无恶心呕吐,无恶寒发热,无上肢麻木,间断于医院行推拿治疗,症状时轻时重,未再给予特殊处理;2 周前无明显诱因上述症状加重,于晨起时出现一过性眩晕,持续约半分钟后自行缓解,未引起重视,次日晨起时再次出现头晕欲扑倒,遂至医院就诊。行颈椎 X 线片示项韧带钙化,颅脑颈动脉超声示双侧颈动脉内膜增厚伴多发斑块形成,总胆固醇 6.17 mmol/L,未给予相关治疗。现症见:颈部僵硬疼痛,无活动受限,晨起时引发头晕,严重时欲扑倒,持续几秒后可缓解,无肢体麻木,无意识丧失,无恶寒发热,纳眠可,二便调。体格检查:一般情况可,心肺(一),颈椎生理曲度变直,颈部肌肉板紧,叩顶试验(一),双臂丛神经牵拉试验(一),旋颈试验(十),霍夫曼征(一),巴宾斯基征(一)。患者舌暗,苔白腻,脉滑。

辅助检查:颈椎 X 线片示项韧带钙化。颅脑颈动脉彩超示双侧颈动脉内膜增厚伴多发斑块形成;右侧椎动脉偏细,流速减低。

西医诊断:椎动脉型颈椎病、椎基底动脉供血不足。

中医诊断:眩晕(痰浊中阻证)。

治法:健脾利湿,化瘀通络。

方药:黄柏 12 g,知母 15 g,生地黄 15 g,丹参30 g,泽泻 18 g,白术 15 g,甘草 6 g,葛根 20 g,白芍 20 g,木瓜 30 g,天麻 15 g,菊花 15 g,钩藤 15 g,土鳖虫 12 g。7 剂,水煎服,日一剂。

二诊:患者颈部僵硬疼痛有所减轻,无活动受限,昨日中午转头时引发头晕,持续约半分钟后自行缓解,无肢体麻木,无意识丧失,无恶寒发热,纳眠可,二便调,舌暗,苔白腻,脉滑。予苓桂术甘汤加减,以温阳化饮,健脾利湿。整方如下:葛根 30 g,陈皮 15 g,半夏 9 g,云苓 15 g,桂枝 12 g,白术 15 g,天麻 12 g,菊花 15 g,钩藤 15 g,水蛭 12 g,土鳖虫 12 g,地龙 12 g,当归15 g,黄芪 20 g,甘草 6 g。7 剂,水煎服,日一剂。

临床心得:眩晕是情志不调、饮食内伤、体虚久病、失血劳倦及外伤、手术等病因,引起风、火、痰、瘀上扰清空或精亏血少,以清窍失养为基本病机,以头晕、眼花为主要临床表现的一类病证,历代医籍记载颇多。《内经》对其涉及脏腑、病性归属方面均有记述,如《素问·至真要大论》认为"诸风掉眩,皆属于肝",指出眩晕与肝关系密切。《灵枢·卫气》认为"上虚则眩",《灵枢·口问》说"上气不足,脑为之不满,耳为之苦鸣,头为之苦倾,目为之眩",《灵枢·海论》认为"脑为髓海",而"髓海不足,则脑转耳鸣",认为眩晕一病以虚为主。汉代张仲景认为痰饮是眩晕发病的原因之一,为后世"无痰不作眩"的论述提供了理论基础。元代朱丹溪倡导痰火致眩学说,《丹溪心法·头眩》说:"头眩,痰挟气虚并火,治痰为主,挟补气药及降火药。无痰不作眩,痰因火动,又有湿痰者,有火痰者。"秦景明在《症因脉治·眩晕总论》中认为阳气虚是本病发病的主要病理环节。徐春甫《古今医统·眩晕宜审三虚》认为:"肥人眩运,气虚有痰;瘦人眩运,血虚有火;伤寒吐下后,必是阳虚。"本例患者为中年男性,平素饮酒量大,伤及脾胃,脾胃运化功能失常,聚湿生痰,痰浊中阻,清阳不升,清窍失养,故头晕;脾胃受损,气血生化乏源,肢体筋脉失于濡养,故颈项部僵硬疼痛。本病属中医学"眩晕"范畴,证属"痰浊中阻"。

医案 2:

患者周某,女,65 岁。患者 30 年前曾患疟疾,持续多天方愈;自此之后,每稍感风寒即觉畏寒,夜间汗出,服一般治感冒药物如清热解毒口服液等无效,反复发作,缠绵难愈;半月前因受凉再次出现上述症状,输青霉素、清开灵注射液等无效。现症见:恶寒,低热,夜间汗出,乏力,舌边尖红,舌苔厚腻微黄,脉弦紧。患者体温为 37.5 ℃。

辅助检查:血常规示白细胞总数 $5.2×10^9$/L,中性粒细胞百分比 65%,淋巴细胞百分比 35%。

西医诊断:病毒性感冒。

中医诊断:感冒(太阳与少阳合病)。

治法:和解少阳,解表温里。

方药:柴胡 15 g,黄芩 12 g,桂枝 10 g,白芍 15 g,干姜 10 g,煅牡蛎 30 g,天花粉 15 g,茵陈 20 g,金银花 20 g,连翘 20 g,甘草 10 g。3 剂,水煎服,日一剂。嘱患者忌生冷辛辣食物,避风寒,勿过劳。

二诊:患者精神尚可,服药平和,畏寒减轻,汗出减少,仍感乏力,舌尖红,苔厚腻微黄,脉弦细。上方加黄芪 30 g,白术 10 g,继服 5 剂。

三诊:患者畏寒症状已消失,体温正常,无不正常汗出,稍感乏力,纳食正常,舌质淡红,苔腻,脉弦细,体温为 36.5 ℃。为巩固治疗,中药照上方加防风 10 g。3 剂,水煎服,日一剂。

临床心得:患者数十年来防御外感之力极差,脾肺气虚,稍感风寒即觉畏寒,夜间汗出,低热,常服一般治感冒药物,反复发作,缠绵难愈,伴乏力明显。既往治疗大多为辛凉解表、清热解毒之品,致使太阳之邪内陷,少阳枢机不利,又有内陷太阴之势。《伤寒论》云:"伤寒五六日,已发汗,而复下之,胸胁满,微结,小便不利,渴而不呕,但头汗出,往来寒热,心烦者,此为未解也,柴胡桂枝干姜汤主之。"历代医家均认为该方是治疗少阳兼水饮的方剂。《伤寒论》中认为少阳为半表半里,是表里传变的枢机,不仅是表证传里的枢机,也是三阳病传入三阴的枢机。所以少阳病多有兼证,临床运用该方,当理解方义,灵活调整药物的用量。柴胡桂枝干姜汤系小柴胡汤化裁而成,外解少阳表邪,里温太阴寒湿。方中柴胡、黄芩合用,和解少阳,疏利肝胆;桂枝、干姜、甘草能温化太阴水饮以益中;牡蛎可生津润燥以止渴,逐饮消满以开结。诸药合用,可外解少阳,内温太阴,解表温里双治。从《伤寒论》六经辨证用药看,柴胡、黄芩为少阳和解之主药,干姜则是温化太阴里寒之佳品,今柴、芩与干姜配伍,则成少阳、太阴双医之法。通过服用本剂,可早杜邪传太阴而化寒,本剂为治少阳入太阴去路之良方。因为本案患者病情迁延,体虚不固,故合用玉屏风散益气固表,使正气存内,邪不可干。

医案3:

患者董某,女,24岁,1周前因受凉致全身酸困疼痛,经输液(用药不详),出现尿结晶,继而出现周身疼痛,头痛,嗜睡,腋下淋巴结肿痛,伴咽痛、乳头刺痛。现症见:全身酸困疼痛,头痛,口干,右侧腋下淋巴结肿痛,伴咽痛、乳头刺痛,月经色暗,有少量血块。既往曾患骶髂关节炎,原有月经不调病史,近期检出卵巢囊肿。患者舌质暗,苔白,脉弦。

西医诊断:上呼吸道感染。

中医诊断:感冒(太阳与少阴合病)。

治法:发汗利湿,温阳解表,清热利咽。

方药:炙麻黄6 g,附子3 g,细辛3 g,桂枝12 g,白芍24 g,炙甘草10 g,羌活20 g,防风10 g,玄参15 g,牛蒡子15 g,射干12 g,山豆根10 g,柴胡15 g,黄芩10 g,连翘20 g,金银花30 g,党参15 g,苏叶12 g,生姜30 g。3剂,水煎服,日一剂。嘱患者慎食辛辣凉食,畅情志,勿过劳。

二诊:患者乏力、全身酸困疼痛愈,咽痛止,现仍头痛,右腋下淋巴结肿大疼痛,舌质淡红,苔白,脉弦细数。方药:炙麻黄6 g,附子3 g,细辛5 g,桂枝12 g,白芍24 g,炙甘草10 g,羌活20 g,防风10 g,玄参15 g,柴胡15 g,黄芩10 g,连翘20 g,金银花30 g,党参15 g,苏叶12 g,煅牡蛎20 g,鳖甲15 g,川芎30 g,苍术10 g,白芷6 g,生姜30 g。3剂,水煎服,日一剂。

三诊:患者右腋下淋巴结肿大消失,疼痛消失,现感足跟痛,大便正常,舌淡红,苔白,脉弦数。方药:炙麻黄6 g,附子3 g,细辛5 g,桂枝12 g,白芍24 g,炙甘草10 g,羌活20 g,防风10 g,玄参15 g,柴胡15 g,黄芩10 g,连翘20 g,金银花30 g,党参15 g,干姜12 g,煅牡蛎20 g,鳖甲15 g,川芎30 g,苍术10 g,白芷6 g,生姜30 g。3剂,水煎服,日一剂。

临床心得:"感冒"一证多为正气不足又外感风寒湿邪等导致肺卫功能失调所致。患者全身酸困疼痛,为寒湿侵袭人体而致,卫阳郁遏,寒邪伤营,血寒凝滞,不通则痛。营血虚滞,木郁化火,木火刑金,热毒炽盛,故口干、咽痛。治当发汗利湿,温阳解表,清热利咽。方中附子大辛大热,入少阴温里助阳;麻黄味辛性温,走太阳发汗解表;配合细辛通彻表里,内散少阴之寒,外解太阳之表,使风寒湿得以外散,而又顾护里阳,成为表里双治之法。合用九味羌活汤,外散风寒湿邪,兼清里热。其中羌活辛苦性温,散表寒,祛风湿,利关节,止痹痛,为治太阳风寒、湿邪在表之要药。防风辛甘性温,为风药中之润剂,祛风除湿,散寒止痛。金银花、连翘气味芳香,在透散卫分表邪的同时,兼顾了温热病邪易蕴结成毒及多夹秽浊之气的特点。另配自拟解毒利咽汤(牛蒡子、玄参、射干、山豆根),可清热解毒,利咽消肿。加入鳖甲味咸性寒,滋阴清热,软坚散结。诸药合用,则风寒湿邪外散,里热郁毒得清,营卫调和,血脉通畅而诸症自愈。

医案 4:

患者程某,女,35 岁,因感受风寒,出现发热、头痛、咽痛,就诊于某医院,被诊为上呼吸道感染,接受西药治疗后好转,但仍觉身热不扬,故又求治于中医。现症见:自觉发热,体温 37 ℃,口干口苦,渴喜饮,食欲不佳,精神不振,大便稀薄,舌质淡,苔黄,脉弦紧。既往有慢性结肠炎病史。

西医诊断:上呼吸道感染。

中医诊断:感冒后遗症(六经合病)。

治法:清解三阳,温补三阴。

方药:柴胡 18 g,黄芩 12 g,炙甘草 10 g,白芍 15 g,当归 15 g,川芎 30 g,生地黄 15 g,干姜 15 g,葛根 30 g,桑白皮 15 g,炙麻黄 10 g,附子 6 g,细辛 4 g,党参 20 g,苏叶 12 g,桂枝 15 g,白术 6 g,生姜 30 g。3 剂,水煎服,日一剂。嘱患者慎食辛辣凉物,避风寒,畅情志。

二诊:患者服药后病情好转,发热减轻,后顶部头胀,舌质淡,苔黄。上方去生地黄,加麦冬 10 g,继服 4 剂。

三诊:患者精神好转,服药后仍自觉身热,头痛止,睡眠欠佳,纳可,大便稍稀,每日 2～3 次,小便可,舌质淡,苔黄。上方加生龙牡各 30 g,夜交藤 30 g,竹茹 15 g。3 剂,水煎服,日一剂。

临床心得:患者有慢性结肠炎病史,说明患者素体脾阳虚损,气血虚弱。患者感受风寒月余未愈,为正气虚损,无力驱邪外出而为。低热、头痛、口苦、口渴欲饮提示为太阳、少阳、阳明(三阳)同病,食欲缺乏、大便稀薄为脾肾阳虚之证;太阴、少阴虚寒,厥阴肝血虚滞,则见发热、头痛等症。治以清解三阳,温补三阴。选用奔豚汤合麻黄附子细辛汤加减。奔豚汤出自《金匮要略》,具有和血平肝,降逆平冲功效,主奔豚气上冲胸,腹痛,往来寒热。奔豚汤为治奔豚之主方,又为清解三阳之良方。方中黄芩清解少阳,葛根清解阳明,生姜、桑白皮发散太阳;在清解三阳的同时,当归、白芍、川芎合用,调厥阴,疏肝木,缓急止痛;炙甘草温补太阴,和中健脾。本案在奔豚汤的基础上合用麻黄附子细辛汤,一则增强发散太阳之功,二则温散少阴之寒;加柴胡以助黄芩清解少阳之热;加党参、干姜、白术、炙甘草温补太阴,健脾祛湿,补气扶正;加苏叶归脾肺经,宣发皮毛,疏散风寒;加生地黄甘寒滋阴,清肝凉血。三诊患者睡眠欠佳,加生龙牡、夜交藤以养心安神。诸药合用,可使三阳热清,三阴得补,邪祛正复,则诸症悉除。

医案5:

患者郭某,女,51岁。患者干咳,每至冬天发病,至春而愈;近半年加重,入秋即咳,到某医院就诊,被诊为慢性支气管炎,接受西药治疗,效果欠佳,故求治于中医。现症见:干咳无痰,咽痒,大便稀,纳可,小便可,舌质红,苔白,脉弦。既往有慢性阑尾炎病史。

西医诊断:慢性支气管炎。

中医诊断:咳嗽(气阴两虚证)。

治法:益气养阴,宣肺止咳。

方药:党参30 g,麦冬10 g,五味子12 g,干姜15 g,细辛4 g,柴胡15 g,黄芩10 g,炙麻黄6 g,附子6 g,桂枝15 g,白芍15 g,炙甘草10 g。15剂,水煎服,日一剂。

二诊:患者咳嗽明显改善,现遇冷咽痒,咳嗽无痰,纳可,二便调,舌淡,苔白,脉弦。上方加桔梗12 g,半夏12 g。15剂,水煎服,日一剂。

三诊:患者咳嗽基本止,偶尔咳嗽,无痰,咽中犹如物阻,大便每日一行,便稀,舌淡,苔白,脉弦。上方去桔梗、半夏,加黄芪30 g。10剂,水煎服,日一剂。

四诊:患者咳嗽明显改善,每天偶咳两声,自觉咽有物阻,大便稀,每日一行,舌质淡,舌尖红,苔白,脉弦。上方加白术10 g,茯苓20 g,陈皮15 g,苏叶12 g,桔梗12 g。15剂,水煎服,日一剂。

临床心得:咳嗽多为感冒迁延日久,脾肺气虚,肝阴血虚,致使土不生金,木火刑金,肺失宣降,肺气上逆而作。本案辨治应该注意以下三点:一是患者患病日久,气阴耗伤。二是遇冷而发咽痒,为风邪犯肺之象。三是大便稀,提示为脾肾阳虚,清阳下陷之证;舌质红,脉弦,为木郁化热所致。故在益气养阴的基础上,加入疏风(肝)宣肺、温补脾阳之品。方选姜辛五味止咳汤(干姜、细辛、五味子、茯苓、紫菀、款冬花、白前、炙甘草)加减。方中党参大补脾肺之气;麦冬甘寒,养阴清热,润肺生津,党参、麦冬合用,则益气养阴之功益彰;五味子酸温,敛肺止咳,养阴生津。三药合用,一补一润一敛,益气养阴,使气复津生。配伍大辛大热之干姜,温脾肺以化痰饮,助党参培土生金;配麻黄附子细辛汤,温肾散寒,宣肺透表,与五味子相伍,一温一散一敛,使散不伤正,敛不留邪,且能调节肺司开合之职;桂枝、白芍补肝疏肝,以疏脾土之壅滞;柴胡、黄芩清肝疏肝,以制木火刑金;炙甘草补中调药;陈皮、桔梗理肺化痰,宣肺利咽。是以咳嗽之治,需详审病情,辨析症因,方能切中病机,准确施治。

医案 6：

患者杜某,男,32 岁。患者 4 年前因感冒出现咳嗽、咳痰、胸闷,寒冷天气加重,服用感冒清片、盐酸二氧丙嗪片、复方甘草片可减轻,但缠绵难愈,每到冬天即反复发作,多次中西药治疗效果欠佳;1 周前,因感寒再次出现咳嗽、咳痰,痰量多且黏稠色白,夜间加重,咳甚则胸腹疼痛,胸闷气喘,食欲缺乏,乏力,口干烦躁,静脉点滴青霉素 3 天无明显效果,多种止咳药服之无效。听诊两肺可闻及痰鸣音。X 线透视可见两肺纹理增粗。患者舌淡稍暗,苔薄白,根部稍厚,脉浮紧。

西医诊断:支气管炎。

中医诊断:咳嗽(内寒外热证)。

治法:温化寒饮,解表宣肺。

方药:茯苓 30 g,炙甘草 10 g,五味子 10 g,干姜 10 g,细辛 3 g,生石膏 30 g,炙麻黄 3 g,杏仁 10 g,陈皮 20 g,枳实 10 g,厚朴 20 g,桂枝 15 g,白芍 15 g,罂粟壳 3 g,生姜 10 g,大枣 3 枚。4 剂,水煎服,日一剂。

二诊:患者服上方 4 剂,咳喘、胸闷等症状已消失,随之停药。近 2 天因受寒,上述症状复发,但症状轻微,又咳喘、胸闷,无初诊时严重,咳痰黏腻不爽,食欲、大便正常,小便色黄,常有黏稠鼻涕,舌淡红稍暗,苔薄黄,脉缓。治以温化寒饮,疏风宣肺。方选苓甘五味姜辛汤合桂枝加厚朴杏子汤加减。方药:茯苓 30 g,炙甘草 10 g,五味子 10 g,干姜 10 g,细辛 3 g,半夏 15 g,桂枝 10 g,白芍 10 g,杏仁 10 g,厚朴 10 g,荆芥 10 g,紫菀 30 g,陈皮 20 g,竹茹 15 g。3 剂,水煎服,日一剂。

三诊:患者服上方 3 剂,咳喘、胸闷减轻明显,咳痰减少,鼻涕黏稠,仍有鼻塞,舌淡红稍暗,苔薄黄,脉缓。患者自述病已去其八成,要求巩固治本。上方去陈皮、竹茹,加柴胡 15 g,黄芩 10 g。水煎服,日一剂,连服 3 天。

临床心得:感冒后引起咳嗽是临床最常见的一类疾病,可分为风寒、风热、燥热、痰湿等证型。患者病史长达 4 年,因感冒而引起咳嗽、咳痰、胸闷,寒冷天气加重,缠绵难愈,每到冬天即反复发作,多处中西药治疗效果欠佳,是因寒饮内停,积宿久留,外感寒邪,郁而化热,形成本寒标热之证。苓甘五味姜辛汤为治寒痰的常用方剂,以咳嗽痰稀色白、舌苔白滑、脉浮紧为证治要点。《金匮要略》曰:"冲气即低,而反更咳,胸满者,用桂苓五味甘草汤,去桂加干姜、细辛,以治其咳满。"本案患者外邪(风邪)与宿疾(寒痰)相合,胶着不去,故见咳嗽、咳痰,痰量多且黏稠色白,夜间加重;口干、烦躁、气喘为肺经郁热之征,故以苓甘五味姜辛汤合麻黄杏仁石膏甘草汤加减进行治疗。从六经辨证分析,本案涉及太阳、少阳、太阴同病,故用麻黄汤、桂枝汤发散太阳,干姜、茯苓、陈皮、枳实、厚朴、甘草调补太阴,柴胡、黄芩清解少阳,各归其所,各司其职。

医案7:

患者梁某,男,47岁。患者于10年前出现咳嗽、气喘症状,晨起吸烟后症状加重,伴咳嗽、咳白痰,未予治疗;近2年症状日渐加重,遂来诊。现症见:阵发性咳嗽、气喘、咳白痰、鼻塞,活动后气喘加剧,心慌胸闷,饮食尚可,便溏,每日3~4次,舌质暗,苔黄腻,脉细数。过敏原为橡胶、冷空气。

辅助检查:心电图示①窦性心动过速,心率103次/分;②侧壁及下壁缺血,T波改变。胸片提示支气管炎性改变(肺纹理增粗、模糊,肺中下野点状阴影)。

西医诊断:慢性支气管炎。

中医诊断:咳嗽、喘证(太阳与太阴合病)。

治法:外散风寒,内温化饮。

方药:炙麻黄6g,桂枝15g,炙甘草10g,干姜12g,细辛3g,五味子10g,白芍15g,党参30g,麦冬10g,陈皮20g,杏仁10g,附子6g,茯苓30g,厚朴20g,白芥子12g,苏子15g,莱菔子15g,柴胡15g,黄芩12g,生姜30g。6剂,水煎服,日一剂。

二诊:患者咳喘明显减轻,活动后仍有气喘,大便稀薄,每日2~3次,舌质红,苔腻,脉细数。上方改炙麻黄9g、干姜18g、附子9g、黄芩10g,加入白僵蚕15g、白术10g。6剂,水煎服,日一剂。

三诊:患者偶轻微咳吐白痰,活动后稍有气喘,大便稀薄,每日2~3次,舌质红,苔黄腻,脉弦数。上方改干姜25g、细辛5g、附子12g、白芥子15g,加入地龙15g、石菖蒲15g、肉桂6g。6剂,水煎服,日一剂。

临床心得:本案为气阴两虚之咳嗽、喘证。患者先天不足,肺脾气虚,脾阳不足,脾失健运,痰浊内生;肺气失宣,气津失布,痰浊更盛,上阻肺气,肃降失常,发为喘促。久咳肺虚,久病及肾,肾不纳气,则喘促亦甚。肺卫气虚,无力御邪,遇冷风及烟雾刺激则咳嗽、气喘、鼻塞;气阴两虚,心失血养,则活动后气喘加重、心慌、胸闷;脾虚湿盛,则大便溏薄。治疗上以宣肺散邪,温补脾肾,止咳平喘为主。方选小青龙汤合生脉散加味。方中小青龙汤为太阳与太阴并治之剂,但总以太阳为主。从《伤寒论》六经辨证用药看,方中之麻黄、桂枝为太阳经发表药物,干姜则是太阴经的温中药物,两经药物合用,故为太阳太阴合剂。本证表现为咳痰清稀,符合太阴"脾为生痰之源,肺为贮痰之器"之论。由于太阳药物居多,故知是以太阳为主。合生脉散之党参、麦冬、五味子益气养阴;附子温肾阳;茯苓、陈皮、厚朴健脾行气;三子养亲汤降气化痰;柴胡、黄芩清疏肝木,以防木火刑金。如此标本兼顾，肺脾肾肝同调，则诸症自消。

医案8：

患者金某，男，16岁。患者因感受风寒出现发热、恶寒、咳嗽，到某医院治疗后其他症状缓解，咳嗽未愈，遂来诊。现症见：咳嗽，咽痒，饮食生冷或不节则胃痛、恶心，舌质红，苔白，脉缓。

西医诊断：急性支气管炎。

中医诊断：咳嗽（脾肺气虚证）。

治法：宣肺止咳，健脾和胃。

方药：党参25 g，麦冬10 g，五味子12 g，干姜15 g，细辛4 g，桑叶12 g，杏仁10 g，柴胡15 g，黄芩12 g，桂枝15 g，白芍30 g，炙甘草15 g，茯苓30 g，鳖甲12 g，黄连10 g，吴茱萸3 g，木香15 g，砂仁10 g。3剂，水煎服，日一剂。嘱患者慎食生冷食物，避风寒，调情志。

二诊：患者服药后咳嗽明显减轻，晨起偶咳两声，胃痛止，恶心消失，纳食可，二便正常，精神可，舌质淡，舌尖红，苔白厚，脉沉缓。治以疏风清肺，润燥止咳，加入温阳解表之剂以清余邪。方药：党参25 g，麦冬10 g，五味子12 g，干姜15 g，细辛5 g，炙麻黄5 g，附子3 g，柴胡15 g，黄芩12 g，桂枝15 g，白芍30 g，炙甘草15 g，桑叶12 g，杏仁10 g，桔梗12 g，白僵蚕12 g。6剂，水煎服，日一剂。

临床心得：患者食欲缺乏，遇生冷则胃痛，为脾阳虚损之象。土不生金，加之土不培木，木火刑金，致肺气失宣。咽痒、咳嗽无痰，为燥邪犯肺，耗津灼液，肺失清肃。证属脾肺气虚。治当宣肺止咳，健脾和胃。方选姜辛五味止咳汤合柴胡桂枝鳖甲汤加减。方中姜辛五味止咳汤温补脾肺，止咳化痰；加桑叶、杏仁清宣润肺，止咳化痰。柴胡、黄芩、桂枝、白芍、鳖甲清利肝胆，疏木达郁；茯苓、甘草入脾胃，渗湿培土；吴茱萸、干姜温中散寒，和胃止呕；砂仁、木香行气健脾止痛。复诊加入麻黄附子细辛汤以温阳解表。如此表邪得解，肺金得养，肝胆疏达，脾胃调和，则诸症自除。

医案9：

患者王某，男，32岁，1个月前无明显原因出现咽痒、咳嗽，吐黄稠痰，咳甚则胸痛，善太息，无发热，服用西药螺旋霉素及中成药急支糖浆等效果欠佳，且咳嗽日益加重，伴干哕、口渴。现症见：咳嗽频繁，吐黄稠痰，咽痒，咳甚则胸痛，善太息，口渴，形体消瘦，咽喉无红肿，舌质淡红，苔薄白，脉沉细。

辅助检查：血常规示白细胞总数6.8×10^9/L，中性粒细胞百分比68%，淋巴细胞百分比32%。胸部X线透视示肺纹理增粗。

西医诊断:上呼吸道感染。

中医诊断:咳嗽(肝肺郁热证)。

治法:清利肝胆,宣肺化痰。

方药:干姜10 g,细辛5 g,五味子10 g,紫菀30 g,白前15 g,炙甘草15 g,荆芥10 g,百部12 g,陈皮20 g,桔梗10 g,罂粟壳3 g,柴胡15 g,黄芩10 g,川贝母10 g,生地黄15 g。3剂,水煎服,日一剂。嘱患者避风寒。

二诊:患者咳嗽明显减轻,痰量减少,色白,咽痒亦随之减轻,口干,余无不适,舌质淡红,苔薄白,脉沉细。治以清利肝胆,清热养阴,宣肺化痰止咳。上方加生石膏20 g,知母10 g。3剂,水煎服,日一剂。

三诊:患者咳嗽止,精神尚可,咽喉清利,痰量明显减少,口微渴,舌质淡,苔薄白,脉细。患者病情进一步减轻,药证相符,继服原方6剂以巩固疗效。

临床心得:本病病机为外感风邪,太阳不解,邪犯少阳,累及太阴。太阳营卫郁滞,少阳枢机不利,太阴脾肺气虚,化生湿痰,肝胆郁滞,木郁而化热,木火刑金,肺失清肃,而致咳嗽。《金匮要略》曰:"病痰饮者,当以温药和之。"故首选姜辛五味止咳汤(干姜、细辛、五味子、茯苓、紫菀、款冬花、白前、炙甘草)加减温补脾肺,止咳化痰;荆芥性温,归经肝肺,疏风解表,发散皮毛,能疏能宣,通彻内外;百部、紫菀润肺止嗽;白前、陈皮、桔梗合用,利气化痰止咳;甘草、桔梗合用,既能调和诸药,又能引药上行,宣肺利咽;柴胡、黄芩清肝利胆;百部、生地黄、五味子清热养阴。二诊时患者咳嗽及其他症状均减轻,自觉口干,故加生石膏、知母以清热生津。诸药合用,可使外邪透散得解,肝胆疏畅条达,脾土健运,肺金得养,宣降正常,则咳嗽自愈。

医案10:

患者姚某,女,25岁。患者1个月前鼻炎复发,后出现咳嗽,门诊给予消炎、抗感冒治疗,效果不佳,咳嗽依旧,遂来诊。现症见:干咳,咽中如有异物,无痰,口干口苦,饮食尚可,眠可,时有腹痛,腰部疼痛;闻诊时有咳嗽,咳声气促音低;舌质淡,边有齿痕,苔白,脉沉缓。

既往史:患者10年前患过敏性鼻炎。

西医诊断:呼吸道感染。

中医诊断:咳嗽(肺脾气虚证)。

治法:清宣肺金,调补三阴。

方药:党参30 g,麦冬10 g,五味子15 g,干姜15 g,细辛5 g,炙麻黄6 g,附子5 g,柴胡15 g,黄芩15 g,杏仁10 g,生石膏20 g,炙甘草10 g,地龙20 g,玄参15 g,生地黄15 g,桔梗12 g,桂枝15 g,白芍15 g。4剂,水煎服,日一剂。嘱患者饮食宜清淡,少食寒凉,加强锻炼,增强体质。

二诊:患者咳嗽、腰部疼痛减轻,口苦、口干、咽痛减轻,鼻炎好转,仍时有咳嗽,咽痒,晨起口苦,舌质红,苔薄黄,脉弦细滑。方药:党参 30 g,麦冬 10 g,五味子 15 g,桑叶 10 g,杏仁 10 g,桂枝 12 g,炙甘草 10 g,干姜 15 g,细辛 5 g,炙麻黄 6 g,附子 6 g,玄参 15 g,生地黄 15 g,赤白芍各 15 g,薄荷 6 g,牡丹皮 15 g,桂枝 15 g,地龙 20 g。6 剂,水煎服,日一剂。

三诊:患者咳嗽基本消失,仅下午 4~5 点偶有咳嗽,咽痒,气短,舌尖红,苔白腻,脉弦细。上方改桑叶 12 g、干姜 18 g,去赤芍、牡丹皮、薄荷,加茯苓 30 g、白僵蚕 15 g。6 剂,水煎服,日一剂。

临床心得:本案为肺脾气虚、肺失宣肃之咳嗽。患者素体肺脾气虚,卫外不固,风寒乘袭,鼻渊时作。脾土虚寒,土不制水,寒水侮土,土不培木,肝郁化火,一则土不生金,二则木火刑金,终致气阴两虚,肺失清肃,三阴同病,咳嗽迁延不愈而伴杂症丛生。故本案之咳嗽病位在肺,但与肝脾肾相关。《诸病源候论·久咳逆候》云:“久咳嗽者,是肺极虚故也。”故治以益气养阴,清宣肺金,温补脾肾,兼以疏肝清热。方中以姜辛五味止咳汤合生脉散,取其温补脾肺、止咳化痰、益气养阴、肺脾同调之功;配麻黄杏仁石膏甘草汤清肺解热,宣肺止咳;加玄参、生地黄养阴清热;加附子、细辛温肾散寒,助干姜、炙甘草培土生金;加桔梗宣利肺气;柴胡、黄芩合桂枝、白芍、地龙清泻肝火,补肝疏肝。二诊加养阴清肺汤,该方用增液汤之甘寒,清热养阴润肺;合用减味之犀角地黄汤清热凉血解毒,清其火不灼肺。选薄荷者,有两个含义:一则可清宣肺郁以助治疗咳喘,二则疏肝清风可防木火刑金。诸药配合,共成益气养阴、清宣肺金、疏肝清风、温补脾肾、标本同治之法。

医案 11:

患者徐某,女,43 岁。患者哮喘 10 年余,每遇感冒发作,1 个月前受凉后出现发热、哮喘,经西药治疗无效,遂来诊。现症见:发热,体温 36.8 ℃,哮喘(遇刺激性气体),鼻塞,流泪,打喷嚏(早晨),口干欲饮,目赤肿痛,恶心,舌质暗红,苔黄腻,脉细数。

西医诊断:支气管哮喘。

中医诊断:哮病(脾肺气虚,肺失宣降,肝经郁热)。

治法:温补脾肺,疏肝清热。

方药:桂枝 15 g,白芍 15 g,炙甘草 6 g,杏仁 10 g,苏叶 15 g,葛根 30 g,青蒿 20 g,鳖甲 15 g,生地黄 20 g,牡丹皮 15 g,知母 15 g,黄芩 15 g,川芎 20 g,当归 15 g,柴胡 15 g,党参 20 g,麦冬 10 g,五味子 15 g,干姜 20 g,茯苓 30 g,细辛

3 g，炙麻黄 6 g，附子 3 g，青葙子 30 g，生姜 30 g。3 剂，水煎服，日一剂。嘱患者避风寒，慎食生冷，畅情志，勿过劳。

二诊：患者发热退，头昏、流涕、打喷嚏明显改善，目赤肿痛有所减轻，现仍哮喘，每遇刺激气体发作，平素受凉感冒发作，微鼻塞流涕，舌质红，苔黄厚腻，脉缓细数。患者发热止，故去青蒿、鳖甲、知母、当归、川芎；仍目赤肿痛，故加入茺蔚子 30 g、决明子 30 g；仍哮喘，加入厚朴 15 g、苏子 15 g 以化湿消痰，理气平喘。4 剂，水煎服，日一剂。

三诊：患者目赤肿痛止，哮喘改善，哮喘在活动后、遇刺激气体时发作，舌质暗，苔厚腻，脉细数。一诊方加白僵蚕 15 g，地龙 20 g。3 剂，水煎服，日一剂。

四诊：患者目赤肿痛止，哮喘止，大便正常，现活动后无哮喘发作，亦无特殊不适，舌质暗，苔薄腻，脉细弦。上方去葛根，加菊花 30 g。10 剂，水煎服，日一剂。

五诊：患者近日因出差衣单薄受凉，鼻塞，流涕，哮喘发作，舌质红，苔黄腻，脉弦缓。上方改炙麻黄 10 g，6 剂，水煎服，日一剂。

六诊：患者哮喘止，感冒愈，到外地出差在 -15 ℃ 的环境下未复发，余亦无不适，舌质红，苔黄，脉弦缓。方选桂枝汤合厚朴杏子汤加减：桂枝 15 g，白芍 15 g，炙甘草 6 g，厚朴 15 g，杏仁 30 g，党参 30 g，麦冬 10 g，五味子 15 g，炙麻黄 10 g，附子 6 g，细辛 3 g，干姜 20 g，茯苓 30 g，柴胡 15 g，黄芩 15 g，牡丹皮 15 g，生地黄 20 g，菊花 30 g，苏叶 15 g，白僵蚕 15 g。6 剂，水煎服，日一剂，以巩固疗效。

临床心得：哮病多为外邪入侵、饮食不当等原因使痰阻气道、肺失宣降所致。本案辨证应注意三点：一是患者因外感风寒致肺气失宣，出现鼻塞、流清涕；二是寒邪阻滞经络，营卫受伤，郁而化热，故发热、目赤、咽痛，木郁克土则胃气上逆而恶心；三是伏痰遇感引触，邪气触动停积之痰，痰随气升，气因痰阻，痰气壅塞于气道，气道狭窄挛急，通畅不利，肺气宣降失常，痰气相互搏击而致痰鸣有声。《伤寒论》曰："喘家作，桂枝汤加厚朴、杏子佳。"故以桂枝加厚朴杏子汤合青蒿鳖甲汤加减，解肌祛风，降逆平喘，养阴透热。方中桂枝、白芍解肌祛风，调营和卫；厚朴苦辛温，消痰除满，下气降逆；杏仁苦温，宣肺化痰，止咳平喘；苏叶散寒解肌，行气宽中，消痰利肺；脾为生痰之源，肺为贮痰之器，加入党参、麦冬、五味子、干姜、茯苓补肺健脾，使痰无所生；麻黄、附子、细辛温阳通脉，祛痰涤瘀；青蒿、鳖甲咸寒，直入阴分，滋阴退热，引邪外出，两药相配，滋阴清热，内清外透，使阴分伏热有外达之机，即如吴瑭自释："此方有先入后出之妙，青蒿不能直入阴分，有鳖甲领之入也；鳖甲不能独出阳分，有青蒿领之出也。"热必耗津、伤液,生地黄、当归、川芎滋阴养血,补肝调肝;知母苦寒质润,滋阴降火,助鳖甲以养阴退虚热;柴胡、黄芩、牡丹皮疏肝清肝,泻血中伏火,清透阴分之伏热;患者仍目赤肿痛,故加入青葙子、茺蔚子、决明子清肝明目。诸药合用,郁热得清,宿痰得化,肺气得宣,而哮病自愈。

医案12:

患者张某,女,43岁,自去年冬季受凉后鼻塞,流涕,咳嗽,喉间痰鸣,经中西医治疗,效果欠佳,遂来诊。现症见:鼻塞,流涕,咳嗽,喉间痰鸣,舌质红,苔黄,脉弦细。

西医诊断:支气管哮喘。

中医诊断:哮病(外寒内饮证)。

治法:宣肺化痰,温补三阴。

方药:炙麻黄 6 g,桂枝 15 g,干姜 15 g,细辛 3 g,白芍 15 g,党参 20 g,麦冬 10 g,五味子 15 g,茯苓 20 g,附子 5 g,柴胡 15 g,黄芩 15 g,白僵蚕 15 g,地龙 20 g,炙甘草 6 g。6 剂,水煎服,日一剂。嘱患者避风寒,慎食生冷,畅情志,勿过劳。

二诊:患者咳喘有所改善,遇冷空气仍有咳嗽,吐白痰,舌淡红,苔白,脉细数。上方改干姜 20 g、细辛 5 g、附子 9 g,加白术 10 g,以加大温中化湿力度。12 剂,水煎服,日一剂。

三诊:患者哮喘改善,夜晚喉间哮鸣音消失,遇冷食后咳嗽,舌质红,苔腻,脉弦滑。上方改党参 30 g、茯苓 30 g、干姜 30 g、炙麻黄 10 g、附子 12 g,以加大温中化饮力度。12 剂,水煎服,日一剂。

四诊:患者哮喘咳嗽止,现偶觉咽部不适,饮食二便正常,余无不适,舌红,苔腻微黄,脉弦缓。上方继服 6 剂,水煎服,日一剂。

临床心得:患者哮喘 1 年,土虚不能化湿,湿聚生痰伏于体内,感受外邪,引动内饮,水寒相搏,内外相引,饮动不居,水寒射肺,肺失宣降,阻于气道,而为哮喘。金本克木,金虚木刑,郁而化热,故舌质红、苔黄、脉弦细。证属外寒内饮,方选小青龙汤加减。方中麻黄、桂枝味辛性温,走太阳发汗解表,入太阴宣肺平喘止咳;白芍与桂枝相配补肝疏肝,调和营卫;干姜、细辛合用可温中化饮,散寒降逆;五味子味酸收敛,散中寓收,既可敛肺止咳,又可防止肺气咳逆之耗散太过;患者舌质红、苔黄,加入柴胡、黄芩清热疏肝;地龙、白僵蚕祛风化痰通络;炙甘草调和诸药。诸药合用,宿痰得化,肺气得宣,郁热得清,而哮病自愈。

医案13:

患者谭某,男,28 岁。患者于 4 年前因感冒引起鼻塞、流浊涕,每因受凉感风而加重,常服千柏鼻炎片及口服中药均不能及时控制病情,迁延 1 个月才可缓解;近 1 周因感寒再发鼻塞流涕,症状较前加重且引及前额疼痛,鼻塞不闻臭香,并感头晕、食欲缺乏、乏力,服抗生素及中药无效。现症见:鼻塞、流浊涕,症状较前加重且引及前额疼痛,鼻塞不闻臭香,头晕,食欲缺乏,乏力,口干烦躁,鼻塞声重,涕浊而黄稠,舌质红,苔薄黄,脉浮滑。

辅助检查:X 线片提示鼻窦炎。

西医诊断:鼻窦炎。

中医诊断:鼻渊(太阳与少阴合病)。

治法:外解表邪,温化内饮,和解少阳。

方药:麻黄 10 g,附子 15 g,细辛 5 g,柴胡 20 g,黄芩 15 g,半夏 15 g,党参 15 g,羌活 10 g,防风 10 g,石膏 30 g,猪苓 30 g,生姜 3 片,大枣 3 枚。3 剂,水煎服,日一剂。

二诊:患者口渴基本消失,鼻塞症状明显减轻,浊涕量减少,舌质红,苔黄,脉滑。热象已去,故去石膏之甘寒,加茯苓 30 g、炒白术 20 g 以加强利湿效果。3 剂,水煎服,日一剂。

三诊:患者鼻腔通利,涕清量少,纳食正常,舌红苔薄,脉滑。患者病史较长,缠绵难去,既往多处服药均无如此之良效,故要求再服,以巩固疗效。因病程长,缠绵难愈,且急性病多实多热,慢性病多虚多寒,标热已清,寒饮难去,故去羌活,加干姜 10 g 以加强温化寒饮之效。6 剂,水煎服,日一剂。

临床心得:鼻渊一病往往被认为是小病,但真正治疗相当棘手。本案患者风寒外感,郁而化热,外邪引动宿饮,内外合邪,属太阳与少阴合病。因为太阳与少阴相表里,少阴寒饮,复加太阳外邪,相合难愈。少阳为太阳入三阴的枢机,枢机不利,则邪不外出而内陷。本案患者病情反复,缠绵不愈,临证用清热解毒、凉血化痰之法。急性病多实多热,慢性病多虚多寒。患者既往长期用清热药物,增寒伐阳,阳不化气,遂成寒痰内宿,内外同病。初诊时遇有风寒入侵,郁而化热,故先用麻黄附子细辛汤温阳解表,石膏清解郁热,小柴胡汤和解疏利。郁热得清,则加用健脾利湿之茯苓、白术以杜生痰之源。

医案 14:

患者杨某,女,15 岁。患者有慢性鼻炎病史,近日因受寒感冒复发。现症见:鼻塞、流黄涕,食欲缺乏,厌食油腻,体温 36.5 ℃,舌质淡,舌尖红,苔薄白,脉浮紧。平素经行腹痛严重。

西医诊断:慢性鼻炎。

中医诊断:鼻渊(肺脾气虚证)。

治法:清宣利肺,温补脾肾。

方药:炙麻黄 10 g,桂枝 15 g,杏仁 10 g,炙甘草 10 g,石膏 30 g,党参 20 g,麦冬 10 g,五味子 10 g,苏叶 15 g,柴胡 15 g,黄芩 10 g,附子 5 g,细辛 3 g,白芍 15 g,干姜 12 g,白术 10 g。4 剂,水煎服,日一剂。嘱患者慎起居,畅情志,避免过度劳累。

二诊:患者鼻塞流涕愈,夜间烦渴欲饮,舌质淡红,苔白,脉弦滑。方药:党参 20 g,麦冬 10 g,五味子 10 g,苏叶 15 g,柴胡 15 g,黄芩 12 g,炙麻黄 10 g,附子 6 g,细辛 3 g,赤白芍各 15 g,干姜 15 g,白术 10 g,茯苓 20 g,当归 15 g,吴茱萸 6 g,川芎 15 g,阿胶珠 10 g,牡丹皮 15 g。6 剂,水煎服,日一剂。

三诊:患者晨起鼻涕明显减少,食欲增加,鼻塞痊愈,经行腹痛改善,舌质淡,苔白,脉弦滑。方药:党参 25 g,麦冬 10 g,五味子 10 g,苏叶 12 g,柴胡 15 g,黄芩 10 g,炙麻黄 10 g,附子 6 g,细辛 3 g,赤白芍各 15 g,炙甘草 10 g,桂枝 15 g,白术 10 g,干姜 18 g,茯苓 20 g,当归 15 g,吴茱萸 6 g,川芎 15 g,阿胶珠 10 g,牡丹皮 15 g。6 剂,水煎服,日一剂。

临床心得:本案为肺脾气虚、复感外邪之鼻渊。患者素体肺脾气虚,肺气虚弱,卫表不固,易感外邪,肺失宣肃,郁热内蕴,鼻窍瘀阻;脾气虚弱,运化失司,土不生金,脾失健运,清阳不升,浊阴上逆,肺失宣肃;脾气亏虚,土不培木,肝郁气滞,郁而化火,木火刑金,上犯于肺。如此肺脾气虚,鼻失所养,湿浊内阻鼻窍,郁久化热,复感外邪,发为鼻渊。肺气失宣,湿浊热毒蕴于鼻窍,则鼻塞、流黄涕;脾虚失运,则食欲缺乏;肝郁气滞,肝胆蕴热,则厌食油腻;肝郁气滞,脾胃虚寒,肝脾不和,故经行腹痛。治以清宣利肺,温补脾肾,清疏养肝。一诊药用生脉散益气养阴;干姜、白术温补健脾,培土生金;麻黄杏仁甘草石膏汤清宣肺热;苏叶、附子、细辛辛温行散,温肾散寒;柴胡、黄芩、桂枝、白芍养肝疏肝,清肝泻热。二诊、三诊去杏仁、石膏,加当归、吴茱萸、川芎、阿胶珠、牡丹皮、赤芍,与党参、桂枝构成温经汤,以调和肝脾、养血调经;加入茯苓以泻湿培土。因本病多由生活寒热失调或过度疲劳之后外邪侵犯而诱发,故嘱患者慎起居,畅情志,避免过度劳累。

医案 15:

患者李某,男,6 岁,鼻塞、咳嗽 1 个月余,西药输液后发热、咳嗽减轻,但鼻塞持续不解,到某西医院儿科被诊为腺样体Ⅲ度肥大,医生建议手术治疗,家属不想做手术,遂来诊。现症见:鼻塞,睡觉时张嘴呼吸,时有鼾声,时流涕,微咳,盗汗,食欲可,大便时干,面色黄,精神欠佳。

西医诊断:过敏性鼻炎(腺样体肥大)。

中医诊断：鼻渊（脾肾阳虚证）。

治法：温补脾肾，培土生金。

方药：党参 30 g，茯苓 30 g，干姜 15 g，苏叶15 g，柴胡 15 g，黄芩 12 g，炙麻黄 10 g，附子 6 g，细辛 5 g，桂枝 15 g，赤白芍各 15 g，炙甘草 10 g，麦冬 10 g，五味子 10 g，白术 10 g，桃仁 10 g，牡丹皮 15 g，泽泻 20 g，玄参 15 g，牛蒡子 15 g。3 剂，水煎服，日一剂。嘱患者慎食辛辣凉食。

二诊：患者咳嗽止，鼻塞症状减轻，大便可，面色黄，精神可，舌淡，苔薄白，脉弦细。药已中病，效不更方，加入鳖甲 15 g。6 剂，水煎服，日一剂。

三诊：患者食欲可，大便可，鼻塞减轻，面色黄，精神可，手背部有痒疹。方药：干姜 3 g，茯苓 15 g，党参 12 g，炙甘草 6 g，陈皮 3 g，杏仁 2 g，炙麻黄 3 g，附子 3 g，细辛 1 g，麦冬 6 g，五味子 3 g，石膏 10 g，桂枝 3 g，白芍 3 g，牡丹皮 3 g。6 剂，水煎服，日一剂。

四诊：患者鼻塞明显减轻，面色好转，精神可，手背部有痒疹，舌质红，苔白，脉细滑。药已中病，效不更方，加入金银花 10 g、土茯苓 6 g 清热解毒除湿。6 剂，水煎服，日一剂。

五诊：患者鼻塞减轻，面色可，精神可，手背部痒疹稍有改善，舌质红，苔白，脉弦细。上方改干姜 5 g，加连翘 6 g、赤小豆 6 g、桑白皮 5 g。6 剂，水煎服，日一剂。

六诊：患者鼻塞减轻，手背部痒疹消失，头颈部瘙痒，面色可，精神可，舌质淡，苔薄白，脉弦细。上方加入生地黄 6 g，6 剂，水煎服，日一剂。

七诊：患者鼻塞基本消失，现夜间鼻窍时塞，盗汗，面色可，精神可，舌淡红，苔白腻，脉弦数。患者盗汗，减清热解毒之品，加调肝止汗之品。方药：干姜 5 g，茯苓 15 g，党参 12 g，炙甘草 6 g，陈皮 5 g，杏仁 3 g，炙麻黄 3 g，附子 3 g，细辛 1 g，麦冬 6 g，五味子 3 g，石膏 6 g，桂枝 5 g，白芍 5 g，柴胡 5 g，黄芩 10 g，煅龙牡各 6 g，鳖甲 5 g，焦三仙各 5 g，牡丹皮 5 g。6 剂，水煎服，日一剂。

临床心得：患者鼻塞，鼻为肺窍，症状在手太阴肺，本在足太阴脾和足少阴肾，因于脾肾阳虚，痰湿内生，土不生金，肺气失宣。治以温补脾肾，培土生金。黄元御在《四圣心源》中云："中气之治，崇阳补火，则宜参、姜，培土泻水，则宜甘、苓。"本案主方为黄芽汤，可健脾祛湿，理气化痰；患者平素易感冒，现仍流涕，为脾肾阳虚，加入麻黄附子细辛汤温肾助阳、散寒解表；肺经郁热，可加石膏以清肺热；桂枝茯苓丸化瘀消症以消散增大之鼻甲；桂枝汤调和营卫气血；麻黄连翘赤小豆汤清热利湿，祛风止痒。诸药合用，脾肾阳复，肺金得养，宣降正常，诸症自消。

医案 16：

患者范某，女，36 岁，3 年前生气后逐渐出现胃脘部嘈杂不适、胃灼热，无反酸，偶有疼痛，服雷尼替丁、硫酸铝及中药木香顺气丸、香砂养胃丸等无效；胃镜检查提示胆汁反流性胃炎，又服庆大霉素、熊去氧胆酸等，自觉症状减轻，但病情反复；近 1 个月病情加重，胃脘部嘈杂不适、闷胀疼痛，胃灼热，心烦，口干，口苦，头晕，嗳气频频，食欲缺乏，大便正常。患者性情急躁，上腹部无压痛，舌红，苔白厚腻、中间微黄，脉弦。

西医诊断：胆汁反流性胃炎。

中医诊断：胃脘痛（胆胃不和证）。

治法：清胆和胃。

方药：柴胡 20 g，黄芩 15 g，半夏 15 g，黄连 12 g，吴茱萸 3 g，白芍 20 g，连翘 20 g，茵陈 20 g，乌贼骨 20 g，焦三仙各 20 g。3 剂，水煎服，日一剂。嘱患者忌食生冷及辛辣食物，调情志。

二诊：患者服药 3 剂，自觉胃脘部嘈杂不适减轻，纳食增加，嗳气减少，余症同前，舌红，苔白腻，脉弦。上方加枳实 10 g 以加强疏肝理气之效。6 剂，水煎服，日一剂。

三诊：患者目前精神好，述胃脘部嘈杂症状已基本消失，纳食增加，口干、口苦、头晕等症状相应减轻，舌红，苔薄白，脉弦。上方去乌贼骨，加党参 15 g，邪去后脾胃得复，寓补于清疏之中，使补虚而不腻滞。6 剂，水煎服，日一剂。

四诊：患者自述经过前一段的治疗，胃脘部嘈杂不适等症状消失，饮食正常，偶感口干、口苦，无头晕，舌淡红，苔薄白，脉弦。上方去焦三仙，6 剂，水煎服，日一剂。

临床心得：中医学对胆汁反流性胃炎的发病机制早有论述。《灵枢·四时气》云："善呕，呕有苦……邪在胆，逆在胃，胆液泄则口苦，胃气逆则呕苦，故曰呕胆。"《沈氏尊生书》云："胃痛，邪干胃脘病也……唯肝气相乘为尤甚，以木性暴，且正克也。"清代黄元御在《四圣心源》中云："木生于水，长于土，土气冲和则肝随脾升，胆随胃降。"脾胃居于中焦，主司受纳消化功能，脾以升清为顺，胃以降浊为和，清升浊降才能维持人的消化吸收与排泄功能，而这一过程有赖于肝之正常疏泄，使胆汁顺降以利消化。忧思恼怒，肝失疏泄，肝胆郁热逆乘脾胃，胃部症状因此而生。或因饥饱失常、劳倦过度、久病本虚致脾胃虚弱，此时更易诱发肝胆郁滞，使虚者更虚，郁热更重。如果将宏观的中医辨证与微观的病理变化相结合，则本病属幽门开闭功能减退，胃的排空能力低下，此与脾胃虚弱相通；胆汁反流多合并胆道感染，炎症刺激引起十二指肠内压增高，迫使胆汁不能顺降,并逆流入胃,这与中医肝气郁结、疏泄无权、胆汁逆而入胃的理论吻合。该病案的关键在于幽门功能低下致胆汁反流入胃,使胃黏膜组织充血、水肿、糜烂,这与中医气滞血瘀,肝气横逆,乘伐胃气,胃失和降,则脾不升清、胃浊上逆的病理变化相通。总之,胆汁反流性胃炎以脾胃气虚、升降失常为发病基础,以肝胆郁火移入于胃为主要病理机制。

本案患者情志不舒,肝气郁结,木郁化热,横克中土,导致脾胃升降纳运失常,而出现一系列脾胃失和的症状。故本案症状在脾胃,实因肝胆木郁横乘中土而为,治当清疏肝胆、和胃降逆。小柴胡汤为少阳经之主方,实为肝胆与脾胃同治,具有清疏肝胆、健脾和胃之功效。另配左金丸,其为《丹溪心法》治疗肝火犯胃证的代表方,黄连、吴茱萸相配,一则清泻肝火,二则降逆止呕。诸药合用,可使肝胆疏利,脾胃调和,则诸症自除。患者早期以嘈杂湿热征象为主,故用乌贼骨收敛制酸,待嘈杂好转,去乌贼骨,加党参使邪去后脾胃得复,寓补虚于清疏之中,使补虚而不腻滞。

医案 17:

患者李某,男,38 岁,半年前因情志不舒引起嗳气,胃脘部胀满疼痛,食后尤甚,伴食欲缺乏、恶心欲吐,疼痛时引及肩背部,厌油腻,经常服用多潘立酮、西沙必利、香砂养胃丸等常用药物,几乎无效,间断服用中药汤剂(具体不详)也无明显效果。现症见:胃脘部胀满疼痛,引及肩背,厌油腻,食欲缺乏,恶心口苦,心烦,二便正常。查体见:面色萎黄,上腹部压痛,腹部未触及包块,舌淡红,苔黄厚腻、干湿适中,脉沉弦。

辅助检查:B 超提示慢性胆囊炎。胃镜提示慢性浅表性胃炎(胆汁反流)。心电图正常。

西医诊断:胆囊炎、慢性浅表性胃炎。

中医诊断:胃脘痛(胆胃不和证)。

治法:清利肝胆,理气和胃。

方药:金钱草 30 g,茵陈 20 g,柴胡 15 g,黄芩 10 g,半夏 15 g,木香 15 g,黄连 6 g,陈皮 20 g,竹茹 15 g,延胡索 20 g,焦三仙各 20 g,连翘 30 g。3 剂,水煎服,日一剂。嘱患者忌食生冷辛辣刺激食物,调情志。

二诊:患者服上方 3 剂后,精神较前好转,胃脘胀痛及嗳气均减轻,口苦现象也有好转,但仍纳食欠佳,心烦,舌淡红,苔黄腻,脉弦沉。中药治疗宜增加清利肝胆之黄连至 10 g,另加鸡内金 10 g。6 剂,水煎服,日一剂。

三诊:患者精神好,胃脘胀满疼痛程度明显减轻,嗳气消失,食量增加,心烦缓解,舌淡红,苔黄腻,脉弦细。上方去延胡索,加郁金 10 g。6 剂,水煎服,日一剂。

四诊:患者精神好,胃脘疼痛等症状消失,睡眠正常,舌淡红,苔薄白,脉弦细。上方去焦三仙,加党参 10 g 以恢复中气。3 剂,水煎服,日一剂。

临床心得:慢性胃炎、慢性胆囊炎为临床常见疾病,具有病程长、久治不愈、易复发等特点。此种疾病临床表现相同,多因饮食不调、情志不舒等诱因而加重,主要表现为上腹部不适、胀满、疼痛和嗳气等。追问病史,治疗用药多是香砂养胃丸、保和丸、香砂六君子丸(汤)等健胃消导剂及西药助消化药等,往往不能取得满意疗效。中医理论核心重视脏腑间的生理关系和病理影响。饮食水谷的受纳与消化固然是脾胃功能的直接体现,然脾的升清与胃的降浊须依赖于肝胆的疏泄条达。肝、胆、脾、胃在生理上相互资助,在病理过程中又相互影响(肝胆属木,脾胃属土),这一规律早为古人所重视。如《难经》云:"见肝之病,则知肝当传之于脾,故先实其脾气,无令得受肝之邪也,故曰治未病焉。"说明了土木之间的密切关系及其指导临床治疗的重要意义。清代黄元御在《四圣心源》中明确提出"木生于水长于土"以及"甲木克戊土,痛在心胸;乙木克己土,痛在脐腹",更清楚地揭示了肝、胆、脾、胃之间病理变化相互影响的一般规律。

本案患者半年前因情志不舒引起胃脘胀满疼痛,引及肩背,食后尤甚,厌油腻,食欲缺乏,恶心欲吐,口苦,心烦,嗳气。临床检查为胆囊炎及胆汁反流性胃炎。情志所致疾病,最易伤肝致肝胆郁结。舌苔黄腻、脉沉弦主要突出的病理机制是肝胆郁而化热。实热横乘中土,土壅湿聚,肝胆之热与脾胃之湿胶着,形成湿热郁阻,脾胃升降失常,痞塞中焦,不通则痛。故在小柴胡汤清疏肝胆、健脾和胃的基础上加入茵陈、金钱草、黄连、竹茹、连翘以增强清利肝胆之功效;加入陈皮、半夏、焦三仙、木香、延胡索燥湿健脾,理气和胃。诸药合用,使湿热得清,土木调和,消化功能恢复正常,实乃治病求本,故获良效。

医案 18:

患者沈某,女,30 岁。患者因饮食不慎出现胃脘痛,到某医院门诊治疗,被诊为浅表性胃炎,服用胃康灵胶囊及阿莫西林治疗,效果欠佳,故求助于中医。现症见:饮食生冷油腻即发胃痛,食欲缺乏,大便可,小便黄,舌淡,苔白润,脉弦细。

西医诊断:浅表性胃炎。

中医诊断:胃脘痛(胆胃不和证)。

治法:清疏肝胆,温补三阴。

方药:柴胡 15 g,黄芩 10 g,桂枝 15 g,白芍 30 g,炙甘草 15 g,茯苓 30 g,鳖甲 15 g,煅牡蛎 20 g,白术 10 g,附子 6 g,阿胶珠 10 g,生地黄炭 15 g,陈皮 15 g,

焦三仙各 15 g,党参 20 g,干姜 12 g,木香 15 g,砂仁 6 g。3 剂,水煎服,日一剂。嘱患者忌食生冷辛辣刺激食物,调情志。

二诊:患者服药后感觉胃中热,时痛,大便干,小便黄,舌淡,苔白,脉弦滑。上方加入牡丹皮 15 g,栀子 15 g,生地黄 20 g,黄连 10 g,大黄 3 g。3 剂,水煎服,日一剂。

三诊:患者胃痛止,食辛辣油腻则大便干,余无不适,舌体胖、淡红,苔薄白,脉弦数。上方加茵陈 30 g,3 剂,水煎服,日一剂。随访无复发。

临床心得:慢性浅表性胃炎属中医"胃脘痛""痞满"范畴,病因错杂,病程迁延,反复发作,是临床常见病、多发病,有的还有癌变可能。多为饮食不慎、外邪犯胃等导致胃气郁滞,胃失和降,不通而病发。本病辨治应该注意三点:一是患者每食油腻,即发胃痛,为肝胆郁结、横逆脾胃所致。二是患者每食生冷胃痛作,脾阳不足,则遇冷物运化无力。三是患者大便干,舌红,为木郁化热之象。本病病在脾胃,与肝胆相关,脾胃虚寒,土不制水,导致脾肾阳虚,一则土不培木,二则水不涵木,致使木郁化火,横克中土,终致脾胃升降纳运失常而发病。正如黄元御《四圣心源》云:"甲木克戊土,则膈上作疼。"治以清疏肝胆,温补三阴。方选清胆和胃汤加减。清胆和胃汤由柴胡、黄芩、桂枝、白芍、党参、干姜、附子、白术、生地炭、阿胶珠、茯苓、鳖甲、煅牡蛎、炙甘草组成。方中柴胡性味苦辛微寒,归肝胆经,为肝经之主药,升散宣泄,与肝胆同气相求,能清疏肝胆,宣畅气机;党参味甘性温,健脾益气,补土培木,同柴胡共为君药。黄芩苦寒泻热,清降胆火,与柴胡一清一疏,一升一降,疏利肝胆,调畅气机;干姜味辛热,归经太阴,功专温中散寒,以助党参温阳健脾,补中培土,共为臣药。桂枝辛温入肝,疏木达郁;因肝主疏泄,喜调达而恶抑郁,病则木郁化火伤阴,故配伍白芍、生地黄、煅牡蛎、阿胶以补肝之体,助肝之用;又配鳖甲散结行滞,和中降逆,共为佐药。炙甘草为使药,既可补中健脾,又能调和诸药。本方疏中寓清,清中寓温,温中寓补,寒热并用,调肝胆之郁滞,补脾肾之虚弱。加入木香、砂仁、陈皮、焦三仙行气消食,和胃止痛。诸药合用,清疏肝胆,温补三阴,胆胃不和之证自愈。

医案 19:

患者张某,男,40 岁,3 年前无明显原因出现胃脘部胀满或疼痛,无明显时间性,饮食稍有不慎症状即加重,B 超提示慢性胆囊炎,常服消炎利胆片、香砂养胃丸、三九胃泰颗粒、多潘立酮片,无明显效果,多处服中药无效;1 个月前因饮食不慎而上述症状加重,无反酸、胃灼热等。现症见:胃脘部胀满或疼痛,无明显时间性,饮食稍有不慎症状即加重,舌暗红,苔黄腻,脉弦细。

辅助检查:胃镜提示慢性浅表性胃炎。钡餐 X 线片示食道及胃未发现明显异常。肝功能示丙氨酸氨基转移酶 30 U/L，总胆红素 12 mmol/L。

西医诊断：慢性浅表性胃炎、慢性胆囊炎。

中医诊断：胃脘痛（肝胆郁热犯胃）。

治法：清利肝胆，和胃止痛。

方药：柴胡 20 g，桂枝 10 g，鳖甲 15 g，白芍 20 g，制半夏 15 g，炙甘草 10 g，黄芩 10 g，茵陈 20 g，郁金 20 g，厚朴 12 g。3 剂，水煎服，日一剂。

二诊：患者服上方 3 剂后，自述有效，精神好，胃脘部疼痛减轻，腹胀好转，食量稍增，舌暗红，苔薄黄腻，脉弦细。效不更法，上方加木香 10 g。3 剂，水煎服，日一剂。

三诊：患者继服 3 剂药，自述胃脘部基本不痛，稍感胀满，食量同前，舌暗红，苔薄黄腻。胀满乃肝胆郁滞时间较长所致。上方去木香，加枳实 15 g 合为四逆散以加强疏肝理气作用。3 剂，水煎服，日一剂。

四诊：患者目前精神好，胃脘部已无不适感，食欲及食量基本正常，舌质淡红，苔白，脉弦细。患者要求再服 6 剂以巩固疗效。上方继服 6 剂后与患者电话联系，患者目前精神好，胃脘部无胀满疼痛，食量已恢复正常。

临床心得：胃脘痛是临床常见病、多发病，具有病程长、久治不愈等特点。本案患者胃脘疼痛迁延日久，多处治疗效果不佳。如此顽固之胃病，大多不是单纯脾胃之病，往往波及其他脏器，而肝胆与脾胃消化功能关系最为密切。见肝之病，知肝传脾，当先实脾；见胆之病，知胆传胃，当先和胃。临床凡肝胆之病，多累及脾胃，在疏利肝胆之时，勿忘调理脾胃。临床顽固之脾胃病则应考虑土不培木，木郁化火，肝胆郁滞，贼克中土，土不制水，寒水侮土，脾失健运，胃失和降。因此，治疗慢性胃病必须肝胆脾胃同治，方能取得满意的治疗效果。黄元御在《四圣心源》中指出，柴胡桂枝鳖甲汤"治胃胆上逆，痛在心胸者"，即症状在中上之病治以清疏肝胆，健脾和中。方中柴胡、黄芩、茵陈、枳实、郁金清疏肝胆，桂枝、白芍疏木达郁，半夏、厚朴和中降逆。如此胃痛之病大部分用药归经入肝，以肝胆论治为主。土木并用，可使土和木达，脾胃升运，则胃痛自除。因其治病求本，故临床可获良效。

医案 20：

患者李某，女，28 岁，半年前无明显原因出现眩晕，甚则伴恶心欲吐，心悸，胃脘部不适，血压正常，心电图正常，常服天麻丸等药无效，中药常服养血祛风、平肝镇阳、活血化瘀之剂也无效。现症见：眩晕，乏力，心悸，胃脘部不适，口苦，面色淡黄，精神不振，舌质淡红，苔薄白，脉细缓。

西医诊断：梅尼埃病。

中医诊断：眩晕（痰湿上扰证）。

治法：温化寒痰，疏肝健脾。

方药：茯苓 40 g，白芍 30 g，白术 12 g，附子 10 g，柴胡 15 g，枳壳 10 g，炙甘草 10 g，黄芩 10 g，党参 15 g，半夏 15 g，生姜 30 g。3 剂，水煎服，日一剂。嘱患者饮食宜清淡，忌食辛辣生冷等物。

二诊：患者服上方后，病情大减，精神状态尚可，眩晕明显减轻，纳食较前增加，舌质淡红，苔薄白，脉弦细。上方继服 3 剂，水煎服，日一剂。

三诊：患者目前精神较好，眩晕症状已消失，心悸、食欲缺乏等伴随症状也已基本消失，舌质淡红，苔薄白，脉弦细。仍守上方继服 6 剂，水煎服，日一剂，以巩固疗效。

临床心得：此眩晕病例乃肝脾肾功能失调，以肝为主的足三阴综合杂病。《素问·至真要大论》认为："诸风掉眩，皆属于肝。"因肾脾寒湿，痰湿阻滞，致水不生木，土不培木，则木郁风动，虚实夹杂。肝经郁热，脾湿肾寒，故出现头晕昏眩、乏力、心悸、胃脘不适、口苦等症。治宜温化寒痰，疏肝健脾。《伤寒论》中指出："太阳病发汗，汗出不解，其人仍发热，心下悸，头眩，身𥆧动，振振欲擗地者，真武汤主之。"病痰饮者，当以温药和之，取真武汤以温阳利水，取小柴胡汤以疏肝健脾。肝脾肾功能正常则痰湿得化，虚风得除。

医案 21：

患者朱某，女，39 岁，头部昏沉 4 年，加重半年。患者每日晨起头部昏沉，自述头脑不清醒，伴眼昏花，月经量少，平素畏寒，后经人介绍遂来诊。现症见：头昏沉，眼昏花，眼部干涩，食欲可，二便正常，舌质红，苔黄，脉沉细。血压为 150/88 mmHg。

西医诊断：高血压。

中医诊断：头昏（肝脾肾功能失调）。

治法：清疏肝胆，温补脾肾。

方药：茯苓 30 g，赤白芍各 15 g，白术 10 g，附子 5 g，柴胡 15 g，黄芩 12 g，菊花 20 g，薄荷 6 g，荷叶 10 g，牡丹皮 15 g，生地黄 15 g，桂枝 15 g，干姜 6 g，炙甘草 6 g，党参 15 g，麦冬 10 g，五味子 10 g，生姜 30 g。3 剂，水煎服，日一剂。嘱患者慎食辛辣凉食，畅情志，勿过劳。

二诊：患者头昏沉稍有改善，时间变短，眼部昏花止，舌质红，苔薄黄，脉弦细。方药：茯苓 30 g，赤白芍各 15 g，白术 10 g，附子 9 g，柴胡 15 g，黄芩 15 g，菊花 30 g，薄荷 6 g，荷叶 15 g，牡丹皮 15 g，生地黄 15 g，桂枝 15 g，干姜 6 g，炙甘草 6 g，党参 15 g，麦冬 10 g，五味子 10 g，生姜 30 g，夏枯草 30 g，泽泻 20 g，桃仁 10 g。14 剂,水煎服,日一剂。

三诊:患者头昏沉止,月经量少,睡眠欠佳,舌质红,苔薄黄,脉弦缓。患者头昏沉止,易方温经汤以调经为主;因睡眠欠佳,故加入养心安神之品。治以温经散寒,养血通脉。方药:当归 15 g,赤白芍各 15 g,桂枝 15 g,吴茱萸 6 g,川芎 20 g,牡丹皮 15 g,麦冬 10 g,五味子 10 g,柴胡 15 g,黄芩 15 g,菊花 20 g,石菖蒲 10 g,郁金 15 g,薄荷 6 g,夏枯草 20 g,生龙牡各 30 g,夜交藤 30 g。6 剂,水煎服,日一剂。

临床心得:头昏多为情志失常、病后体虚等原因使气血不足、清窍失养而造成。本案辨证应注意两点:一是患者头部昏沉,平素畏寒,为脾肾虚寒,气血生化乏源,脾不升清,脑失所养而致头部昏沉。二是患者眼部干涩,舌质红,苔黄,为肝经热邪循经上扰所致。证属肝脾肾功能失调。治宜清疏肝胆,温补脾肾。方选小柴胡汤合真武汤加减。方中柴胡、黄芩、桂枝、白芍、生地黄、牡丹皮清肝热,养肝血,助肝用,疏木达郁;党参、茯苓、白术、附子、干姜温补脾肾,以助运化;菊花、薄荷、荷叶、郁金、石菖蒲轻清之性,清利头目,开窍醒神。诸药合用,水暖土和木达,而诸症自愈。

医案 22:

患者李某,女,55 岁。患者于 2 个月前因劳累感心悸、气短、胸闷、乏力、身体困重,查肝功能无异常,B 超提示慢性胆囊炎,心电图提示偶发室性期前收缩,服生脉饮、三磷酸腺苷二钠片等药无效,要求中药汤剂治疗。现症见:心悸、气短、乏力、胸闷,动则心悸加重,食欲缺乏,精神不振,面色少华,形体消瘦,舌淡红,苔白腻,脉沉细结代。查体:血压 85/56 mmHg,心脏听诊期前收缩 6～7 次/分。

辅助检查:心电图示偶发室性期前收缩。B 超示慢性胆囊炎。

西医诊断:心律失常、慢性胆囊炎。

中医诊断:心悸(心血不足证)。

治法:疏利肝胆,健脾和胃,益气养心。

方药:柴胡 15 g,黄芩 10 g,党参 15 g,麦冬 10 g,五味子 10 g,佩兰 20 g,薄荷 10 g,茯苓 20 g,杏仁 10 g,陈皮 20 g,连翘 30 g,焦三仙各 15 g,生地黄 15 g,牡丹皮 12 g,炙甘草 10 g。3 剂,水煎服,日一剂。

二诊:患者气短、心悸、乏力、胸闷均明显减轻,饮食基本恢复正常,体力增加,睡眠安好,心脏期前收缩 3～5 次/分,血压 90/60 mmHg,舌淡红,苔薄白,脉细结代。上方去焦三仙、佩兰,加半夏 15 g,枳实 10 g。6 剂,水煎服,日一剂。

三诊:患者精神较前好转,体力增加,心悸、胸闷、气短已消失,饮食及睡眠正常,舌淡红,苔薄白,脉细。心脏听诊期前收缩消失。心电图示窦性心律。方药:柴胡15 g,黄芩10 g,党参15 g,麦冬10 g,五味子10 g,薄荷10 g,茯苓20 g,杏仁10 g,陈皮20 g,连翘30 g,炙甘草10 g。6剂,水煎服,日一剂。

临床心得:患者心悸乏力,劳累后明显加重,伴有胸闷气短,身体困重,食欲缺乏,苔白腻,脉结代而细。心电图提示室性期前收缩,B超提示慢性胆囊炎。陈丽霞教授认为属于少阳枢机不利。肝胆失疏,导致气不得行,气滞血瘀,木郁化火,心失所养,而心悸、胸闷、乏力等症丛生。《素问·阴阳应象大论》曰:"壮火食气,少火生气。"此心脏疾病是母病及子,故以疏利肝胆之小柴胡汤为主方,加以益气养心之生脉饮治之。小柴胡汤是用于多种疾病的基础方,以和解疏利、调理木土见长。肝属木,不病则已,病则多郁,更易木郁化火,热扰心神。故加薄荷、连翘、生地黄、牡丹皮均归经入肝,可清凉疏肝。此病案治疗心悸而以小柴胡汤为主,是深入病机,治病求本,异病同治。

医案23:

患者商某,女,39岁。患者患水肿8年,每每因遇寒冷而加剧,曾被诊为黏液性水肿,多方求治无效。现症见:全身水肿,以颜面部为甚,伴恶寒,肢体沉重疼痛,无汗,胸脘痞满,小便不利,大便常秘,舌苔白滑,脉浮紧。

西医诊断:黏液性水肿。

中医诊断:水肿(外感风寒湿邪)。

治法:解表散寒,调和营卫。

方药:麻黄9 g,桂枝6 g,杏仁10 g,炙甘草3 g,苍术10 g。3剂,水煎服,日一剂。

二诊:患者每次服药后,均有微汗出。3剂服尽,肿消,其他各症亦随之而愈。为巩固疗效,以苓桂术甘汤善后。方药:茯苓12 g,桂枝9 g,炒白术6 g,炙甘草6 g。7剂,水煎服,日一剂。

临床心得:麻黄加术汤是张仲景用来治疗"湿家,身烦疼"的方剂,具有发散寒湿的治疗作用。本案所治的水肿,属于《金匮要略》中"水气病"的范畴。患者全身水肿,但以颜面部为甚。张仲景在论治水气病时提出:"诸有水者,腰以下肿,当利小便;腰以上肿,当发汗乃愈。"麻黄汤为发汗之剂,可用来发汗以消肿。本案患者除水肿外,还见有明显的肢体沉重疼痛、恶寒无汗、舌苔白滑等寒湿在表的症状,符合麻黄加术汤所治寒湿郁遏卫阳这一病机。服用麻黄加术汤后,不但能够发散在外的寒邪湿气,而且可以宣畅肺气,恢复肺的治水功能,使其通调水道,下输膀胱,驱湿邪从小便而出。所以,临床审证施治,贵在证机相符,方证合拍,切不可拘泥而失其变通之义。

医案 24：

患者陈某,男,31 岁。由于长期伏案工作,患者两个月前开始出现腰疼酸困、乏力等症状,医生诊断为腰肌劳损,未予治疗,建议多活动,做理疗。现症见:口、唇、鼻干,不欲饮水,汗出多,活动后尤甚,腰疼酸困,乏力,晨起刷牙时觉酸困加重,食纳可,二便调,眠安,舌质淡,舌体浮胖水滑,齿痕明显,苔薄白,脉沉细。

西医诊断:腰肌劳损。

中医诊断:腰痛(脾肾亏虚证)。

治法:温阳通络,健脾补肾。

方药:桂枝 10 g,茯苓 12 g,猪苓 15 g,泽泻15 g,苍术 10 g,干姜 6 g,车前子 15 g,炙甘草 6 g。3 剂,水煎服,日一剂。

二诊:患者服用上方 5 剂后,腰酸困明显减轻,口干、唇干、鼻干好转,又继服 5 剂,诸症皆除。

临床心得:陈丽霞教授认为,汗出多,活动后尤甚,当责为营卫不和之表证。脉沉细,苔薄白,舌体浮胖水滑有齿痕,口干、唇干、鼻干,不欲饮水,当为水饮内停证。辨证为营卫不和、水饮内停之表里同病,患者的腰酸困乏力则是该病机的一个症状而已。治疗当调和营卫,温化水饮。首选表里双解的五苓散。因患者腰酸困乏力明显,又加干姜一味,合肾着汤之意;又加车前子以增强利水饮之功效。

医案 25：

患者王某,男,45 岁,两年前饮酒及劳累后出现胃脘及右胁不适(憋闷隐痛),乏力,食后尤甚,无反酸和胃灼热,常服香砂六君子丸等药,无明显效果,此次劳累后上述症状加重。现症见:右胁及胃脘不适(憋闷隐痛),食后尤甚,乏力,食欲缺乏,腹胀,嗳气,无反酸和胃灼热,精神不振,面色萎黄,形体消瘦,舌质淡红,苔白腻微黄,脉弦细。

辅助检查:乙肝五项示乙肝表面抗原、乙肝核心抗体阳性。腹部超声提示慢性胆囊炎。

西医诊断:慢性胆囊炎。

中医诊断:胁痛(肝脾不和证)、胃痛(胆胃不和证)。

治法:疏利肝胆,和胃消痞。

方药:柴胡 20 g,黄芩 15 g,半夏 12 g,党参20 g,干姜 12 g,黄连 10 g,白术 12 g,茯苓 30 g,厚朴 15 g,焦三仙各 20 g,枳实 15 g,炙甘草 10 g。3 剂,水煎服,日一剂,每剂分 3 次服。

二诊：患者胃脘憋闷隐痛等症状减轻，仍食少乏力，二便正常，舌质淡红，苔白腻微黄，脉弦细。仍属肝胆与脾胃不和，宜疏利肝胆，和胃消痞。继服上方3剂，水煎服，日一剂，每剂分3次服。

三诊：患者胁痛及胃脘憋闷疼痛等症状时发时止，每遇饮食不慎则发，食量增加，乏力减轻，余无不适，舌淡红，苔白，脉弦细。根据症状及舌苔表现，湿热已去，应减少苦寒之剂。上方去黄连，继服6剂，水煎服，日一剂，每剂分3次服。

四诊：患者精神好转，胃脘不适等现象已消失，饮食正常，乏力减轻，但仍精神欠佳，舌质淡红，苔白，脉弦细。患者中寒已消，上方去干姜，加黄芪20 g。6剂，水煎服，日一剂，每剂分3次服。

五诊：患者精神尚可，右胁及胃脘部未有不适，饮食稍差，余无不适，舌质淡红，苔白，脉弦细。方药：半夏12 g，党参20 g，干姜12 g，黄芩15 g，黄连10 g，柴胡20 g，白术12 g，茯苓30 g，厚朴15 g，焦三仙各20 g，枳实15 g，炙甘草10 g。6剂，水煎服，日一剂，每剂分3次服。

临床心得：本案患者胸部及胃脘部憋闷隐痛久治不愈，并有右胁不适，问其治疗，多为健脾和胃之品而效果欠佳。胃痛之病属临床常见病、多发病，常规治疗不效必然病机复杂。足少阳之脉起于目锐眦，其支者，下胸中，贯膈，络肝，属胆，循胁里；邪在少阳，经气不利，郁而化热，胆火上炎，而致胸胁苦满。此患者的症状因饮酒及劳累而加重，劳累伤气，酒伤肝胆且生湿热，导致肝胆郁滞，郁而化热，横逆侵犯脾胃，运化失常，升降失司而出现上述诸症。故用半夏泻心汤、枳实消痞丸、小柴胡汤疏利肝胆，和胃消痞，寒热并用。患者服药后胃脘憋闷疼痛等症状消失，舌苔黄腻改善，说明湿热已去，故减去黄连之苦寒；又因患者乏力而精神不佳，气虚表现未除，加用益气之黄芪则邪去正安。诸药合用，共成疏利肝胆、和胃消痞之剂。

医案26：

患者张某，女，36岁。患者间歇性呕吐伴胸闷、乏力4年，现发病前因感冒出现胸闷乏力、纳呆、恶心呕吐，心电图提示心肌缺血，以病毒性心肌炎住院治疗2个月，上述症状减轻，以后经常出现胃中不适、食少。患者于10天前再次感冒后出现全身软弱无力，胸脘闷塞，恶心纳呆，胃脘疼痛，呕吐频繁。现症见：全身软弱无力，胸脘闷塞，胃脘疼痛，恶心纳呆，呕吐频繁，舌质淡红，苔薄黄腻，脉细弱。

辅助检查：心电图提示大面积心肌缺血。

西医诊断：慢性胃炎、病毒性心肌炎。

中医诊断：呕吐（肝胃不和证）、心悸（心肝阴虚火旺）。

治法:清胆和胃,降逆止呕。

方药:连翘 30 g,生姜(榨取汁)50 g。3 剂,水煎服,日一剂。

二诊:患者服上方后呕吐消失,能进少量流质,仍胃脘疼痛,胸闷,乏力,面色白,精神疲倦。方选小柴胡汤加减:柴胡 12 g,白芍 12 g,当归 15 g,连翘 30 g,焦三仙各 10 g,陈皮 10 g,半夏 15 g,炙甘草 10 g,炒莱菔子 20 g,生姜为引。3 剂,水煎服,日一剂。

三诊:患者呕吐消失,恶心减轻,食量增加,胸闷有所减轻,仍胃脘疼痛,舌质淡,尖红,苔薄白,脉细弱。方药:柴胡 15 g,黄芩 10 g,金银花 20 g,栀子 10 g,厚朴 20 g,连翘 30 g,陈皮 20 g,半夏 15 g,当归 30 g,炒莱菔子 20 g,焦三仙各 10 g,炙甘草 10 g,生姜为引。3 剂,水煎服,日一剂。

四诊:患者精神尚可,无恶心呕吐等症,食欲尚可,但饮食后自觉胃中痞满,口苦、胸闷较前减轻,胃脘疼痛减轻,舌质淡红,苔薄白,脉细弱。方选柴胡桂枝鳖甲汤加减:柴胡 15 g,桂枝 10 g,鳖甲 10 g,茯苓 30 g,白芍 10 g,半夏 15 g,泽泻 20 g,姜黄 15 g,连翘 30 g,陈皮 20 g,蒲公英 20 g,杏仁 10 g,炙甘草 10 g,生姜为引。3 剂,水煎服,日一剂。

临床心得:本案患者 4 年前感受外邪,邪犯少阳不解,郁久化热。胆热犯胃,胃失合降,胃气上逆而为呕吐;热灼心阴,血不养心而为心悸。连翘入心、肝、胆经,清热解毒散结,故重用连翘清胆热、泻心火;生姜性走而不守,与连翘配伍宣散胆经郁热并能止呕。获效后加柴胡、白芍疏肝理脾;白芍配当归养心血;焦三仙消食健脾;陈皮、半夏、炒莱菔子理气健脾,消痞散结。三诊时患者呕吐已止,胸闷已减,急则治其标,缓则治其本,主要问题为肝气犯胃导致的胃脘痛,故用小柴胡汤加减以清肝利胆,理气止痛。患者服药 3 剂后诸症减轻,改为柴胡桂枝鳖甲汤清疏肝胆,和胃养心。方中柴胡、桂枝、鳖甲、白芍入肝胆,疏木达郁;茯苓、甘草入脾胃,培土渗湿;半夏、鳖甲合用,散结行滞,和中降逆;连翘清胆热,泻心火;蒲公英归经肝胃,清热散结;姜黄归肝脾经,行气通经止痛;杏仁润肺,防止木火刑金。诸药配合,使木气条达,土和运转,滞消郁散,肝胃不和之证自愈。

医案 27:

患者赵某,女,38 岁。发病前患者因生气出现胃脘部胀满疼痛,食欲缺乏,嗳气,时感胃灼热、反酸。初起时服用香砂养胃丸、三九胃泰颗粒、保和丸等药,胀痛有所减轻;近日来疼痛发作频繁,伴口苦,二便正常。现症见:胃脘部胀满疼痛,食欲缺乏,嗳气,时感胃灼热、反酸,口苦,胃脘部压痛,未触及包块,舌质淡红,苔薄黄腻而干,脉弦细。

西医诊断:慢性胃炎。

中医诊断:胃脘痛(肝气犯胃证)。

治法:清肝利胆,和胃止痛。

方药:柴胡 15 g,桂枝 15 g,鳖甲 15 g,黄芩 15 g,白芍 20 g,半夏 15 g,连翘 20 g,炙甘草 10 g,金银花 30 g,茵陈 30 g,厚朴 15 g,延胡索 15 g。3 剂,水煎服,日一剂。嘱患者饮食清淡,忌食辛辣生冷等物,畅情志。

二诊:患者胃脘胀满减轻,疼痛消失,食欲增加,口干苦也有所减轻,舌质淡红,苔薄黄,脉弦细。继服上方 6 剂。

三诊:患者目前精神较好,胃脘胀满疼痛完全消失,口干苦也基本消失,饮食二便尚可,余无特殊不适,舌质淡红,苔薄白,脉弦。继服上方 6 剂。

临床心得:本案为肝气郁滞,横克脾土。木生于水而长于土,土气调和则木气条达,木气郁遏则贼乘中土,土湿不运而升降滞塞,故致肝胃不和证。治以疏木达郁,培土渗湿,消滞和中。方中柴胡、桂枝、鳖甲、白芍、黄芩入肝胆,疏木达郁;半夏、鳖甲合用,散结行滞,和中降逆;茵陈、金银花、连翘清热利湿;延胡索、厚朴理气止痛。诸药配合,使木气条达,脾土运转,滞消郁散,肝气犯胃之证自愈。

医案 28:

患者王某,女,38 岁。患者泄泻 3 年,1 个月前饮食生冷后出现腹泻,水谷杂下,每日 7～8 次,无脓血便及里急后重,当时服小檗碱及诺氟沙星等药后,大便转为不消化稀便,每日 4～5 次之多。患者常服补脾益肠丸等药,病情时好时坏,每遇饮食不慎,则症状加重。现症见:腹泻,水谷杂下,每日 7～8 次,伴食欲缺乏,乏力,口干苦,舌质暗红,苔黄腻,脉沉弦细。

西医诊断:慢性结肠炎。

中医诊断:泄泻(脾肾阳虚证)。

治法:清疏肝木,温补三阴。

方药:乌梅 20 g,桂枝 10 g,附子 10 g,细辛 3 g,川椒 6 g,干姜 10 g,黄连 12 g,黄柏 12 g,当归 15 g,党参 15 g,柴胡 10 g,黄芩 10 g,炙甘草 6 g。6 剂,水煎服,日一剂。嘱患者饮食宜清淡,忌食辛辣生冷等物。

二诊:患者大便次数减为每日 4～5 次,便质稍稠,无明显腹痛,纳食增加,舌质暗红,苔薄黄腻,脉弦沉细。上方加白术 20 g 以加强健脾燥湿之力,6 剂,水煎服,日一剂。

三诊:患者目前精神好,大便已减为每日 2～3 次,为成形便,纳食正常,无明显腹痛,睡眠尚可,口干苦明显减轻,舌质暗红,苔薄白,脉弦数。继服上方

6 剂,水煎服,日一剂。

四诊:患者精神好,大便减为每日 1～2 次,仍为成形软便,饮食及小便正常,体力增加,口干苦消失,无腹痛,舌质淡红,苔薄白,脉细缓。继服上方 6 剂,水煎服,日一剂。

临床心得:患者因饮食不节,损伤脾胃,导致脾胃纳运失常,日久致使土虚木乘,土不制水,水反侮土,形成肝、脾、肾三脏功能失调,木郁化热则口干苦。方选乌梅丸合小柴胡汤加减。《伤寒论》中乌梅丸"又主久利"者,是指由肝、脾、肾三脏虚寒以肝为主所致。所谓"见肝之病,知肝传脾,当先实脾"以及"寒水侮土"等,说明了乌梅丸"又主久利"的病理机制。"久利"为肝、脾、肾三脏虚寒,必用足三阴之药物,如乌梅、当归、桂枝入肝以补肝疏肝,党参、干姜、川椒入脾以温补脾阳,附子、细辛入肾以温肾散寒。配小柴胡汤之柴胡、黄芩以清疏肝胆,健脾和胃。如此相伍,可使肝、脾、肾三脏功能协调而达到止泻之目的。

医案 29:

患者张某,男,24 岁。半年前,患者无明显原因出现大便次数增多,每日 2～4 次,便溏,无下坠感,不带黏液,便前时有腹痛,服用诺氟沙星等药疗效欠佳,服香砂养胃丸无效。患者十天前症状加重。现症见:大便溏薄,每日 3～4 次,无黏液,便前腹痛,乏力,舌质淡红,苔薄白,脉弦细。

西医诊断:慢性结肠炎。

中医诊断:泄泻(脾肾阳虚证)。

治法:健脾补中,温肾疏肝。

方药:茯苓 20 g,党参 15 g,附子 15 g,干姜15 g,桂枝 15 g,白芍 15 g,白术 12 g,陈皮 15 g,防风 10 g,罂粟壳 3 g,煅龙牡各 30 g,炙甘草 10 g。3 剂,水煎服,日一剂。嘱患者饮食宜清淡,忌食辛辣生冷等物。

二诊:患者大便次数减少为每日 2 次,便质较前稠,食欲也有好转,舌质淡红,苔薄白,脉弦细。上方加乌梅 10 g,6 剂,水煎服,日一剂。

三诊:患者目前精神尚可,大便成形,每日 1～2 次,食欲正常,其他无特殊不适,现病情基本控制,舌质淡红,苔薄白,脉弦细。上方去罂粟壳,6 剂,水煎服,日一剂。

临床心得:本案患者病机为肝经血虚,木郁化热,克犯脾土,水寒土湿,运化不及,土不制水,清阳下陷;为肝脾肾三阴亏虚,清阳下陷之证。治宜健脾补中,温肾疏肝。方中茯苓、党参、白术益气健脾;陈皮、防风理气醒脾;罂粟壳涩肠止泻;附子、干姜温肾回阳;桂枝、白芍调营卫,和阴阳;甘草健脾和中。二诊加入乌梅涩肠止泻。三诊大便已正常,去罂粟壳。三阴协调,泄泻自止。

医案30:

患者宋某,女,44岁,2年前无明显诱因出现腹部满胀,下腹部肿块,经输液治疗后症状减轻;近期症状加重,经人介绍,遂来诊。现症见:腹胀,畏食生冷,下腹部及阑尾部可触及硬块,平素畏风,双手中指关节肿胀,胸闷,舌质淡,苔白腻,脉弦数。患者有胆囊炎、阑尾炎、过敏性鼻炎病史。

西医诊断:肠胃功能紊乱。

中医诊断:积聚(肝脾不和证)。

治法:逐痰祛湿,温经通络。

方药:花椒6 g,干姜10 g,党参15 g,薏苡仁30 g,附子3 g,败酱草30 g,麦冬10 g,五味子10 g,柴胡15 g,黄芩15 g,桂枝15 g,白芍15 g,炙甘草10 g,小茴香15 g,黄连10 g,当归15 g,通草15 g,细辛3 g,牡丹皮15 g,生地黄15 g。6剂,水煎服,日一剂。

二诊:患者胸闷已愈,阑尾部硬块消失,现感阑尾部与脐部发硬,服药后仍腹胀,面色有光泽,自述畏风减轻,下肢冷感减轻,遇季节变化时中指关节肿胀,二便正常,睡眠可,舌质淡,苔白腻,脉弦数。上方干姜加至15 g以加大温中健脾力度。6剂,水煎服,日一剂。

三诊:患者腹胀止,阑尾部与脐部发硬及手指肿胀疼痛均减轻,受凉后鼻部不适,舌质暗红,苔白腻,脉弦数。上方加炙麻黄6 g,6剂,水煎服,日一剂。

临床心得:积聚为情志失调、饮食失调、寒邪内犯等导致气机阻滞,瘀血内结而形成。本案辨证应注意三点:一是患者平素畏食生冷,腹部肿块,时消时起,脾胃虚寒,运化失健,水谷精微不布,食滞、湿浊、痰气交阻,气机壅结,而为积聚。二是患者脉弦数,为土虚不能培木,肝血虚累及于心,而见胸闷。《伤寒论》云:"阳明病,腹中寒痛,呕不能食,有物突起,如见头足,痛不可近者,大建中汤主之。"故方选大建中汤。方中花椒味辛性热,温脾胃,助命火,散寒除湿;干姜温中散寒,助花椒建中阳,散逆气,止痛平呕;党参健脾和胃;柴胡、黄芩、桂枝、白芍疏肝、清肝、补肝;党参、麦冬、五味子益气养心定悸;薏苡仁、附子、败酱草健脾温肾,清热祛湿排脓;当归四逆汤温经散寒,养血通脉,治疗手指肿胀。诸药合用,气机调畅,方获佳效。

医案31:

患者尹某,男,57岁,3年前无明显原因出现头晕头痛,以前额为甚,如坐舟车,血压正常,饮食二便正常,曾在当地医院被诊断为梅尼埃病,治疗无效。现症见:头晕头痛,以前额为甚,如坐舟车,血压正常,下肢凹陷性水肿,舌质淡红,苔薄白,脉弦细。

西医诊断:血管神经性头痛。

中医诊断:头痛、眩晕(肝郁脾虚证)。

治法:疏利肝胆,健脾和中,温阳利水。

方药:柴胡 15 g,黄芩 10 g,党参 30 g,半夏 20 g,白芷 20 g,当归 30 g,川芎 20 g,炙甘草 20 g,茯苓 30 g,白术 12 g,附子 10 g,白芍 30 g,吴茱萸 6 g,生姜 20 g,大枣 4 枚。6 剂,水煎服,日一剂。嘱患者调畅情志。

二诊:患者服上方 6 剂后,自觉精神好转,头晕头痛明显减轻,舌质淡红,苔薄白,脉沉细。效不更方,继服上方 6 剂,水煎服,日一剂。

三诊:患者精神好转,头晕头痛消失,饮食二便正常,余无不适,舌质淡红,苔薄白,脉沉细。上方加荷叶 6 g,6 剂,水煎服,日一剂。

临床心得:急性病多实多热,慢性病多虚多寒。本案病机要点为脾肾两虚,肝胆郁滞。一则土不培木,二则水不涵木,导致肝木郁滞,气血瘀阻而头痛,木郁风动而眩晕,木郁克土,土不制水,肾不主水,故见水肿。治宜疏利肝胆,健脾和中,温阳利水。方中柴胡、黄芩、半夏疏肝利胆;党参、茯苓、白术健脾化湿;吴茱萸、白芷温中散寒,祛风止痛,疏肝理气;真武汤温阳利水;生姜、大枣益胃和营。诸药合用,共奏疏肝利胆、健脾和中、温阳利水之功效。

医案 32:

患者张某,女,50 岁。患者偏头痛(右侧)10 年余,加重 1 个月,遇冷热刺激则头痛发作,常服西药止痛片,效果欠佳,遂来诊。现症见:头痛,遇冷热刺激则头痛发作,眼干涩痛,耳痒,口苦,睡眠欠佳,舌质暗,苔白润,脉弦缓。既往史:①慢性胃炎;②过敏性鼻炎(花粉、尘螨及油漆过敏史);③卵巢囊肿。

西医诊断:血管神经性头痛。

中医诊断:头痛(肝胆郁热证)。

治法:温经散寒,清疏肝胆,疏络止痛。

方药:当归 15 g,白芍 40 g,桂枝 12 g,吴茱萸 10 g,川芎 30 g,干姜 10 g,党参 15 g,炙甘草 15 g,柴胡 15 g,黄芩 12 g,葛根 30 g,煅龙牡各 20 g,炙麻黄 6 g,附子 3 g,细辛 4 g,白芷 6 g。3 剂,水煎服,日一剂。嘱患者慎食辛辣刺激食物,避风寒,慎起居。

二诊:患者服药后病情好转,头痛减轻,活动后少腹痛,睡眠欠佳,白带量多、有血丝出现,食纳可,大便可,小便黄,舌质暗,苔白,脉弦缓。方药:柴胡 15 g,黄芩 12 g,炙甘草 15 g,赤白芍各 15 g,当归 15 g,川芎 30 g,黑干姜 10 g,葛根 30 g,桑白皮 15 g,牡丹皮 15 g,栀子 20 g,桂枝 12 g,生龙牡各 20 g,茯苓

30 g,桃仁 10 g,炙麻黄 6 g,附子 3 g,细辛 4 g,吴茱萸 10 g,党参 15 g,阿胶 10 g,麦冬 10 g。6 剂,水煎服,日一剂。

三诊:患者服药后头痛止,睡眠可,白带量减少、无血丝出现,食纳可,二便可,舌质红,苔薄,脉弦缓。方药:当归 15 g,吴茱萸 10 g,川芎 30 g,黑干姜 12 g,党参 15 g,阿胶珠 10 g,桂枝 15 g,炙甘草 10 g,赤白芍各 15 g,柴胡 15 g,升麻 10 g,石膏 30 g,谷精草 30 g,黄芩 15 g,生龙牡各 20 g,怀牛膝 20 g,茯苓 30 g,泽泻 20 g,桃仁 10 g,牡丹皮 15 g,炙麻黄 6 g,附子 5 g,细辛 4 g,白术 10 g,白头翁 20 g,黄连 10 g,秦皮 15 g。6 剂,水煎服,日一剂。

临床心得:患者偏头痛部位在头之两侧,属于少阳头痛,且患者有眼涩、耳痒等肝胆经热邪上扰清窍的症状,故属于肝阳头痛。肝郁化火,暗耗阴血,风阳上扰清窍,发为头痛。证属冲任虚损,肝胆郁热,瘀血阻滞。陈丽霞教授予温经汤加减。吴茱萸性辛苦热,归肝、脾、胃、肾,伍桂枝辛温入肝以散肝经之寒邪,解肝气之郁滞,治疗头痛;柴胡、黄芩、当归、川芎、阿胶、白芍清肝,疏肝,补肝,敛肝;炙麻黄、附子、细辛温经通络,止痛;党参、生姜、炙甘草入太阴,补中益气,使脾阳壮而气血生化有源;升麻、石膏、谷精草、栀子、黄连清热泻火,清利头目,眼干痒自止。诸药合用,经络疏通,则头痛愈。

医案 33:

患者李某,女,62 岁。患者时有头晕发作,劳累后加重,头晕发作时常伴有视物旋转、恶心呕吐,平卧亦不能缓解,在当地医院被诊为梅尼埃病,口服倍他司汀片、强力定眩片等治疗,病情时好时坏;2 个月前与家人发生争吵,大怒后出现头晕发作频繁,发作时常伴有耳鸣耳胀、汗出、恶心呕吐,不能坐起或者翻身,持续数小时才能缓解;自觉平素胸胁胀满不适,心烦易怒,口苦口黏,腹胀,不欲饮食,眠差,多梦,便干。患者舌边尖稍红,舌根部苔腻,脉弦。

西医诊断:梅尼埃病。

中医诊断:眩晕(肝郁痰浊上蒙清窍)。

治法:疏肝降逆,升清降浊。

方药:柴胡 20 g,黄芩 12 g,清半夏 9 g,陈皮 30 g,泽泻 20 g,枳壳 30 g,香附 9 g,青皮 12 g,炒白术 30 g,炙甘草 9 g,天麻 12 g,钩藤 12 g,茯苓 30 g,生姜 9 g,白芍 20 g,厚朴 9 g,焦三仙各 15 g。7 剂,水煎服,日一剂。

二诊:患者诉头晕症状改善,仍诉大便干。上方加酒大黄 9 g 活血通便,继服14 剂后,患者症状渐减。嘱患者舒畅情志,调整作息,避免过度劳累。之后随访,患者头晕未再发作。

临床心得:患者为典型的肝气郁结,少阳枢机不利,导致肝气上逆,化风化火,发为眩晕,还多伴有耳鸣耳聋、口苦口黏、烦躁易怒。少阳相火上炎,挟痰上行,扰乱心神,可见烦躁多梦、夜不能寐。肝郁克脾,可见食欲缺乏、腹胀。脾胃失和,可见恶心呕吐。方以和解少阳,宣畅气机,平冲降逆,健脾和胃为法。柴胡疏肝散为《伤寒论》四逆散的变方,由柴胡、陈皮、川芎、枳壳、芍药、香附、甘草组成。《谦斋医学讲稿》云:"本方即四逆散加川芎、香附和血理气,治疗胁痛,寒热往来,专以疏肝为目的。用柴胡、枳壳、香附理气为主,白芍、川芎和血为佐,再用甘草以缓之。系疏肝的正法,可谓善于运用古方。"半夏白术天麻汤具有健脾祛湿、通络祛瘀的功效。天麻、钩藤为祛风剂,可补益肝肾,清热活血。二者两用,治标,可平肝息风,燥湿化痰;治本,可滋水涵木,育阴潜阳。

医案 34:

患者张某,男,72 岁。患者半月前无明显诱因出现头晕、头昏沉,自觉精神不振,浑浑噩噩,乏力,肢体沉重,偶有胸闷,无憋喘,喜叹息,晨起恶心,口干不欲饮,自觉胃脘部胀满不适,不欲进饮食,小便正常,大便黏腻不爽。患者舌淡,苔白腻。

西医诊断:腔隙性脑梗死。

中医诊断:眩晕(痰饮内阻证)。

治法:温阳化饮。

方药:茯苓 30 g,桂枝 15 g,清半夏 9 g,陈皮 12 g,白术 12 g,泽泻 15 g,石菖蒲 15 g,黄芪 30 g,山药 20 g,柴胡 12 g,枳壳 15 g,炙甘草 9 g。7 剂,水煎服,日一剂。

二诊:患者诉眩晕有所好转,站立时自觉比以往稳定。上方去泽泻,加天麻 9 g、钩藤 9 g 以平肝潜阳,继服 7 剂。

三诊:患者头晕大减,可自行前来门诊就诊。患者继服中药半月,随访 3 个月未复发。

临床心得:眩晕是常见的脑系疾病之一,发病年龄不等,病因复杂,中医多从虚及风、火、痰、瘀等方面论治。痰饮为病,其原因在脾胃,胃失受纳,脾失运化,则水谷不化、清浊不分,蕴生痰浊。痰随气而动,上蒙清窍,则昏蒙不清;中留胃脘,则满闷腹胀;下聚肠腑,酿生湿热,则二便不畅。本案患者年已七旬,脏腑功能衰退,因饮食不洁或感染外邪,伤及脾胃,脾胃运化不足,精微物质不能上承于脑,"上虚则眩"。脾胃为生痰之源,治疗当以温阳化饮,理气健脾。上方以茯苓为君,淡渗利湿,宁心健脾;以桂枝温阳化气为臣。茯苓、桂枝相合,温阳利水,阴水得阳以化,又行气利水。茯苓、白术一升一降,调理中焦气机,益气健脾。桂枝、白术可增强温阳健脾之功效。炙甘草合桂枝辛甘化阳,合白术益气健脾、补土制水,且调和诸药。半夏、陈皮燥湿化痰,泽泻利湿,黄芪益气,配枳壳、柴胡则调畅气机,气顺则痰消。后担心老人利湿太过伤津,故停泽泻,加天麻、钩藤平肝潜阳育阴。

第三章　陈丽霞教授学术成果

第一节　补肾壮元胶囊对肾阳虚小鼠性激素水平及免疫功能影响的实验研究[①]

补肾壮元胶囊为临床经验方,由淫羊藿、熟地黄、鹿茸、菟丝子等九味中药组成,具有温补脾肾、壮阳生精之功效,临床用于肾阳不足引起的畏寒肢冷、神疲乏力、性欲减退、阳痿早泄、夜尿频多等症,疗效非常显著。本实验通过观察补肾壮元胶囊对肾阳虚小鼠的影响,进一步验证其补肾壮阳、提高免疫功能的作用,为本药临床应用提供实验依据。现报告如下。

一、材料

(一)药品

补肾壮元胶囊:由淫羊藿、熟地黄、山萸肉、蛇床子、鹿茸、雄蚕蛾、海马、菟丝子、虫草菌粉制成,由济南市中医医院中药制剂室提供,批号为 20110403;实验时将药粉用纯水配制成所需的浓度供动物灌胃给药。

右归丸(阳性对照药品):河南省宛西制药股份有限公司生产,生产批号为110612,规格为 1.8 g/10 粒。

(二)动物

无特定病原体(SPF)级昆明种小鼠 60 只,雄性,体质量 18～22 g,山东大学医学院实验动物中心提供,许可证号为 SCXK(鲁)2009－0001。

①　亓琦,王瑞雯,梁红娟,等:《补肾壮元胶囊对肾阳虚小鼠性激素水平及免疫功能影响的实验研究》,载《中国中医药科技》2015 年第 5 期。

（三）仪器及试剂

GB-303 电子天平：上海梅特勒公司产品；H-5000 型电子天平：常熟市科学仪器厂产品。血清睾酮（T）放射免疫试剂盒、促黄体生成素（LH）放射免疫试剂盒、促卵泡生成激素（FSH）放射免疫试剂盒：均购自北京北方生物技术研究所；肿瘤坏死因子-α（TNF-α）试剂盒：购自上海晶美生物科技有限公司。氢化可的松注射液：由西安利君制药有限责任公司生产，规格为 5 mL：25 mg。

二、方法

（一）造模、分组及给药

SPF 级昆明种雄性小鼠按照体质量随机分为 6 组，每组 10 只：正常对照组、模型组、右归丸组（3.5 g/kg）、补肾壮元胶囊高剂量组（6.24 g/kg）、补肾壮元胶囊中剂量组（3.12 g/kg）、补肾壮元胶囊低剂量组（1.56 g/kg）。除正常对照组外，其余各组给予肌内注射氢化可的松（25 mg/kg），以制备肾阳虚模型；正常对照组以等量生理盐水代替。每天 1 次，连续注射 10 天。第 11 天起，开始给药，补肾壮元胶囊高、中、低剂量组小鼠每日灌胃 1 次，灌胃溶液量 0.2 mL/10 g，正常对照组和模型组给予 0.2 mL/10 g（等体积）的蒸馏水，连续 20 天。禁食 12 小时，末次给药 1 小时后，分别采集测定指标所需样本。

（二）观察指标测定

1.体质量、脏器指数

末次给药后 1 小时，称重后颈椎脱臼处死小鼠，剥离取出小鼠的脾脏和胸腺，分别称重后计算脏器指数。脏器指数＝脏器质量（mg）/体质量（g）。

2.睾丸质量

末次给药后 1 小时，称重后颈椎脱臼处死小鼠，分离相同一侧小鼠睾丸，称重评价受试药对小鼠睾丸重量的影响。

3.血清睾酮、促黄体生成素、促卵泡生成激素

末次给药后 1 小时，摘除小鼠眼球采集血液 0.5 mL，3000 r/min 离心 10 分钟，分离血清，用放射免疫法测定血清中血清睾酮、促黄体生成素、促卵泡生成激素。

4.腹腔巨噬细胞吞噬功能测定

采用中性红法检测腹腔巨噬细胞（peritoneal macrophage，PM）的吞噬功能。常规制备小鼠腹腔巨噬细胞，用含小牛血清的 RPMI-1640 培养液调整细胞浓度为 $1×10^9$/L。吸取 100 μL 细胞悬液加至 96 孔细胞培养板中，于 37 ℃、

5％CO_2 孵箱培养 2 小时后,去除培养液,加入 0.075％中性红溶液,100 μL/孔。60 分钟后弃去中性红,用预温的 37 ℃生理盐水充分洗涤 2 次,加入细胞溶解液(无水乙醇∶0.1 moL/L 冰醋酸,比例 1∶1)200 μL,室温混匀 30 分钟,用酶标仪检测波长为 570 nm 处的吸光值。巨噬细胞吞噬中性红的量反映了它的吞噬功能。结果以 A 值表示。

5.腹腔巨噬细胞分泌 TNF-α 测定

按常规方法制备小鼠腹腔巨噬细胞,用含 10％小牛血清的 RPMI-1640 培养液调节浓度至 1×10^9/L,含脂多糖(LPS)10 mg/L,加入 24 孔板培养,于 37 ℃、5％CO_2 中培养 24 小时后,离心取上清液,采用酶联免疫吸附测定法检测 TNF-α 含量。

6.脾脏自然杀伤(NK)细胞活性检测

称取脾质量后,剪取部分脾脏组织,制备脾细胞悬液,调整细胞浓度为 1×10^{10}/L,作为效应细胞;以大鼠腹水癌细胞(Walker256 细胞)作为靶细胞,调整细胞浓度为 1×10^9/L。取效应细胞和靶细胞各 100 μL 加入 96 孔培养板中,即效靶比为 10∶1,每个样品做 3 个复孔,同时设不加效应细胞的靶细胞对照孔和不加靶细胞的效应细胞对照孔各 2 孔,每孔 200 μL。在 37 ℃、5％ CO_2 培养箱中培养,用 MTT 法(一种检测细胞存活和生长的方法)检测 NK 细胞活性。期间效应细胞与靶细胞预培养 18 小时,MTT(5 g/L)与细胞作用时间为 4 小时。计算 NK 细胞活性。

(三)统计分析方法

采用统计产品与服务解决方案(SPSS)17.0 软件对数据进行统计分析,各组数据均以($\bar{x}\pm s$)表示,组间比较采用 t 检验。

三、结果

(一)各组动物一般状态观察

连续大剂量给予氢化可的松造模 10 天后,小鼠可出现一系列"肾阳虚衰"症状,如进食明显减少,体质量增长缓慢,自主活动减少,体温下降,被毛干枯不齐等。用药后,阳性药对照组和补肾壮元胶囊各剂量组动物的状态明显好转,阳性药对照组和补肾壮元胶囊中、高剂量组外观状态与正常对照组相似。

(二)各组小鼠体质量和免疫器官指数的测定

各组小鼠体质量和免疫器官指数的测定结果如表 3-1-1 所示。

表 3-1-1 　各组小鼠体质量和脏器指数的比较($\bar{x}\pm s$,n＝10)

组别	剂量/(g/kg)	体质量/g	胸腺指数/(mg/g)	脾指数/(mg/g)
正常组	—	32.64±4.26	13.45±1.22	52.36±2.64
模型组	—	23.58±2.51##	9.62±1.58##	40.33±3.51##
右归丸组	3.50	28.14±3.25**	12.26±1.94**	48.55±2.76**
低剂量组	1.56	27.16±3.25*	10.33±1.56*	43.15±1.96*
中剂量组	3.12	27.32±1.96**	11.28±1.27**	45.26±2.74**
高剂量组	6.24	30.03±2.78**	12.55±1.35**	49.18±2.84**

注:与正常组比较,## $p<0.01$;与模型组比较,* $p<0.05$,** $p<0.01$。

(三)各组小鼠睾丸质量的比较

各组小鼠睾丸质量的比较如表 3-1-2 所示。

表 3-1-2 　各组小鼠睾丸质量的变化($\bar{x}\pm s$,n＝10)

组别	剂量/(g/kg)	单侧睾丸重量/mg
正常组	—	128.05±5.38
模型组	—	108.64±8.65##
右归丸组	3.50	120.33±7.44**
低剂量组	1.56	117.63±7.82*
中剂量组	3.12	120.25±5.35**
高剂量组	6.24	127.51±5.96**

注:与正常组比较,## $p<0.01$;与模型组比较,* $p<0.05$,** $p<0.01$。

(四)各组小鼠血清睾酮、促黄体生成素、促卵泡生成激素的测定结果

各组小鼠血清睾酮、促黄体生成素、促卵泡生成激素的测定结果如表 3-1-3 所示。

表 3-1-3 　各组小鼠血清睾酮、促黄体生成素、促卵泡生成激素水平的测定($\bar{x}\pm s$,n＝10)

组别	剂量/(g/kg)	睾酮/(IU/L)	促黄体生成素/(IU/L)	促卵泡生成激素/(IU/L)
正常组	—	246.88±13.64	3.15±0.26	1.82±0.21
模型组	—	143.52±16.13##	2.41±0.18##	1.32±0.13##

续表

组别	剂量 /(g/kg)	睾酮 /(IU/L)	促黄体生成素 /(IU/L)	促卵泡生成激素 /(IU/L)
右归丸组	3.50	235.16±19.35**	2.98±0.21**	1.75±0.23**
低剂量组	1.56	195.62±20.13**	2.68±0.25**	1.52±0.21*
中剂量组	3.12	236.75±18.19**	2.75±0.17**	1.74±0.16**
高剂量组	6.24	241.15±15.44**	3.04±0.22**	1.80±0.19**

注：与正常组比较，## $p<0.01$；与模型组比较，* $p<0.05$，** $p<0.01$。

（五）各组小鼠腹腔巨噬细胞吞噬功能及其分泌 TNF-α 的测定结果

各组小鼠腹腔巨噬细胞吞噬功能及其分泌 TNF-α 的测定结果如表 3-1-4 所示。

表 3-1-4　各组小鼠 PM 吞噬功能及分泌 TNF-α 的测定（$\overline{x}\pm s, n=10$）

组别	剂量/(g/kg)	吞噬功能（A 值）	TNF-α/(ng/L)
正常组	—	0.68±0.09	181.62±15.18
模型组	—	0.38±0.05##	126.75±16.35##
右归丸组	3.50	0.48±0.07*	138.74±18.69
低剂量组	1.56	0.46±0.08*	135.27±12.15*
中剂量组	3.12	0.52±0.09**	143.58±15.66*
高剂量组	6.24	0.57±0.06**	161.83±18.14**

注：与正常组比较，## $p<0.01$；与模型组比较，* $p<0.05$，** $p<0.01$。

（六）各组小鼠脾脏 NK 细胞活性的测定结果

各组小鼠脾脏 NK 细胞活性的测定结果如表 3-1-5 所示。

表 3-1-5　各组小鼠脾脏 NK 细胞活性的比较（$\overline{x}\pm s, n=10$）

组别	剂量/(g/kg)	NK 细胞活性/%
正常组	—	46.75±5.32
模型组	—	25.26±7.55##
右归丸组	3.50	32.18±6.74*
低剂量组	1.56	30.26±7.53*

续表

组别	剂量/(g/kg)	NK 细胞活性/%
中剂量组	3.12	38.64 ± 6.75**
高剂量组	6.24	41.58 ± 5.11**

注：与正常组比较，## $p < 0.01$；与模型组比较，* $p < 0.05$，** $p < 0.01$。

四、讨论

补肾壮元胶囊由淫羊藿、熟地黄、山萸肉、蛇床子、鹿茸、雄蚕蛾、海马、菟丝子、虫草菌粉组成。方中淫羊藿辛香甘温，入肝肾，为君药，具有补命门之火衰、益精气之不足的功效；熟地黄补肾填精益髓，山萸肉补肾涩精固脱，共为臣药，阴中求阳，刚柔相济，取阳得阴助而生化无穷之意；雄蚕蛾温阳益肾，填精补髓；鹿茸生精补髓，益肾助阳，强筋健骨；蛇床子温肾壮阳，散寒祛风；海马温肾壮阳，散结消肿，活血通经，寓通于补；菟丝子既可补阴，又可益阳，具有温而不燥、补而不滞的特点；虫草具有益肾补肺，止血化痰的功效。诸药合用，可谓阳气、阴血并补，刚柔相济，不燥不腻，补中有通，寓通于补，共奏温肾、助阳、生精之功效。

本实验采用氢化可的松进行小鼠肾阳虚模型的制作，这是经典的肾阳虚造模方法。其特点是模型与肾阳虚的表现吻合，能够体现肾阳虚的病变机制，且造模方法固定，成功率高。该模型是目前最常用的肾阳虚模型，主要用于中药温肾壮阳功效的评价。本实验造模后，肾阳虚小鼠模型出现进食明显减少，体质量增长缓慢，自主活动减少，体温下降，被毛干枯不齐等一系列虚损性的变化，同时还出现了明显的免疫功能紊乱，主要表现为胸腺、脾脏、腹腔巨噬细胞吞噬功能和脾脏 NK 细胞活性的显著降低，符合肾阳虚模型的一系列表现。

现代医学研究认为，肾阳虚证与神经内分泌免疫系统（NEIS）有关。肾阳虚证在下丘脑-垂体-靶腺（肾上腺皮质、甲状腺、性腺和胸腺）轴存在不同环节、不同程度的功能紊乱，且主要发病环节在下丘脑（或更高级）的调节功能紊乱。还认为，肾阳虚证也意味着一定程度的未老先衰。随着肾阳虚发展的时期不同，其指标从甲状腺轴到肾上腺轴，最后到性腺轴，而且晚期的关键指标主要集中在性腺轴上，表现为性腺功能全面低下。

本实验研究证实，补肾壮元胶囊能够对抗氢化可的松导致肾阳虚小鼠的"耗竭"现象，使小鼠生长发育加快，体质量增加，提高肾阳虚小鼠血清睾酮、促黄体生成素、促卵泡生成激素水平，疗效与右归丸相仿，表明了该方能使肾阳虚证下丘脑-垂体-性腺轴上紊乱的激素水平得到调节，从而改善小鼠的阳虚症状，客观印证了补肾壮元胶囊温补肾阳之功效。同时，本制剂可使模型小鼠免疫器官胸腺及脾脏质量增加,并增强巨噬细胞吞噬功能及其分泌 TNF-α 的作用,增强 NK 细胞的活性,使模型小鼠的各项免疫学指标均得到改善,证实了补肾壮元胶囊能通过调节下丘脑-垂体-肾上腺-胸腺轴途径,增强肾阳虚证小鼠的免疫机能。补肾壮元胶囊具有较好的补肾壮阳作用及提高免疫功能作用,本研究为补肾壮元胶囊的临床应用提供了实验依据。

第二节 肝脾舒合剂治疗肝硬化的临床研究[①]

肝硬化属中医"胁痛""症积""鼓胀"范畴。究其原因,多为情志郁结,饮食所伤,寒邪外袭及毒邪浸淫等致肝脾受损,气机阻滞,痰湿凝滞,血瘀内结而为病。我们在名老中医陈伯咸教授治疗肝病经验的启迪下,认为肝硬化的主要病机为肝郁脾虚、血瘀内停、本虚标实、虚实夹杂,病位在肝脾,治疗以扶正祛邪、疏肝健脾、化瘀行水、软坚散结、标本兼顾为原则,从而制成肝脾舒合剂,临床应用效果确切稳定。现报告如下。

一、一般资料

132 例病例均来自济南市中医医院,按就诊或住院顺序以 3∶1 的比例分为两组。其中治疗组 100 例,男 82 例,女 18 例,平均年龄为(44.5±8.12)岁;对照组 32 例,男 26 例,女 6 例,平均年龄为(45.2±7.98)岁。两组一般情况经统计学处理 $p > 0.05$,无显著性差异。两组病例的中西医诊断均符合《内科疾病诊断标准》《中药(新药)临床研究指导原则》和《中医病证诊断疗效标准》。

二、治疗方法

治疗组 100 例均口服肝脾舒合剂(济南市中医医院制剂室提供,批号为000121)每次 150 mL,每日 2 次。对照组 32 例,口服东宝肝泰片(通化东宝药业集团公司生产,批号为 000110)每次 3 片,每日 3 次。两组病例均以服药12 周为一个疗程,疗程结束后统计疗效。

三、观察指标

观察指标包括患者的症状、体征,血清谷丙转氨酶、谷草转氨酶、γ-谷氨酰

---

① 陈丽霞,汪玉锟,刘维明,等:《肝脾舒合剂治疗肝硬化的临床研究》,载《山东中医杂志》2003 年第 5 期。

转移酶、碱性磷酸酶、总胆红素、直接胆红素、总蛋白、白蛋白,血液流变学,血、尿、大便常规。心电图、肾功能、肝脏 B 超于治疗前后各检查一次。

四、疗效评定

疗效评定标准根据国家中医药管理局 1994 年颁布的《中医病证诊断疗效标准》制定。

五、疗效分析

(1)肝硬化总疗效分析结果如表 3-2-1 所示。

表 3-2-1　肝硬化总疗效分析

	n	显效	有效	无效	总有效率/%
治疗组	100	40	54	6	94.0
对照组	32	7	13	12	62.5

经统计学分析,$p < 0.01$,两组疗效有显著差异,治疗组疗效明显优于对照组。

(2)单项症状体征疗效分析结果如表 3-2-2 所示。

表 3-2-2　症状体征疗效比较

	治疗组				对照组				p
	n	显效	有效	总有效率/%	n	显效	有效	总有效率/%	
胁肋痛	96	39	54	96.9	31	6	11	54.8	<0.01
周身乏力	100	43	55	98.0	32	7	10	53.1	<0.01
胸脘痞闷	98	38	54	93.9	31	5	9	45.2	<0.01
黄疸	56	19	27	82.1	18	3	5	44.4	<0.01
口干口苦	89	40	45	95.5	28	9	17	92.9	>0.01
恶心纳呆	95	39	54	97.9	31	5	8	41.9	<0.01
情绪因素	100	41	54	95.0	32	9	21	93.8	>0.01
腹水	10	3	6	90.0	3	0	1	33.3	<0.01
肝掌	93	28	35	67.7	30	7	13	66.7	>0.01
舌质紫暗或有瘀斑,脉细涩	100	37	56	93.0	32	5	11	50.0	<0.01

治疗组在改善胁肋痛、周身乏力、胸脘痞闷、黄疸、恶心纳呆、腹水以及舌脉方面明显优于对照组,经统计学处理,$p < 0.01$。

(3)血液流变学改善情况如表 3-2-3 所示。

表 3-2-3　血液流变学改善情况

		n	治疗前($\overline{x}\pm s$)	治疗后($\overline{x}\pm s$)
全血黏度	治疗组	100	6.34 ± 0.78	5.56 ± 0.63
	对照组	32	$6.42\pm0.98^*$	$5.87\pm0.57^{**}$
血浆黏度	治疗组	100	1.72 ± 0.23	1.56 ± 0.32
	对照组	32	$1.73\pm0.18^*$	$1.70\pm0.28^{**}$
红细胞比容	治疗组	100	0.57 ± 0.02	0.45 ± 0.03
	对照组	32	$0.56\pm0.03^*$	$0.49\pm0.02^{**}$
凝血因子 /(mg/dL)	治疗组	100	5.98 ± 0.36	4.81 ± 0.61
	对照组	32	$5.83\pm0.38^*$	$5.10\pm0.58^{**}$
胆固醇 /(mmol/L)	治疗组	100	7.38 ± 1.05	5.93 ± 0.78
	对照组	32	$7.63\pm1.13^*$	$6.21\pm1.52^{**}$
三酰甘油 /(mmol/L)	治疗组	100	2.61 ± 1.70	1.53 ± 0.76
	对照组	32	$2.56\pm1.10^*$	$1.95\pm0.90^{**}$

注:与治疗组治疗前比较,$^*\ p < 0.01$;与治疗组治疗后比较,$^{**}\ p < 0.01$。

(4)肝功能改善情况如表 3-2-4 所示。

表 3-2-4　肝功能改善情况

		n	治疗前($\overline{x}\pm s$)	治疗后($\overline{x}\pm s$)
谷草转氨酶 /(U/L)	治疗组	100	112.30 ± 4.25	53.20 ± 4.34
	对照组	32	$110.25\pm4.31^*$	$98.52\pm4.73^{**}$
谷丙转氨酶 /(U/L)	治疗组	100	65.30 ± 5.73	38.35 ± 5.37
	对照组	32	$63.45\pm5.61^*$	$59.23\pm5.26^{**}$
γ-谷氨酰转移酶 /(U/L)	治疗组	100	59.30 ± 4.45	45.26 ± 4.23
	对照组	32	$58.43\pm4.32^*$	$46.38\pm4.43^{**}$

续表

		n	治疗前($\overline{x} \pm s$)	治疗后($\overline{x} \pm s$)
碱性磷酸酶 /(U/L)	治疗组	100	121.25±5.78	115.34±5.73
	对照组	32	119.34±5.35*	116.64±5.35**
总胆红素 /(mmol/L)	治疗组	100	73.20±4.53	37.25±5.45
	对照组	32	72.33±4.34*	70.34±5.43**
直接胆红素 /(mmol/L)	治疗组	100	32.56±4.32	15.35±4.37
	对照组	32	31.42±4.30*	28.73±4.34**
总蛋白/(g/L)	治疗组	100	68.73±5.65	78.45±5.55
	对照组	32	67.68±5.54*	68.54±5.34**
白蛋白/(g/L)	治疗组	100	36.56±5.73	43.31±5.45
	对照组	32	35.38±5.56*	36.33±5.35**

注:与治疗组治疗前比较,* $p>0.01$;与治疗组治疗后比较,** $p<0.01$。

（5）血常规改善情况如表 3-2-5 所示。

表 3-2-5 血常规改善情况

		n	治疗前($\overline{x} \pm s$)	治疗后($\overline{x} \pm s$)
白细胞 /($\times 10^9$/L)	治疗组	100	3.1±0.12	3.5±0.15
	对照组	32	3.2±0.13*	3.3±0.11**
血小板 /($\times 10^9$/L)	治疗组	100	96±4.89	110±5.10
	对照组	32	97±5.01*	98±4.90**

注:与治疗组治疗前比较,* $p>0.05$;与治疗组治疗后比较,** $p<0.01$。

六、不良反应

治疗组共治疗观察 100 例患者,均未见不良反应发生。两组治疗前后血、尿、大便常规,肾功能及心电图监测均未发现异常。

七、讨论

中医学认为,肝硬化多为情志郁结,饮食所伤,湿热疫毒侵袭或寒邪外袭等致肝脾受损,气机郁滞,痰湿凝滞,血瘀内结而为病,属中医"胁痛""症积""鼓胀"范畴。我们通过对肝硬化的病因病机及临床表现进行分析,制定了疏肝健脾、化瘀软坚行水、益气扶正祛毒的治则,经临床不断筛选药物,制成肝脾舒合剂。肝脾舒合剂由柴胡、生黄芪、白芍、三七、当归、丹参、鸡内金、延胡索、白花蛇舌草等组成。方中柴胡入肝经,为条达肝气、疏肝解郁之要药,现代研究证实,柴胡醇有疏软肝脾的良效;白芍入肝脾经,功效为补血养阴、柔肝止痛。两药相伍为君,率诸药直入肝经,意在疏中有补,补中有疏,以补肝体、助肝用,相得益彰。黄芪等相伍为臣,以达益气健脾、补益气血、利湿退黄、利水消肿、保肝降酶之功效,现代研究证实,黄芪等均含有糖类、多种氨基酸和维生素类物质,可扩张血管,改善血行,保护肝脏,防止肝糖原减少,促进受损细胞恢复活性。当归、丹参、延胡索养血活血化瘀,软坚散结;鸡内金等行气消食利水;白花蛇舌草清热解毒。上药共为佐使,共奏扶正祛邪、疏肝健脾、化瘀软坚行水、保肝降酶之功效。本方经药理实验证实有增益免疫及多向调节之功效。

第三节　高血压肾病的中西医防治[①]

　　长期高血压引起的小动脉硬化病变可以遍及全身,但以肾脏最明显。肾小动脉的硬化一般与视网膜动脉硬化程度相平行。由于缺血性肾小管病变,尿浓缩功能减退,患者夜尿增多;由于缺血性肾小球病变而出现蛋白尿;相对正常的肾小球高灌注和高滤过进一步加重了肾小球硬化。蛋白尿的程度一般是轻至中度,24 h定量一般不超过2 g。高血压引起的心脑并发症如左心室肥厚、冠心病、脑血管病,常较肾小动脉硬化出现得更早。高血压肾病的早期诊断依据是尿微量白蛋白排出增加,尿沉渣红细胞计数增加,尿β_2微球蛋白排出增加,尿渗透压降低;至中晚期则出现临床蛋白尿及肾功能减退。

一、病因病机

　　本病属中医"眩晕""尿浊""水肿""关格"范畴。肾元禀赋不足,肝阳上亢,肝肾阴虚,日久阴损及阳,肾气不足,则夜尿增多;阴伤日久,同时耗气,致肺脾气虚;脾虚失摄,肾虚失藏,精微外泄,则见尿浊;病情迁延日久,脾肾衰败,阴阳气血俱损,水湿气化不利,浊毒内停,血脉瘀阻,三焦阻滞,升降失常,水湿浊毒泛溢,气机逆乱,而成为上关下格的关格症。

---

　　① 王济生,陈丽霞,赵旭涛,等:《高血压肾病的中西医防治》,载《中国中西医结合肾病杂志》2001年第10期。

二、分期

根据我们的临床实践,将高血压肾病分为三期。

Ⅰ期(微量白蛋白尿期):以尿中白蛋白排泄率异常为特征,肾功能正常,尿常规蛋白阴性。

Ⅱ期(临床蛋白尿期):以尿常规蛋白阳性、24 h 尿蛋白定量>0.5 g 为特征,肾功能正常。

Ⅲ期(肾功能不全期):以肌酐清除率下降、血肌酐升高为特征,分非透析期和透析期(尿毒症期)。非透析期:肌酐清除率在 80~10 mL/min,133 μmol/L <血肌酐<707 μmol/L。透析期(尿毒症期):肌酐清除率<10 mL/min,血肌酐>707 μmol/L。

三、中西医结合分期防治

力争做到早期防治,避免或延缓进入下一期。

(一)生活习惯

控制体重在正常范围;减少钠盐的摄入,每人每日摄入量不超过 6 g;减少脂肪的摄入量;多吃蔬菜和水果;戒烟、酒;适当增加体力活动,如步行、打太极拳等;保持心情舒畅。进入慢性肾功能不全期,则应优质低蛋白饮食。

(二)控制血压

血压应在正常范围,即<140/90 mmHg(120~130/80~85 mmHg 为宜)。服用降压药需注意:治疗个体化,宜小量开始;坚持服药,甚至终生服药治疗;经常监测血压。常用钙拮抗剂、血管紧张素转化酶抑制剂、血管紧张素Ⅱ受体拮抗剂、β受体阻滞剂等。

(三)中医药治疗

配合中医药治疗有控制血压,减少蛋白尿,保护和改善肾功能,延缓肾功能减退的作用。

1.Ⅰ、Ⅱ期的辨治

(1)Ⅰ型:肝肾阴虚、肝阳上亢型。主症:头晕头胀,腰膝酸软,视物昏花,舌红苔白,脉弦细。治则:滋补肝肾,平肝潜阳。方药:钩藤、菊花、生石决明、生地黄、熟地黄、女贞子、枸杞、当归、牛膝、桑寄生、丹参、赤芍、白芍。

(2)Ⅱ型:肺肾气阴两虚型。主症:腰膝酸软,疲乏无力,活动气促,双目干涩,舌红,苔薄白,脉细弦。治则:滋阴益气。方药:生地黄、熟地黄、女贞子、枸杞、山萸肉、黄芪、太子参、当归、丹参、赤芍、白芍。

（3）Ⅲ型：脾肾气（阳）虚型。主症：腰膝酸软，疲乏无力，食欲缺乏，便溏，或有畏寒、遗精，舌淡（胖），边有齿痕，苔薄白，脉细。治则：益气补肾。方药：党参、黄芪、女贞子、枸杞、山萸肉、菟丝子、沙苑子、云苓、炒白术、当归、川芎。

2.Ⅲ期的辨治

（1）非透析期。主症：腰膝酸软，神疲乏力，食欲缺乏，呕恶，夜尿多，面黄，大便干，舌淡，苔黄白，脉弦滑。治则：健脾补肾，清利活血泻浊。基本方：红参、黄芪、女贞子、枸杞、淫羊藿、丹参、益母草、石韦、车前子、生大黄。在中医药辨治过程中应注意：大便以每天 2～3 次，糊状便为度，如腹泻则不用大黄，以免犯虚虚之戒。呕吐为主，兼苔黄者，用黄连温胆汤加减，药如黄连、竹茹、陈皮、枳壳、半夏、苏叶；兼苔白、便溏者，用香砂六君子汤加减，药如党参、炒白术、陈皮、半夏、枳壳、砂仁、云苓。大便黑，大便潜血阳性，加用炒地榆、炒侧柏叶、三七粉（冲服）。灌肠方：生大黄、蒲公英、煅灶蛎、槐米，水煎浓缩至 200 mL，保留灌肠，每日 1 次，2 周为一个疗程。5％葡萄糖注射液 250 mL＋复方丹参注射液 20 mL 静脉点滴，每日 1 次，2～3 周为一个疗程。其他西医治疗应纠正酸中毒，调节电解质紊乱，抗感染及治疗心脑并发症等。

（2）透析期（尿毒症期）。此期以血液透析、腹膜透析或肾移植为主要治疗手段，配合中医药治疗可起到调理阴阳、益气养血、提高免疫力、治疗夹杂症的作用。中医药治疗以培补脾肾为主，药如红参、黄芪、女贞子、枸杞、淫洋藿、菟丝子、补骨脂、当归等。出现透析失衡综合征，症见头晕、恶心、呕吐时，可用小半夏汤合五苓散，药如半夏、云苓、桂枝、泽泻、白术等。

四、讨论

1.早期诊断，分期防治

高血压肾病早期尿排出微量白蛋白增多，患者高血压病史至少已有 5 年。此时进行中西药物干预，尚有可能使病情逆转。故此期的及时诊断尤为重要。我们根据临床实践将高血压肾病分为三期，及时明确患者属于哪一期，积极进行中西医结合治疗，力求逆转病情，防止或延缓进入下一期。

2.注意与其他并发症兼治

高血压肾病患者常常兼有并发症如高血压性心脏病、冠心病、高脂血症甚至 2 型糖尿病、脑血管病等。高血压性心脏病的治疗关键是尽快改善心脏的前、后负荷，降低血压。合并冠心病则给予扩冠、抗凝治疗。高血压患者普遍伴有高脂血症，且高脂血症对于肾动脉硬化和肾功能减退的影响日益受到重视。因此，应用中西降脂药物等干预治疗就显得格外重要。临床高血压合并 2 型糖尿病的患者也属常见，二者皆影响肾小动脉硬化，造成病情加重，故应及时诊断,合并治疗。高血压合并脑血管病临床较高血压肾病更为常见、先见,故应在治疗肾病的同时治疗脑血管病。

3.宏观与微观辨证相结合

传统的中医宏观辨证必须与现代医学的微观检查相结合,才能有利于临床诊断和治疗。尿微量白蛋白、尿蛋白可视为中医的精微物质,用健脾补肾法治疗,往往收到疗效;高黏血症、动脉硬化可视为存在血瘀,加用活血化瘀药物,可收到较好效果。

第四节　庆大霉素、先锋霉素Ⅴ致急性肾功能衰竭[①]

患者,男,28岁,因"腰痛5天,伴呕吐2天"入院。患者因外感致咳,X线片示双肺纹理增多。患者于8天前用庆大霉素24万单位静滴,每日1次,3天后出现腰痛,未引起重视,用至第五天后,腰痛加重;查尿常规示蛋白(3+),红细胞0～2个/HP。某医生嘱停庆大霉素,改用先锋霉素Ⅴ(此为旧称,现称为"头孢唑林钠")5 g加入液体静滴,每日1次(第五天晚上始用),用后患者发生呕吐,次日又用1次致患者腰痛、呕吐加重,遂停用先锋霉素Ⅴ。查尿常规示蛋白(4+),红细胞(1+),白细胞少许;血肌酐350 μmol/L,尿素12 mmol/L,二氧化碳结合力22.5 mmol/L。患者被转至肾内科门诊,以"庆大霉素、先锋霉素Ⅴ致急性肾衰竭"被收入院。患者既往无肾脏病史,2个月内未用过其他损肾药物。查体无阳性体征。血常规正常。B超示左肾10.2 cm×5.4 cm,右肾9.5 cm×5.1 cm。现症见:腰酸痛,乏力,时有恶心呕吐,食欲缺乏,夜尿3次,舌质暗红,苔薄腻略黄,脉细滑。辨证:脾肾亏损,湿热浊毒内留。治则:健脾补肾,活血泻浊,佐以清利。方药:党参15 g,黄芪15 g,女贞子10 g,枸杞子10 g,淫羊藿30 g,丹参30 g,益母草30 g,石韦20 g,车前子(包)20 g,生大黄(后入)10 g,水煎服,日一剂。配合5%葡萄糖注射液250 mL加复方丹参注射液(上海中药一厂产)20 mL静滴,每日1次。次日查血肌酐218 μmol/L,尿素4.7 mmol/L,24 h尿蛋白定量0.75 g,总尿量3100 mL。治疗7天后查血肌酐113.9 μmol/L,尿素5.2 mmol/L,24 h尿蛋白总量0.5 g,总尿量2000 mL,夜尿1～2次,症状缓解。

―――――――――

① 王济生,陈丽霞,陈燕:《庆大霉素先锋霉素Ⅴ致急性肾功能衰竭》,载《山东中医杂志》1997年第7期。

讨论：庆大霉素临床应用极为广泛，其造成的急性肾衰竭往往是非少尿型的，容易被忽视。庆大霉素主要造成近曲小管损伤，严重者可致急性肾小管坏死而危及患者生命。在中毒早期，患者多无自觉症状（本例出现腰痛），其实验室特点为①尿中 N-乙酰-β 氨基葡萄糖苷酶（NAG）、谷丙酰胺转换酶、丙氨酸氨基酞酶等酶的增高；②低分子蛋白尿的出现，尿中排出溶菌酶、β_2 微球蛋白（$\beta_2 M$）的含量增加，也可以有氨基酸及糖尿；③浓缩功能减退，尿渗量下降，甚或出现等渗尿；④肾小球滤过率（GFR）下降，程度较重时有尿素氮及血肌酐的增加，偶或出现低血钾、低血镁。先锋霉素 V 与氨基糖苷类抗生素同时使用时肾毒性更大，可能是前者引起的间质性肾炎，使肾脏对氨基糖苷类抗生素的肾毒性更敏感。根据中医理论，患者的病机为药毒致脾肾亏损，湿热浊毒内留，用健脾补肾、活血泻浊、佐以清利法治之，取得疗效。现代药理研究认为，本病案所用药物具有改善肾血流量、改善肾小球及肾小管功能及清除肾毒性物质的作用。应用庆大霉素必须注意适应证，做到合理用药，警惕其肾毒性的出现，尤应注意避免与头孢类抗生素合并应用。

第五节　双清片治疗脂肪肝的临床研究[①]

随着人民生活水平的提高，脂肪肝的发病率逐渐上升，成为临床常见病之一。祖国医学认为脂肪肝为过食肥甘，体胖多湿，嗜酒成癖，导致脾虚湿困，痰湿内蕴，酿成浊脂，肝失疏泄，胆失净化，浊脂赘积肝体而成。笔者以利胆化瘀为先，加以利湿清热、益气扶正为治疗原则，10 余年不断筛选药物，以经验方制成双清片，进行了双清片治疗脂肪肝的临床研究，探讨其疗效机制，报告如下。

一、临床资料

（一）病例选择

脂肪肝的西医诊断标准和中医辨证分型标准参考黄永齐主编《肝病与全身性疾病》和《中药新药临床研究指导原则》第二辑、国家中医药管理局 1995 年颁布的《中医病症诊断标准》制定。

---

① 陈丽霞，宫昭艳，刘伟明，等：《双清片治疗脂肪肝的临床研究》，载《中国中医药科技》2002年第 2 期。

（二）一般资料

160 例患者均来自 1996～2001 年济南市中医医院内科门诊及住院患者。治疗组 100 例，男 62 例，女 38 例；年龄 29～64 岁，平均（44.5±9.12）岁；病程 1～28 个月，平均（14.5±6.2）个月。对照组 60 例，男 40 例，女 20 例；年龄 28～64 岁，平均（45.2±8.98）岁；病程 1～26 个月，平均（12.4±8.06）个月。经统计学分析，两组性别、年龄、病程方面相比无显著差异（$p > 0.05$）。

二、方法

（一）治疗方法

治疗组每次口服双清片 6 片，每天 3 次。双清片由茵陈、生首乌、人参、山栀、大黄、草决明、丹参、姜黄等药物组成，由济南市中医医院制剂室提供。对照组口服东宝肝泰片，每次 3 片，每天 3 次。东宝肝泰片由通化东宝药业集团公司生产。两组病例均服药 8 周为一个疗程。

（二）指标观察测定

记录患者治疗前后症状、体征的变化情况；治疗前后分别测定血清胆固醇、三酰甘油、高密度脂蛋白、谷丙转氨酶、γ-谷氨酰转移酶（常规法），测定血液流变学变化（常规法）。

三、治疗结果

（一）疗效标准

疗效标准参照黄永齐主编《肝病与全身性疾病》及《中药新药临床研究指导原则》第二辑制定。

（二）治疗结果

1.脂肪肝总疗效分析

脂肪肝总疗效分析结果如表 3-5-1 所示。

表 3-5-1　脂肪肝总疗效分析

组别	n	显效	有效	无效	总有效率/%
治疗组	100	36	55	9	91.0**
对照组	60	14	22	24	60.0

注：** $p < 0.01$。

2.症状疗效分析

治疗组在改善腹胀、纳呆、右胁不适、倦怠乏力症状方面与对照组比较,经卡方检验,p 均<0.01,两组有显著差异。在改善肢体肿胀方面,两组经卡方检验,$p<0.05$,两组有明显差异,治疗组改善作用明显优于对照组。治疗组在改善胁痛方面与对照组比较无差异($p>0.05$),如表 3-5-2 所示。

表 3-5-2　症状疗效分析

症状	治疗组				对照组				χ^2	p
	例数	显效	有效	有效率/%	例数	显效	有效	有效率/%		
腹胀	95	38	45	87.4	55	14	15	52.7	22.1	<0.01
纳呆	90	37	43	88.9	52	12	13	48.1	28.49	<0.01
右胁隐痛	70	30	31	87.1	40	17	16	82.5	0.44	>0.05
右胁不适	95	41	43	88.4	56	20	18	67.9	9.6	<0.01
倦怠乏力	96	30	52	85.4	57	10	12	38.6	36.01	<0.01
肢体肿胀	42	18	17	83.3	25	7	7	56.0	5.96	<0.05

3.治疗前后血脂的改善

治疗前后血脂的改善情况如表 3-5-3 所示。

表 3-5-3　血脂改善情况

项目	组别	例数	治疗前($\bar{x}\pm s$)	治疗后($\bar{x}\pm s$)	t	p
胆固醇 /(mmol/L)	治疗组	100	7.87±1.04*	5.98±0.88**	23.19	<0.01
	对照组	60	7.64±1.15	6.16±1.56	9.03	<0.01
三酰甘油 /(mmol/L)	治疗组	100	2.62±1.20*	1.56±0.77**	12.66	<0.01
	对照组	60	2.66±1.11	1.96±0.91	6.79	<0.01
高密度脂蛋白 /(mmol/L)	治疗组	100	1.30±0.37*	1.67±0.42**	6.58	<0.01
	对照组	60	1.33±0.40	1.48±0.33	2.75	<0.01

注:两组间比较,* $p>0.05$,** $p<0.01$。

4.治疗前后肝功能的改善

两组谷丙转氨酶、γ-谷氨酰转移酶治疗前比较无明显差异($p>0.05$)。治疗后两组谷丙转氨酶、γ-谷氨酰转移酶均较治疗前下降($p<0.01$),两组间谷丙转氨酶、γ-谷氨酰转移酶经统计学处理,p 均<0.01,有显著差异,治疗后的治

疗组改善程度明显优于对照组,如表 3-5-4 所示。

表 3-5-4　异常肝功能改善情况

项目	组别	例数	治疗前($\overline{x}\pm s$)	治疗后($\overline{x}\pm s$)	t	p
谷丙转氨酶	治疗组	35	50.10±5.24*	35.29±4.38**	15.64	<0.01
	对照组	19	49.77±5.61	42.82±6.44	4.56	<0.01
γ-谷氨酰转移酶	治疗组	37	58.17±6.35*	37.08±7.02**	15.44	<0.01
	对照组	25	59.05±6.19	50.56±6.99	4.72	<0.01

注:两组间比较,* p>0.05,** p<0.01。

5.治疗前后血液流变学的改善

两组血液流变学各项指标治疗前比较无明显差异(p>0.05),两组各项指标治疗后均较治疗前下降(p<0.01)。两组治疗后全血黏度、血浆黏度、血沉、红细胞压积比较 p<0.01,纤维蛋白原比较 p<0.05,有显著差异,治疗后治疗组血液流变学改善程度明显优于对照组,如表 3-5-5 所示。

表 3-5-5　血液流变学改善情况

项目	组别	例数	治疗前($\overline{x}\pm s$)	治疗后($\overline{x}\pm s$)	t	p
全血黏度	治疗组	100	5.82±0.32*	4.47±0.07***	41.21	<0.01
	对照组	60	5.74±0.29	5.19±0.35	9.37	<0.01
血浆黏度	治疗组	100	1.79±0.06*	1.55±0.03***	35.78	<0.01
	对照组	60	1.78±0.05	1.70±0.04	9.69	<0.01
血沉/(mm/h)	治疗组	100	25.10±4.07*	18.60±7.91***	18.53	<0.01
	对照组	60	24.70±4.15	18.24±9.09	3.48	<0.01
红细胞压积	治疗组	100	0.54±0.03*	0.44±0.02***	27.72	<0.01
	对照组	60	0.53±0.04	0.49±0.03	6.19	<0.01
纤维蛋白原/(g/L)	治疗组	100	5.97±0.35*	4.80±0.76**	14.0	<0.01
	对照组	60	5.78±0.39	5.11±0.82	5.72	<0.01

注:两组间比较,* p>0.05,** p<0.05,*** p<0.01。

另外,治疗组共观察 100 例患者。患者服药后未见胃肠道反应及其他不良反应,全部患者于治疗前后查血常规、尿常规、肾功能,均未发现异常,说明双清片在临床应用是安全的。

四、讨论

祖国医学认为脂肪肝为过食肥甘,体胖多湿,嗜酒成癖,脾虚湿困,痰湿内蕴,酿成浊脂,肝失疏泄,胆失净化,浊脂赘积肝体而成。在祖国医学文献中尚无"脂肪肝"这一名称,以往研究报道多按"肝痞""胁痛""肝郁脾虚证"辨证论治。《素问》说:"闭塞不通……不通则痛。"根据祖国医学治疗大法,治疗气机不通之证当以通利为主。《素问》指出"凡十一脏,取决于胆",这是脏腑理论的核心体现。如前所述,祖国医学对胆在人体脏腑气血运行中的作用十分重视。肝为阳脏,体阴而用阳,性喜条达,肝主疏泄,以助脾运化水湿,肝与胆相表里,肝郁则胆气亦郁,胆失净化,则肝失疏泄加剧,浊脂赘积,致使脾之运化水湿功能失健,水湿内停,热自内生,日久成瘀,而耗伤正气。肝胆郁滞则胁痛不适,腹胀;脾失健运则纳呆,倦怠乏力或有痞满;脾为后天之本,肾为先天之本,湿热壅滞,伤及脾气,损伤肾阳,则脾肾俱损,水湿之邪愈胜,而见肢体肿胀;水湿内停,日久生热则见大便干,苔黄腻。可见,胆失净化,肝失疏泄,湿热内蕴,气血瘀滞,耗伤正气为脂肪肝的主要病机。根据脂肪肝病机及临床表现,制定了利胆化瘀为先,加以利湿清热、益气扶正的治则。双清片由茵陈、生首乌、山栀、熟大黄、丹参、人参、姜黄、生山楂、绞股蓝、虎杖、泽泻、草决明、芦荟等药物组成。方中茵陈、熟大黄、山栀清肝利胆,人参、生首乌益气扶正,共为君药;丹参、姜黄、生山楂活血化瘀,为臣药;绞股蓝、虎杖、草决明、芦荟、泽泻清热利湿,驱邪外出,共为佐使药。诸药合用,共奏利胆化瘀、利湿清热、益气扶正之功效。临床观察表明,本药可明显降低血脂,降低血液黏稠度,同时有保肝降酶作用,对脂肪肝的疗效明显优于对照组,由此证明双清片可减轻脂肪肝的程度,推迟或阻止肝硬化的产生。

第六节　糖尿病肾病的中西医防治[①]

糖尿病肾病(DN)是糖尿病常见的微血管并发症之一,是决定糖尿病患者预后的重要因素,为糖尿病的重要死亡原因。其肾脏病变呈慢性进行性改变,临床症状出现较晚,一般出现临床尿蛋白时,病程多在 10 年以上,其肾功能将

---

①　陈丽霞,亓琦:《糖尿病肾病的中西医防治》,载《中国中西医结合肾病杂志》2002 年第12 期。

不可遏制地呈进行性下降。约 20％的患者可在 6 年内,50％的患者在 10 年内,75％的患者在 15 年内发展为肾衰竭,占透析和肾移植的 1/3。糖尿病肾病早期无明显临床表现,常常不被患者重视。一旦出现水肿、高血压、大量蛋白尿及肾功能减退的临床表现,已至糖尿病肾病的晚期,失去了预防和治疗的良机,所以早期防治是减少 DN 死亡的重要手段。糖尿病肾病的早期诊断依据是尿微量蛋白尿排出量增加,肾小球滤过率增加;至中晚期则出现临床蛋白尿和肾功能减退。

一、病因病机

本病在祖国医学中属"消渴""水肿""关格"的范畴,由于患者素体阴虚,又饮食劳倦,耗伤阴精,致阴虚而燥热内生,而阴虚又以肾阴不足为根本。疾病迁延,日久阴损及阳,伤及气阴,脾肾不足,气阴两亏。阴精亏虚,气不行血,而致血瘀于内。疾病后期,阴阳俱损,脾肾衰败,瘀血水湿浊毒内停,气机升降失常,水湿浊毒泛溢,而成水肿、关格等症。

二、糖尿病肾病的临床表现及分期

糖尿病肾病在临床上可分为五期。Ⅰ、Ⅱ期临床无明显症状,常为病理分期。

Ⅰ期(肾小球高滤过期):肾脏肥大,功能亢进,其他生化和尿微量白蛋白检查为阴性。

Ⅱ期(静息期):肾小球结构出现损害,肾脏高滤过状态仍然存在,运动试验出现微量蛋白尿。

Ⅲ期(隐匿期):早期糖尿病肾病,表现为持续的微量蛋白尿,在运动试验后又大幅度地增加。血压初始时可正常,肾小球滤过率(GFR)增加;后期血压渐升高,肾小球滤过率下降。

Ⅳ期(显性糖尿病肾病期)。特点为①蛋白尿:由间歇性蛋白尿渐发展为持续性蛋白尿,且蛋白量渐增加,蛋白定性持续阳性,24 h 尿蛋白定量＞0.5 g。24 h 尿蛋白定量＞3 g 提示肾小球损伤进一步加重。②高血压:约 75％的患者出现高血压,血压升高的程度随尿蛋白排泄量的增加而增大。③肾小球滤过率进行性降低,但蛋白排泄率并不减少。④水肿:开始仅晨起眼睑水肿,后期渐波及全身。

Ⅴ期(肾衰竭期):是 DN 的终末阶段,以血肌酐(Cr)升高(＞133 μmol/L)和内生肌酐清除率(Ccr)下降(＜80 mL/min)为特点。随肾脏病变的加重,最终进展为尿毒症(Cr＞707 μmol/L,Ccr＜10 mL/min)。

三、中西医结合分期防治

尽早开始防治,可有效地保护肾脏,尽可能使病情逆转,阻止糖尿病肾病的进展。

(一)控制饮食

饮食中每日总热量为每千克体重 25～35 J。糖类占总热量的 55％～65％,每日摄入总量在 250～350 g,其余热量由蛋白质和脂肪补足。采用低蛋白饮食,可延缓肾小球硬化的发生及发展。蛋白选用高生物价的优质蛋白。避免食用胆固醇含量高的食物。同时限制钠盐的摄入,每日不宜超过 6 g。

(二)控制血糖

(1)口服降糖药:选择不加重肾损害的药物,可选用磺脲类药物格列喹酮和α葡萄糖苷酶抑制剂阿卡波糖。

(2)胰岛素:对糖尿病肾病患者主张早采用胰岛素治疗,以更好地控制血糖,减少各种并发症的发生和进展。

(三)控制血压

理想的血压控制可以有效地减少尿蛋白排泄,降低 GFR 的下降速度,延缓肾衰竭的发生。血压≥140/90 mmHg 就应开始降压治疗,药物宜从小剂量开始,同时监测和控制血压昼夜的节律异常及波动。

(1)血管紧张素转换酶抑制剂(ACEI)和血管紧张素Ⅱ受体拮抗剂:早期患者血压正常时,即予少量血管紧张素转换酶抑制剂,可有效地保护肾脏,减少蛋白尿,延缓 DN 的进展。

(2)钙通道阻滞剂:与血管紧张素转换酶抑制剂合用可更有效地控制血压,减少蛋白尿。

(3)β受体阻滞剂:可选用美托洛尔。

(4)利尿剂:能有效降压,用量宜小,肾功能减退时不宜选用保钾利尿剂。

(四)中医辨证论治

运用中药可更好地控制血糖及血压,有效地减少尿蛋白,保护和改善肾功能,延缓疾病进展。

1.早期的辨治

(1)肺肾阴虚型:主症:口干,多饮多尿,善食易饥,大便干燥,舌红苔黄,脉细数。治以补肾润肺,养阴清热。药用生地黄、山药、黄精、天花粉、麦冬、知母、枳实、黄连等。

(2)肝肾阴虚型:主症:头晕头胀,口干,视物不清,耳鸣,便干,舌红苔黄,脉弦。治以滋补肝肾,育阴潜阳。药用天麻、钩藤、生地黄、生石决明、牛膝、枸杞、菊花、白芍、当归。

2.中期的辨治

中期多见气阴两虚兼血瘀型。主症:口干,头晕,腰酸,全身乏力,晨起眼睑虚浮,纳食一般,舌淡红,苔白,脉弦细。治以益气养阴,佐以活血。药用黄芪、黄精、山萸肉、泽泻、山药、云苓、丹参、益母草、当归、川芎等。

3.晚期的辨治

(1)非透析期:脾肾两虚,湿浊瘀血阻滞。主症:面白神疲,全身乏力,畏寒肢冷,腰酸,夜尿多,纳呆,恶心呕吐,头晕,头痛,下肢水肿,舌质淡暗,苔白腻,脉细滑。治以健脾益肾,活血利湿。药用黄芪、黄精、女贞子、枸杞子、山药、芡实、薏苡仁、石韦、车前草、丹参、益母草、制大黄等。若恶心呕吐较甚,纳呆,舌苔白厚腻,药用云苓、白术、陈皮、砂仁、枳壳、半夏。若湿浊蕴久化热,舌苔黄厚腻,药用黄连、竹茹、陈皮、半夏、苏叶等。若头晕头胀明显,伴口苦耳鸣,治以主方加天麻、钩藤、石决明、牛膝。若下肢水肿明显,伴心中悸动不安,胸闷,形寒肢冷,舌淡白,脉细弱,治以主方加制附子、云苓、白术、川芎、半夏。若湿热浊毒迫血妄行而大便溏薄色黑,伴腹痛,治以主方加三七、地榆、槐米、车前子,同时可配合清热泄浊解毒之中药灌肠,方药为生大黄、煅牡蛎、炒槐米、蒲公英,水煎浓缩至 200 mL,保留灌肠,每日 1 次,2 周为一个疗程。大便以每日 2~3 次,糊状便为度。若便稀、腹泻,则暂不用灌肠方,大黄慎用。其他处理:可选用复方丹参注射液 20 mL 加入液体静脉点滴,每日 1 次,2 周为一个疗程。合并呼吸系统或泌尿系统感染时,选用敏感抗生素,可选用青霉素类、头孢菌素类、大环内酯类,避免使用对肾脏有损害的抗生素;血红蛋白低于 80 g/L 时,应用促红细胞生成素(EPO)纠正贫血;纠正酸中毒及电解质紊乱;糖尿病肾病出现严重低蛋白血症及高度水肿时,可间断输注人血白蛋白,配合利尿剂;合并心衰可应用洋地黄制剂。

(2)透析期:维持性血液透析和持续性不卧床腹膜透析及肾或肾-胰联合移植是减少糖尿病肾病早逝和延续生命的有效手段。关于透析时机的选择,无论是血透还是腹透,终末期 DN 的透析时机应稍早于非糖尿病的慢性肾衰竭,当血肌酐达 530~707 μmol/L 时就应开始透析。同时配合中药培补脾肾,调理阴阳,可改善症状,提高机体免疫力,有效地提高生存质量。中药以健脾补肾、补益气血为主,药用黄精、黄芪、党参、淫羊藿、何首乌、芡实、当归、枸杞子、女贞子等。

四、讨论

（一）早期防治

早期发现、诊断及控制是防治 DN 的基础。定期监测，及时发现微量蛋白尿是防治 DN 的关键。

（二）重视并发症的治疗

糖尿病肾病易并发冠心病、脑血管病，这也是 DN 的重要死亡原因，应兼顾治疗。合并冠心病或心衰时，应给予扩冠及降低心脏前后负荷治疗。合并脑血管病时，应给予抗凝、改善脑循环及代谢治疗。

（三）中医辨证与现代医学相结合

糖尿病因糖代谢和脂质代谢紊乱，使血脂和血液黏稠度升高，纤维蛋白溶解降低，血液呈高凝和内凝血状态，导致动脉及微小血管硬化加剧，是糖尿病肾病形成的原因之一，也是肾功能减退的加剧因素，所以应该重视高血脂和高血液黏稠度的治疗。中医将这种状态视为瘀血阻络，血行不畅，在中药里配合使用活血化瘀的药物内服，同时配合活血的中成药静脉应用及降脂的中西药物进行治疗，收到了较好的效果。

第七节　科研项目简介

一、肾康灵治疗慢性肾衰竭的临床与实验研究（获山东省科技进步二等奖）

课题简介：慢性肾衰竭的病机关键是脾肾衰败、湿浊水毒潴留，其终末期的治疗需依赖于透析及肾移植。慢性肾衰竭患者的 T 淋巴细胞和红细胞免疫功能低下，易导致感染和死亡。在多年临床基础上，课题组研制了健脾补肾、利湿活血泻浊的肾康灵片剂，经临床及实验研究，结果如下：①肾康灵能明显改善慢性肾衰竭患者的临床症状，显著降低慢性肾衰竭患者及大鼠的血尿素、肌酐，改善肾功能，延缓慢性肾衰竭患者透析期的到来。②肾康灵能明显提高慢性肾衰竭患者及大鼠的细胞免疫功能，显著升高红细胞 C3b 受体花环率及红细胞免疫促进因子花环率，降低红细胞 b 受体花环率及红细胞免疫抑制因子花环率，升高 T 淋巴细胞百分率，降低循环免疫复合物，从而为慢性肾衰竭患者防治感染奠定基础。③临床及动物急性毒性实验证实,未见肾康灵的毒副作用,临床应用其常用量是安全的。④本课题经山东省科学技术情报研究所检索,国内未见关于中药治疗慢性肾衰竭,同时改善 T 淋巴细胞及红细胞免疫功能的文献报道。

二、肝脾舒治疗肝硬化的临床与实验研究(获济南市科技进步三等奖)

肝硬化多由慢性肝病逐渐演变而来,是一种以广泛肝细胞损伤,肝内纤维组织增生及肝小叶结构改变,假小叶形成为基本病理变化的疾病。肝硬化属祖国医学"胁痛""症积""鼓胀"范畴,多由情志郁结,饮食所伤,寒邪外袭及毒邪浸淫而致肝脾受损,气机阻滞,痰湿凝滞,血瘀内结而为病,故其主要病机为肝郁脾虚、瘀血内停,治疗应扶正祛邪、疏肝健脾、化瘀行水,肝脾舒正是以此而立。

肝脾舒由柴胡、当归、白术、丹参、大腹皮、紫河车、生黄芪、白芍、鳖甲、女贞子、汉防己等药物组成。方中柴胡入肝经,为条达肝气、疏肝解郁之要药;白芍入肝脾经,功效为补血养阴、柔肝止痛。两药相伍为君,率诸药直入肝经,意在疏中有补,补中有疏,以补肝体、助肝用,相得益彰。黄芪等相伍为臣,以达益气健脾、补益气血、利湿退黄、利水消肿、保肝降酶之功效。当归、丹参、延胡索养血活血化瘀,软坚散结;鸡内金等行气消食利水;白花蛇舌草清热解毒。上药共为佐使,共奏扶正祛邪、疏肝健脾、化瘀软坚行水、保肝降酶之功效。

现代研究证实,柴胡醇有舒软肝脾之疗效;黄芪、白术、女贞子均含糖类、多种氨基酸、维生素,可扩张血管,改善血行,防止肝糖原减少,促进肝细胞修复;紫河车含蛋白、糖、维生素及免疫因子等,有强壮、滋补、增强免疫的作用;鳖甲含动物胶、角蛋白、维生素 D,能抑制纤维组织增生,软化肝脾和提升血浆白蛋白;汉防己有明显的抗肝纤维化的作用。

药理实验证实,肝脾舒合剂能保肝降酶,提高白蛋白和改善白球比率,使肝硬化患者血液流变学、谷丙转氨酶、谷草转氨酶、γ-谷氨酰转移酶、胆红素明显降低,减轻肝细胞损伤,在抗损伤基础上阻止或减慢纤维化形成,减轻肝纤维化程度,使形成的假小叶不完整,肝脏的血循环改建较少,故肝硬化的临床症状可大大改善。

三、利胆化瘀法(双清片)治疗脂肪肝的临床与实验研究(获济南市科技进步三等奖)

祖国医学认为脂肪肝为过食肥甘,体胖多湿,嗜酒成癖,脾虚湿困,痰湿内蕴,酿成浊脂,肝失疏泄,胆失净化,浊脂赘积肝体而成。在祖国医学文献中尚无"脂肪肝"这一名称,以往研究报道多按"肝痞""胁痛""肝郁脾虚证"辨证论治。《素问》说:"闭塞不通……不通则痛。"根据祖国医学治疗大法,治疗气机不通之证当以通利为主。《素问》指出"凡十一脏,取决于胆",这是脏腑理论的核心体现。如前所述,祖国医学对胆在人体脏腑气血运行中的作用十分重视。

肝为阳脏,体阴而用阳,性喜条达,肝主疏泄,以助脾运化水湿,肝与胆相表里,肝郁则胆气亦郁,胆失净化,则肝失疏泄加剧,浊脂赘积,致使脾之运化水湿功能失健,水湿内停,热自内生,日久成瘀,而耗伤正气。肝胆郁滞则胁痛不适,腹胀;脾失健运则纳呆,倦怠乏力或有痞满;脾为后天之本,肾为先天之本,湿热壅滞,伤及脾气,损伤肾阳,则脾肾俱损,水湿之邪愈胜,而见肢体肿胀;水湿内停,日久生热则见大便干,苔黄腻。

可见,胆失净化,肝失疏泄,湿热内蕴,气血瘀滞,耗伤正气为脂肪肝的主要病机。

根据脂肪肝病机及临床表现,制定了利胆化瘀为先,加以利湿清热、益气扶正的治则。双清片由茵陈、生首乌、山栀、熟大黄、丹参、人参、姜黄、生山楂、绞股蓝、虎杖、泽泻、草决明、芦荟等药物组成。方中茵陈、熟大黄、山栀清肝利胆,人参、生首乌益气扶正,共为君药;丹参、姜黄、生山楂活血化瘀,为臣药;绞股蓝、虎杖、草决明、芦荟、泽泻清热利湿,驱邪外出,共为佐使药。诸药合用,共奏利胆化瘀、利湿清热、益气扶正之功效。

临床观察表明,本药可明显降低血脂,降低血液黏稠度,同时有保肝降酶作用,对脂肪肝的疗效明显优于对照组,由此证明双清片可减轻脂肪肝的程度,推迟或阻止肝硬化的产生。

参考文献

一、古籍

[1]（汉）张仲景.金匮要略[M].于志贤,张智基,点校.北京:中医古籍出版社,1997.

[2]（汉）张仲景.伤寒论[M].钱超尘,郝万山,整理.北京:人民卫生出版社,2005.

[3]（隋）巢元方.诸病源候论[M].宋白杨,校注.北京:中国医药科技出版社,2011.

[4]（唐）孙思邈.备急千金要方[M].鲁兆麟,主校.沈阳:辽宁科学技术出版社,1997.

[5]（唐）王冰.黄帝内经素问[M].戴铭,张淑贤,林怡,等点校.南宁:广西科学技术出版社,2016.

[6]（唐）杨上善.黄帝内经太素[M].王洪图,李云,点校.北京:科学技术出版社,2000.

[7]（宋）太平惠民和剂局.太平惠民和剂局方[M].刘景源,点校.北京:人民卫生出版社,1985.

[8]（宋）赵佶.圣济总录[M].北京:人民卫生出版社,1962.

[9]（金）李杲.兰室秘藏[M].文魁,丁国华,整理.北京:人民卫生出版社,2005.

[10]（金）李杲.脾胃论[M].文魁,丁国华,整理.北京:人民卫生出版社,2005.

[11]（金）李杲.内外伤辨惑论[M].尚冰,校注.北京:科学出版社,2021.

[12]（元）朱震亨.局方发挥[M].胡春雨,马湃,点校.天津:天津科学技术出版社,2003.

[13]（元）朱震亨.丹溪心法[M].王英,竹剑平,江玲圳,整理.北京:人民卫

生出版社,2005.

[14](明)龚信.古今医鉴[M].达美君,等校注.北京:中国中医药出版社,1997.

[15](明)李时珍.本草纲目[M].马松源,译注.北京:线装书局,2019.

[16](明)李梴.医学入门[M].金嫣莉,等校注.北京:中国中医药出版社,1995.

[17](明)李中梓.删补颐生微论[M].包来发,郑贤国,校注.北京:中国中医药出版社,1998.

[18](明)秦昌遇.症因脉治[M].王晨,等校点.北京:中国中医药出版社,1998.

[19](明)徐春甫.古今医统大全集要[M].余瀛鳌,林菁,田思胜,等编选.沈阳:辽宁科学技术出版社,2007.

[20](明)张介宾.类经[M].郭洪耀,吴少祯,校注.北京:中国中医药出版社,1997.

[21](明)张介宾.景岳全书[M].李继明,王大淳,王小平,等整理.北京:人民卫生出版社,2007.

[22](清)程国彭.医学心悟[M].田代华,等点校.天津:天津科学技术出版社,1999.

[23](清)强健.伤寒直指[M].吉文辉,王大妹,点校.上海:上海科学技术出版社,2005.

[24](清)沈金鳌.杂病源流犀烛[M].田思胜,整理.北京:人民卫生出版社,2006.

[25](清)唐宗海.血证论[M].欧阳兵,等点校.天津:天津科学技术出版社,2003.

[26](清)吴谦.医宗金鉴[M].刘国正,校注.北京:中医古籍出版社,1995.

[27](清)吴瑭.温病条辨[M].宋咏梅,臧守虎,张永臣,点校.北京:中国中医药出版社,2006.

[28](清)郑钦安.医法圆通[M].周鸿飞,点校.北京:学苑出版社,2009.

[29](清)周学海.读医随笔[M].阎志安,校注.北京:中国中医药出版社,1997.

[30]栾英杰,侯万升.神农本草经合注[M].北京:人民军医出版社,2010.

[31]田代华,刘更生.灵枢经校注[M].北京:人民军医出版社,2011.

[32]周仲瑛,于文明.中医古籍珍本集成·儿科卷·小儿卫生总微论方

［M］.长沙：湖南科学技术出版社，2014.

二、现代著作

［1］贝政平.内科疾病诊断标准［M］.北京：科学出版社，2001.

［2］陈香美.肾脏内科主治医生 400 问［M］.北京：中国协和医科大学出版社，2000.

［3］国家中医药管理局.中医病证诊断疗效标准［M］.南京：南京大学出版社，1994.

［4］秦伯未.谦斋医学讲稿［M］.上海：上海科学技术出版社，2009.

［5］王海燕.肾脏病学［M］.2 版.北京：人民卫生出版社，1996.

［6］郑筱萸.中药（新药）临床研究指导原则［M］.北京：中国医药科技出版社，2002.